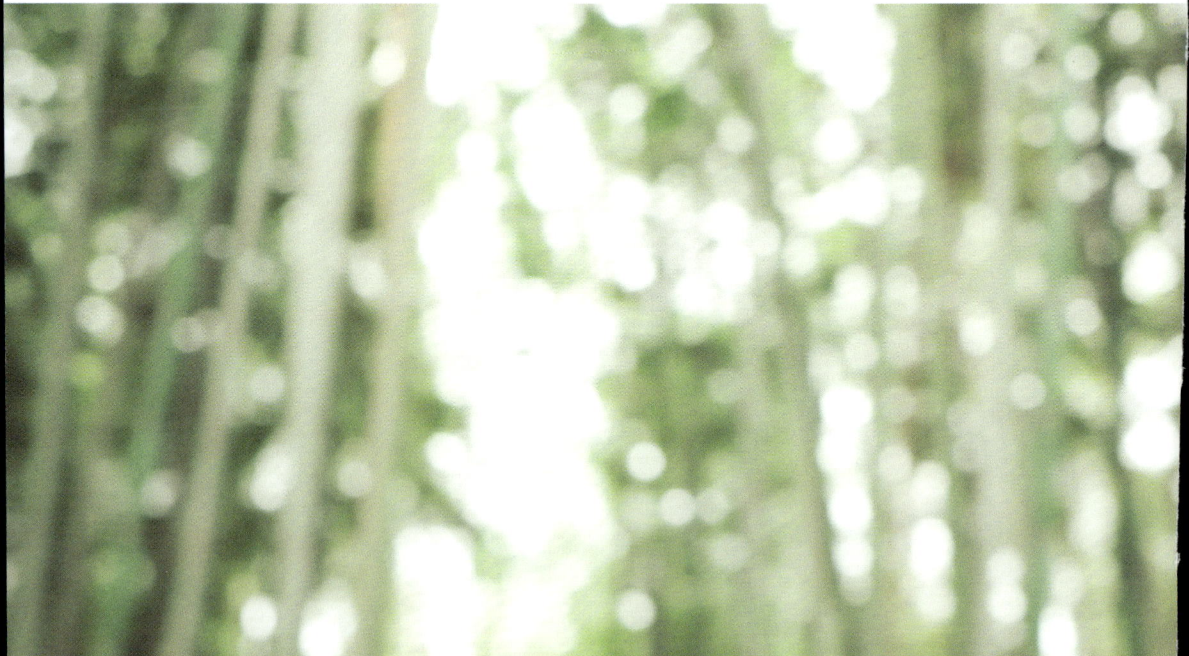

Isabel Arends

BaumMedizin

Die heilende Kraft der Waldöle

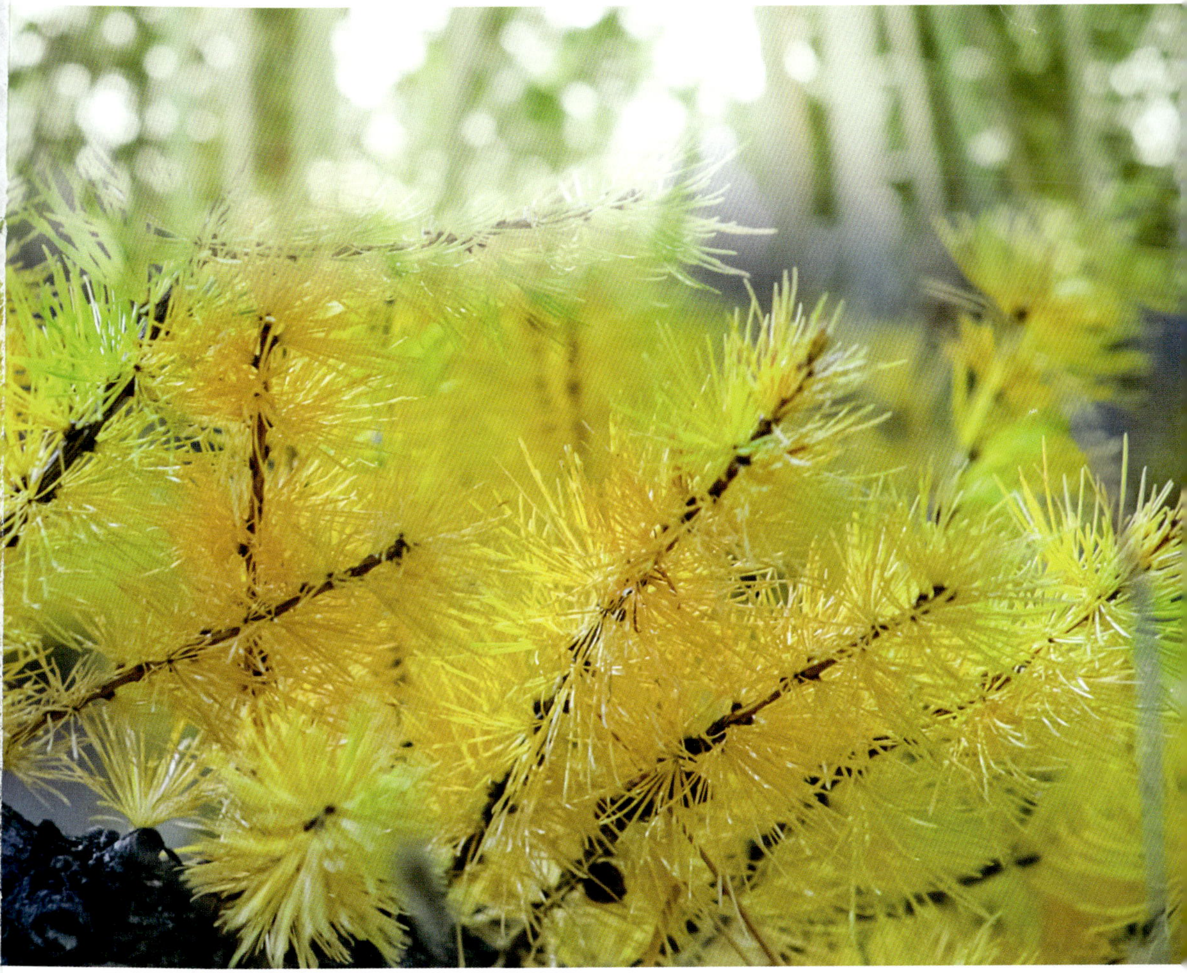

Crotona

Es ist natürlich selbstverständlich, dass bei ernsthaften Erkrankungen ärztliche Hilfe unumgänglich ist. In einem solchen Fall kann eine Selbstbehandlung sogar lebensgefährlich werden.
Was hier gesagt und geraten wird, soll also keinesfalls den Arzt oder Heilpraktiker ersetzen, sondern es will vielmehr das Allgemeinwissen und den Wert natürlicher Heilkräfte erweitern, damit man sich bei Bedarf mit einfachen, natürlichen Mitteln selbst helfen kann.
Die Autorin und der Verlag können jedoch keine Haftung für Folgen aus dem richtigen oder unrichtigen Gebrauch der hier dargestellten Methoden und Rezepte übernehmen.

Das Einnehmen von nicht als *Nahrungsergänzung* gekennzeichneten ätherischen Ölen ist in der EU verboten.

Originalausgabe | 2. Auflage 2021

Kammer 11 | D-83123 Amerang |
www.crotona.de

Druck: Finidr | ISBN: 978-3-86191-106-7

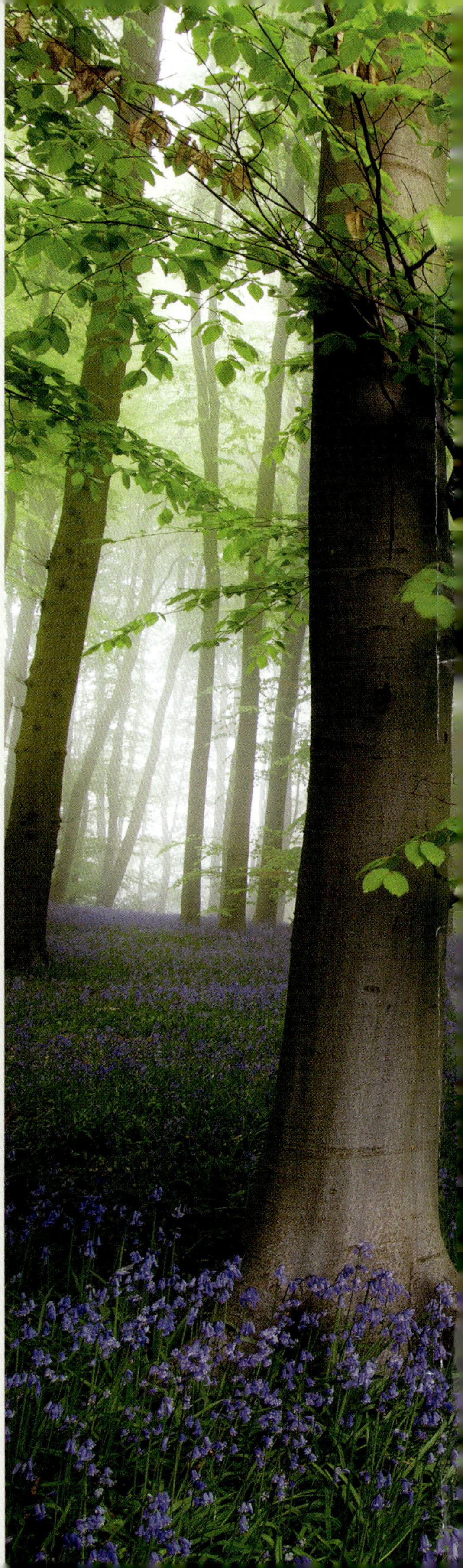

Inhalt

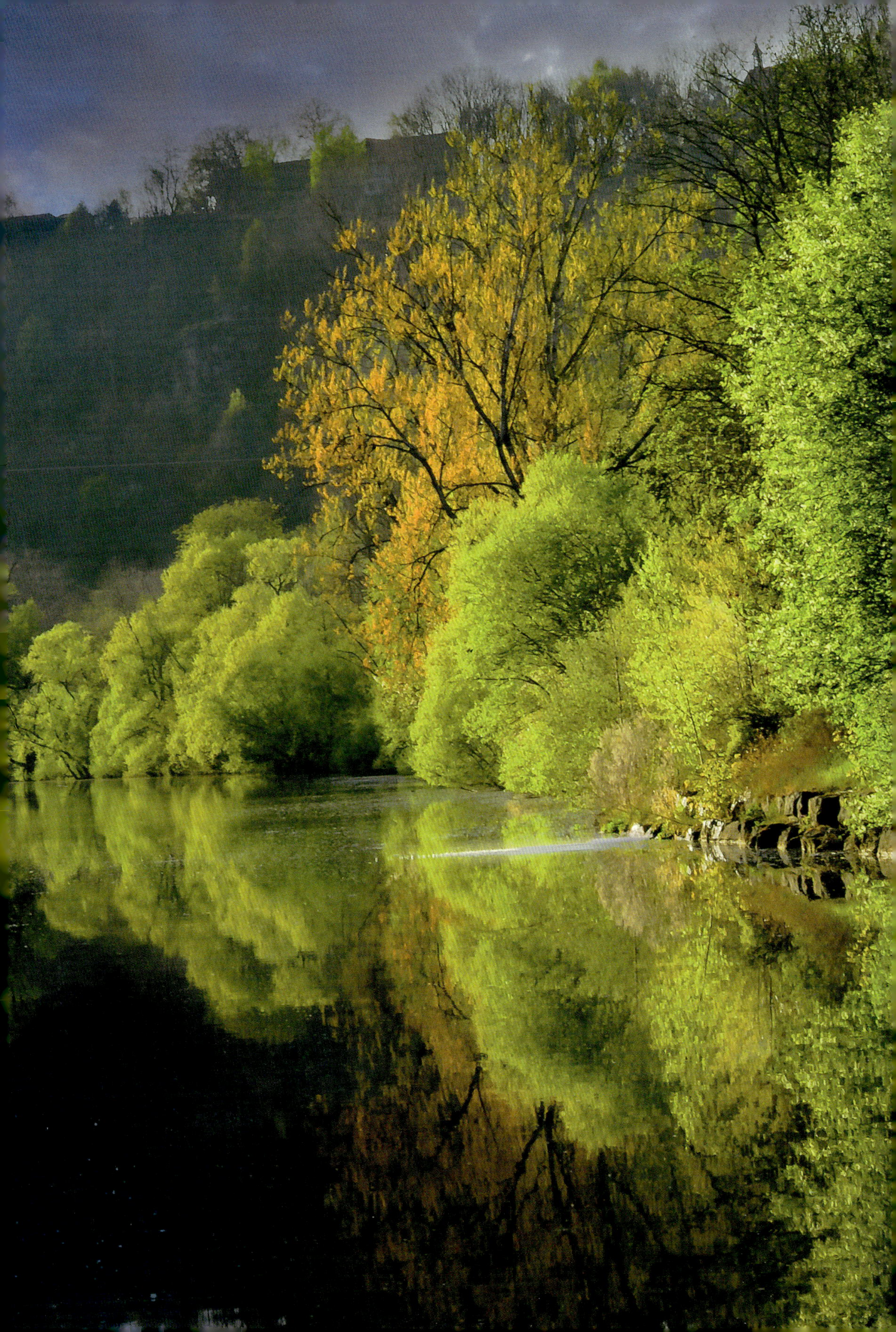

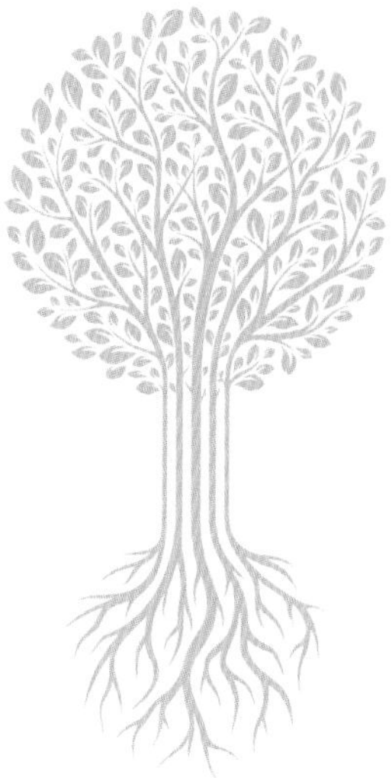

Vorwort

Bäume begleiten uns durch unser ganzes Leben. Das *Gold der Bäume*, so nannte man früher die golden schimmernden Harze, aus denen man die kostbaren Harzöle gewann. Wie wertvoll und gesund die ätherischen Baumöle für uns Menschen wirklich sind, wird seit einigen Jahren untersucht. Beim Schreiben dieses Buches stand Erwin Thoma, der großartige Baumkenner und Baumforscher, ein wenig Pate. Sein ganzheitlicher Forschungsansatz und seine feinfühlige, naturnahe Betrachtungsweise wurden zu einer schützenden Krone, unter der dieses Buch wachsen und gedeihen konnte. Und ich freue mich sehr, dass ich ihn an dieser Stelle zitieren darf.

„Es ist ganz normal, dass wir im Alltag die guten Dinge und Wesen, die einfach da sind, die uns still und verlässlich dienen, nicht mehr bewusst sehen. Sogar mit lieben Menschen geschieht uns das manchmal. Mit unseren Bäumen ist es nicht anders. Bruder Baum, du schenkst uns so vieles. Wie können wir Menschen dir dafür danken? All diese wunderbaren Möglichkeiten bekommen wir von den Bäumen geschenkt. Sie verlangen nichts dafür. Das Einzige, was wir tun müssen, ist, unsere Zeit und unsere Aufmerksamkeit wieder mehr der Natur und ihren Möglichkeiten zuzuwenden.
Zu einem Baum gehen, dort einen Augenblick der Stille finden, ihn fühlen, ihn lieben und seine Geheimnisse erfahren – das ist der einfache, aber so wirkungsvolle Schritt, der die Weisheit und Kraft der Natur in unser Leben trägt: Das Prinzip sorgfältiger Ernte, die Raum für neu gesätes Leben schafft. Die Heilkräfte der Bäume, die unsere Gesundheit neu herstellen.“

(*Aus:* Erwin Thoma, ***Die geheime Sprache der Bäume.*** Die Wunder des Waldes für uns entschlüsselt, S. 7f.
© 2016 Servus Verlag bei Benevento Publishing.)

So wie Bäume durch Duftstoffe und auf unterirdischen Wegen miteinander kommunizieren, können auch wir Kontakt untereinander suchen in glücklichen und heilenden Gesprächen. Baumdüfte können dabei einen besonderen Zauber für uns wirken: Wir werden gesprächiger, sinnlicher und lebensfroher. Wer eine Flasche mit einem ätherischen Baumöl aufdreht und daran schnuppert, dessen Sinnesorgane richten sich fein auf das große Kommunikationsnetz der Bäume aus. Wir erinnern uns dann, dass wir selbst ein Teil der Natur sind. Wir tanken Kraft, regenerieren unseren Körper und Geist und finden in eine heitere Lebensfreude.

Ich möchte dich, liebe Leserin und lieber Leser, einladen, Herz und Nase zu öffnen und die ätherischen Öle unserer einheimischen Bäume kennenzulernen. Mit Lärche, Linde & Co warten eine Reihe kraftvoller neuer Lebensfreunde auf dich. Viel Freude auf einer bunten Entdeckungsreise in die Welten der ätherischen Baumöle wünsche ich dir!

Dr. phil. Isabel Arends

Berlin-Charlottenburg

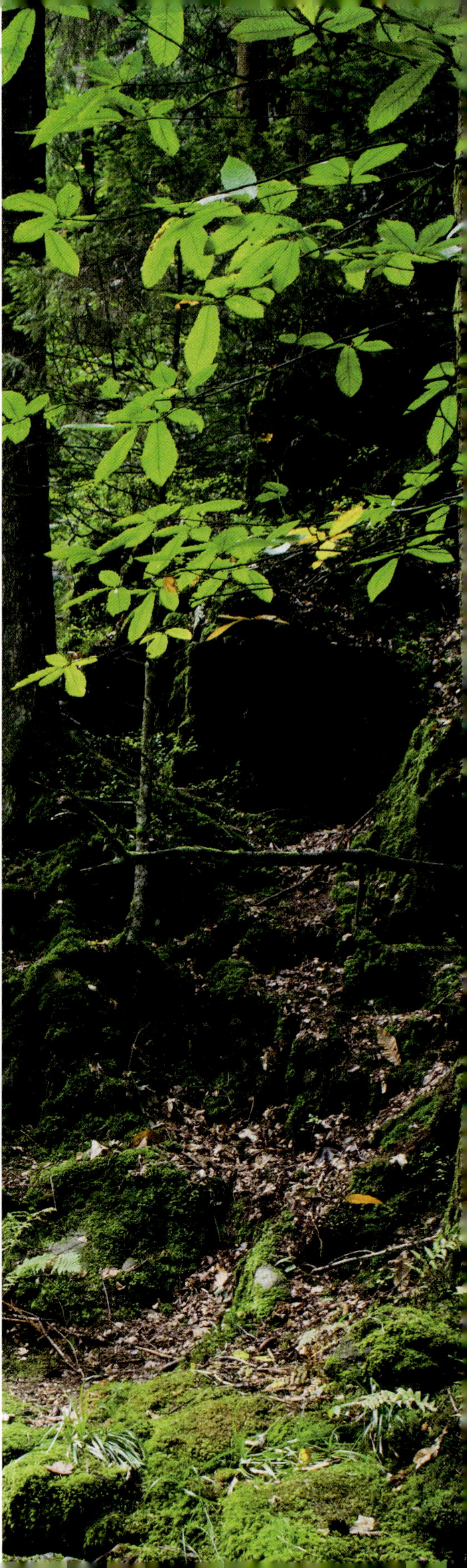

Einführung

Im Wald: Willkommen in der Familie!

„Ein Wald ist wie eine große Familie", erklärt mir Schorsch vom Mandlinghof im Dachsteingebirge. Schorsch ist ein „Naturflüsterer". Er hat sein ganzes Leben in einem kleinem Bergdorf inmitten der kraftvollen Natur verbracht. Er ist quasi „per du" mit jedem Baum rund um sein Dorf. *„Du stehst in der Mitte – um dich im Kreis die Bäume. Stell dich in die Mitte, und mit wem du redest, ist deine Sach."*

Wir stehen im Spätsommer am Rand seiner Pferdekoppel. Ebereschen, die rund um die Wiese wachsen, biegen sich majestätisch unter der Last ihrer orangenen Beerendolden. Ich war nach Filzmoos gekommen, um hier, in der intakten Natur, meine Studien zu einheimischen Gebirgsbäumen zu vertiefen. Es hatte einige Zeit gedauert, bis ich innerlich so weit angekommen war, dass ich endlich still werden und den Bäumen zuhören konnte.

Ich erzähle Schorsch von meinen anfänglichen vergeblichen Bemühungen, die richtigen Bäume zu finden. Er lacht. *„Die Bäume reden mit uns – wie die Ross. Sie geben uns viel von ihrer Kraft. Sie geben's gern – wenn man's nur richtig macht. Da heißt es, zuhören lernen und immer alles so verwenden, dass es leicht wieder nachwächst!"* Ich erzähle Schorsch von meinem Buchprojekt über ätherische Öle von einheimischen Bäumen. Er schmunzelt mir zu. Unsere einheimische Natur ist ein kleines Universum für sich, gibt er mir zu verstehen: *„Die Natur ist so divers. Wir geben den Bäumen Namen, nur damit wir über sie reden können. Aber die Namen werden ihnen nicht gerecht. Bäume sind viel mehr als nur ihr Name"*, gibt er mir mit auf den Weg.

Bäume sind die größten Heilpflanzen unserer Heimat. Für unsere Vorfahren waren sie Götter, Freunde, Schutz, Nahrung, Kleidung und Medizinschrank. Wir dürfen bei Bäumen Ruhe vom Stadtlärm, Rast vom Jagen im Alltag und Beständigkeit im Wandel finden. Bäume

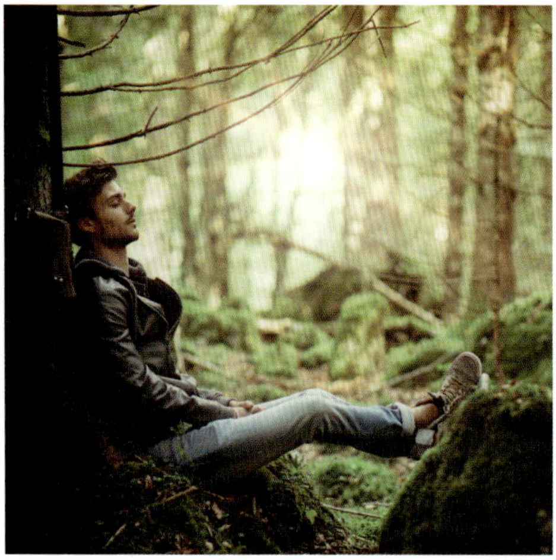

Mensch und Baum: Eine Liebesgeschichte und Schicksalsgemeinschaft

„Ich bleibe oft vor Bäumen stehen
und grüße sie als meinesgleichen
und lasse im Vorübergehen
die Zweige meine Stirne streichen.
So hol ich mir auf meinen Wegen
den Eichen- und den Buchensegen."
Jacob Burckhardt (1818-1897)

können Medizin in vielerlei Hinsicht sein. Vor allem sind sie Balsam für unsere Seele und Frischluftfreunde für unsere Lungen.
Ein Teil der schönsten Baumkräfte und wirksamsten heilenden Medizin steckt in ihren ätherischen Ölen. Wer eine Flasche mit einem Baumöl aufschraubt, erlaubt der Baumenergie, Teil von seinem Alltag zu werden. Die Phytonzide der Öle sind vor allem das Kommunikationsmittel der Bäume. Wer mit Baumölen zu arbeiten beginnt, der wird ein Stück Teil vom ätherischen Netzwerk der Bäume. Auf diese Weise mit den Bäumen vernetzt, dürfen wir uns als Teil der Natur fühlen und beginnen, feiner hinzulauschen.

Bäume sprechen unsere Sprache. Nicht Deutsch. Sätze sind nichts für Bäume. Sondern sie singen das Lied von der Kraft der Schönheit des Lebens, des großartigen Augenblicks, des großen JETZT, in dem wir alle miteinander verbunden sind.

Heute schon einen Baum gegrüßt? Warum nicht? Ein heiteres, vielleicht auch stilles „Hallo" aus der Ferne an deinen Lieblingsbaum lässt deine innere Laune steigen. Menschen grüßen Bäume seit Jahrtausenden.

So war es Brauch bei den alten Griechen, heilige Bäume mit dem sogenannten *„dorischen Gruß"* zu grüßen. Das heißt, man verehrte den Baum, indem man ihm eine heitere Kusshand zuwarf. Auf Bali oder in Thailand erhalten heilige Bäume bis zu drei Mal täglich kleine Opfergaben in Form von Blumen, Räucherwerk und Süßigkeiten. Einige tradierte Baumrituale finden sich weltweit: In Chile grüßt man Litre-Bäume (*Lithreaea caustica*) mit dem Gruß: *„Guten Tag, Herr Litre!"* Litre-Bäume sind eigenwillige Baumgefährten. Sie sind wunderschön, doch gleichzeitig können sie bei Menschen Allergien auslösen. Durch den Gruß an den Baum sei der Mensch vor Schaden geschützt, so lautet der alte Glaube. Es funktioniert manchmal, aber nicht immer.

In Japan wird neben dem Buddhismus vor allem der Shintoismus, eine Naturreligion, praktiziert. Hier wird eine Fülle heiliger Bäume verehrt. Es gibt auch ganze Wälder, die als heilig gelten. Somit ist es nicht verwunderlich, im Wald auf betende Menschen zu treffen. Diese Bäume werden mit einem sogenannten *Tori*, einem Torbogen oder einem Schrein, eigens gekennzeichnet. Hier wohnen die *kodama*, die verehrungswürdigen Baumgeister. Solche Bäume dürfen nie gefällt werden, sonst gilt man als verflucht. Das Wissen, wo die Baumgeister leben, wird in Japan von Generation zu Generation weitergegeben. In Griechenland hießen die alten Baumgeister *Dryaden* und in Indien *Devas*. Auch unsere Vorfahren kannten Baumgötter und Baumwesen aller Art, so die *Saligen*, die freundlichen Baumfeen.

Baumverbundenheit: Im Einklang mit der Natur

„Die Natur ist Gott."
Bruno Gröning (1906-1959)

Was geschieht genau, wenn wir Bäume grüßen, uns an sie lehnen oder einen schönen Spaziergang im Wald oder einem Park machen? Wir beginnen, uns zutiefst zu erholen. Hier greift das, was man auch inzwischen als Baummedizin oder Waldmedizin bezeichnet. Hier erinnert sich ein uralter Teil von uns und ahnt Gutes. Unser Immunsystem – das eigentlich auch eine Art Sinnesorgan ist – beginnt gesunde Baumgespräche zu führen. Ein kommunizierendes und handelndes Immunsystem? „*Wir sind mit der überraschenden Tatsache konfrontiert, dass es sich beim Immunsystem um ein Sinnessystem handelt, das fähig ist, wahrzunehmen, zu kommunizieren und zu handeln*", erläutert Joel Dimsdale, Professor für Psychiatrie an der Universität San Diego.[1]

Unser Wunderwerk Körper ist ein Gesamtkunstwerk, zu dem ein Spitzenkommunikationssystem gehört. In Gesellschaft von Bäumen fühlen wir uns wohl. Die Bäume atmen, wir atmen. Das entspannt, ordnet Körper und Geist und macht uns glücklich.

Von all dem läuft das meiste unbewusst ab.[2] Hier greift der sogenannte *Biophilia-Effekt*. Das Wort *Biophilia* stammt aus dem Griechischen und bedeutet wörtlich übersetzt „Liebe zum Leben und zur lebendigen Welt". Der Evolutionsbiologe Edward O. Wilson, Professor in Harvard, stellte 1984 die Biophilia-Hypothese auf.[3]

Diese besagt, dass der Mensch ein tiefes Bedürfnis habe, sich mit anderen Lebewesen zu verbinden. Wir Menschen sind genetisch darauf programmiert: Wir fühlen uns dort wohl, wo wir den größten Teil der Evolution verbracht haben. Genau dort regenerieren wir uns auch am besten. Der Kontakt zur Natur ist genauso wichtig für uns wie regelmäßige Bewegung und gesunde Ernährung. Wir profitieren als Mensch von der Naturnähe und leiden dort, wo wir uns ihr entfremdet haben.

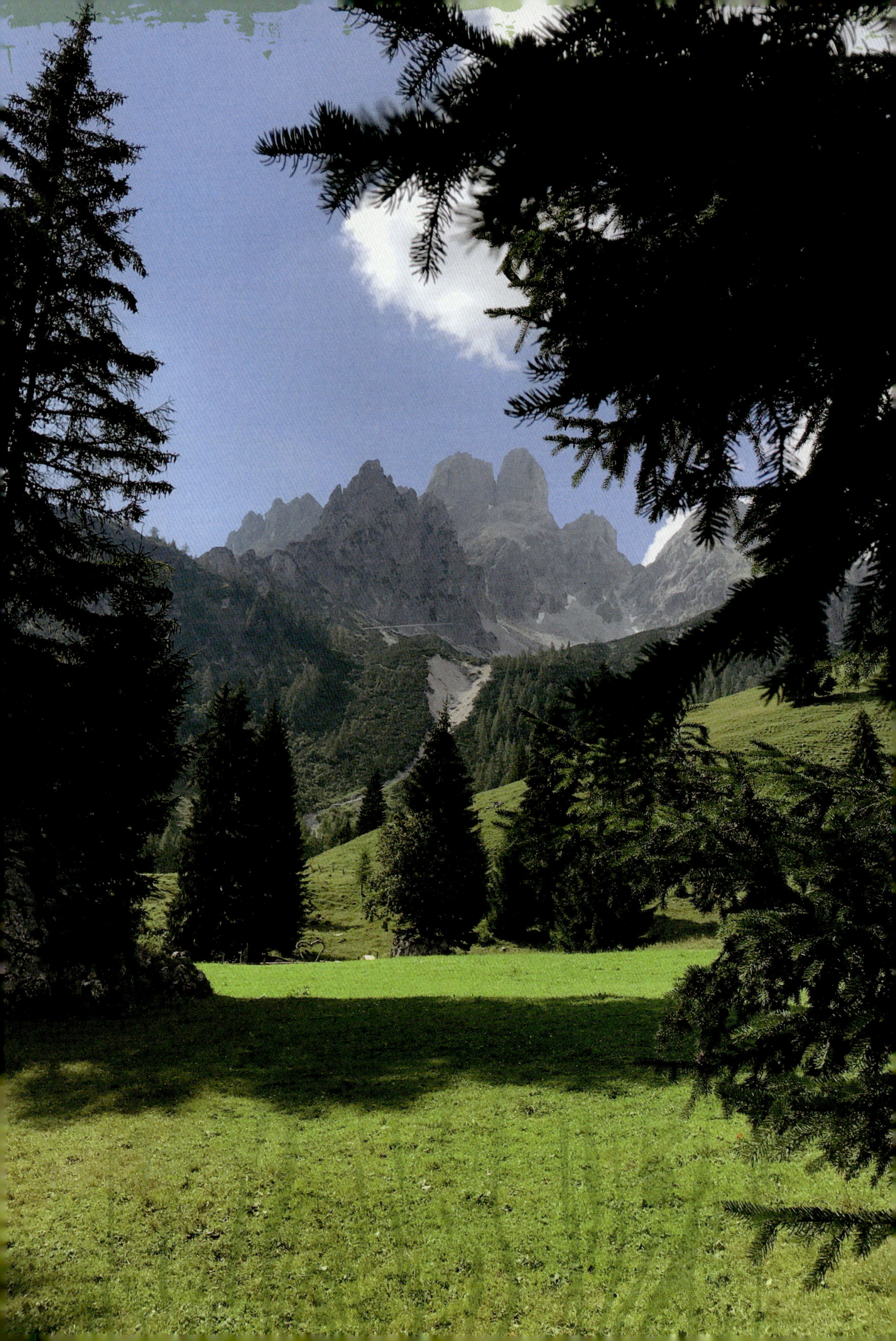

Baumgefährten: Frische Luft, Holz, Nahrung und Medizin

Bäume sind starke Naturanker für Menschen. Ein Baum vor dem Fenster, sein ätherisches Öl, sein Holz, ja selbst ein Foto eines schönen Baumes alleine reichen aus, damit der Biophilia-Effekt uns ein Mehr an Lebensqualität bescheren kann.

Bäume sind alte Gefährten von uns Menschen. Immer schon nähren Bäume den Menschen und sein Vieh. Bäume liefern Holz, Harz, Borke und Bast. Sie bieten Schutz vor Sonne oder Unwettern. Sie dienen als Windfänger in den Knicks, um die Bodenerosion zu begrenzen. Die Bäume speichern das Grundwasser und schenken dem Boden feuchte Fruchtbarkeit. Die Bäume der Auwälder mildern Überschwemmungen. Straßenbäume und Parkbäume sind die grüne Lunge in unseren Städten: Ihr Blattwerk setzt bei der Photosynthese den Sauerstoff frei, den wir zum Atmen benötigen. Ohne Bäume, ihr Holz und ihre Früchte wäre unser Leben nicht vorstellbar. In Deutschland gibt es über fünfundsiebzig verschiedene einheimische Bäume. Baum ist nicht gleich Baum. Birken sind ideal, um die Luft in Städten zu reinigen. Andere Bäume, so die Eichen, sind großartige Gastgeber für viele Insekten und erhalten damit die Biodiversität unserer Wälder und Grünanlagen. Nadelbäume sind reich an Phytonziden, Baumduftstoffe, die uns auf unseren Spaziergängen als feine Aromatherapie begleiten.

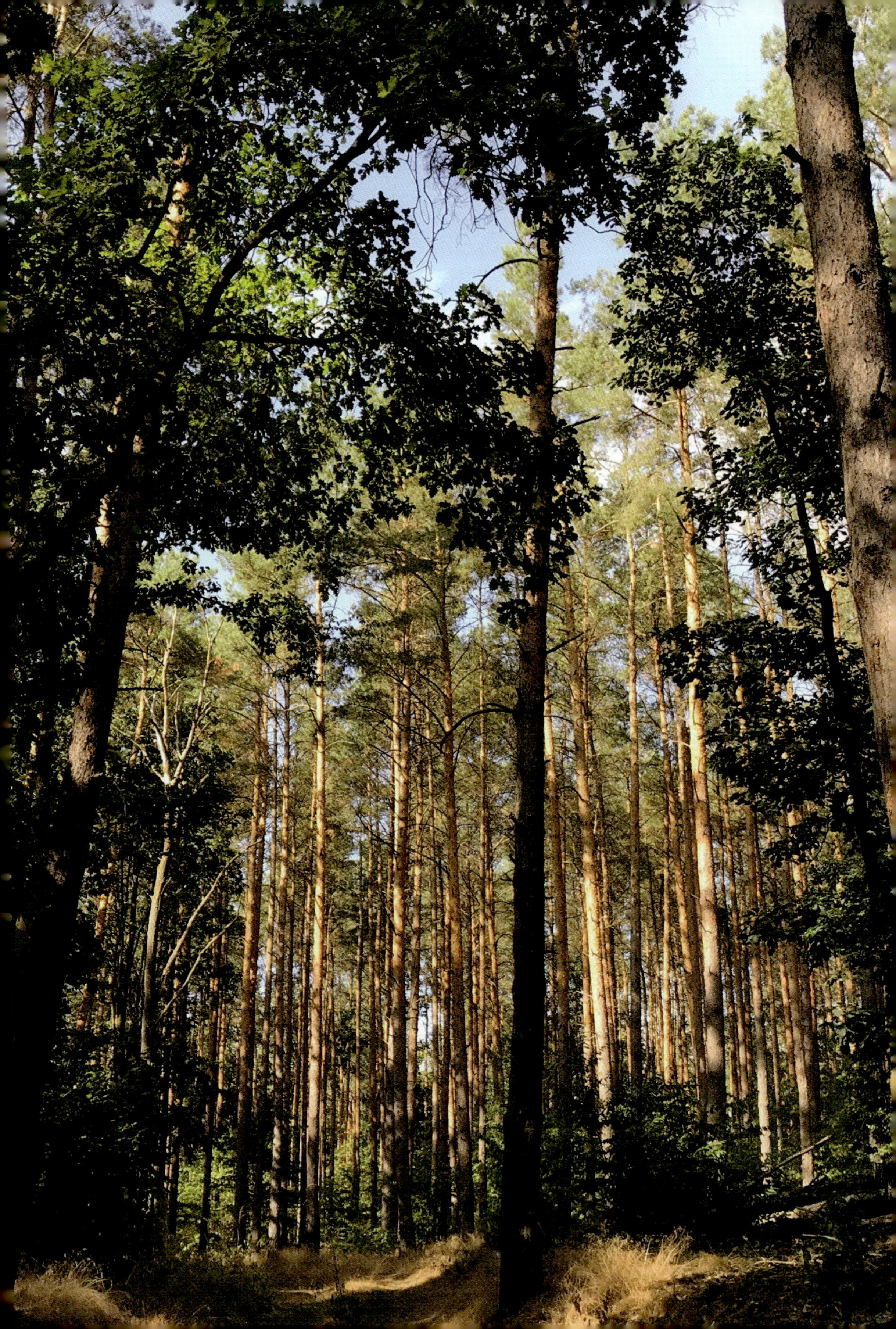

Baummedizin: Vom Waldbaden und von Heilwäldern

„Nach dem Blütenfall
kann man durch das Baumgeäst
auf den Tempel sehen."
Buson (1715-1783)

Shinrin Yoku, dieses japanische Wort kann man übersetzen mit: „In der Atmosphäre des Waldes baden." Hier, in dem komplexen Biotop des Waldes, können wir ohne Gefahr unsere fünf Sinne öffnen. Bei langsamem Gehen und Ruhen erholt sich unser Immunsystem, der Stress wird nachhaltig reduziert, und wir fühlen uns allgemein wohler.

Ursprünglich war *Shinrin Yoku* ein Teil einer Marketingstrategie, die 1982 von der japanischen Forstverwaltung entwickelt wurde, um die Wälder Japans zu schützen. Man hatte die Theorie, wenn die Menschen mehr über die wertvollen Wälder Japans wüssten, dann wäre die Bevölkerung auch bereit, die noch intakten Biotope zu schützen. Parallel wurden Studien zu der positiven Wirkung des Waldes auf den menschlichen Körper durchgeführt. Durch die sensationellen Forschungsergebnisse entstanden bald neue Lehrstühle für Waldmedizin an den Universitäten. Hier etablierte sich diese Form der Präventivmedizin rasant. Heute gibt es in Japan über vierundsechzig zertifizierte Heilwälder, die von über zweieinhalb Millionen Menschen im Jahr besucht werden, welche hier *Shinrin Yoku* praktizieren. Inzwischen wird rund um die Waldmedizin und die Heilkraft der Bäume weltweit geforscht.

Heute ist das Wort „Waldbaden" in Deutschland ein Begriff, der mit etwas Unsicherheit zwischen Wellness, neuen, nachhaltigen Forstansätzen und Esoterik hin- und herwandert. In Deutschland kommt das Wissen, wie gesund die Wälder und ihre Bäume für den Menschen sind, erst langsam ins Bewusstsein zurück. Die Mediziner, die sich vorsichtig mit Baum- und Waldmedizin beschäftigen, fürchten um ihren seriösen Ruf. Die Mühlen mahlen sehr langsam. Das war um 1900 ganz anders.

Naturverbundenheit: Von Freigeistern im Wald

„Zurück zur Natur!“, so lautete damals der Ruf der geistigen Avantgarde, die um 1900 Gesellschaft, Kunst und Kultur reformieren wollte. Neues könne nur aus dem Studium der Natur und ihren Formen entstehen. Nur dort fände sich die wahre Schönheit. Die frühen Naturbewegungen der sinnesoffenen Epoche des Jugendstils hatte sich Naturverbundenheit auf ihre Fahnen geschrieben. Der Mensch als Teil der Natur ist eines der großen Themen dieser Zeit, das wenig später Künstlergruppen wie der *Blaue Reiter* aufgriffen.

Man plante groß: Gleich für ein ganzes Jahrhundert. Die Zeitschrift „Jugend“, die dem Jugendstil ihren Namen gab, empfahl damals schon *„in der Natur zu baden“*. Zu dieser Zeit begann auch die Freikörperkultur. Rudolf Steiners Anthroposophie und die Kunstbewegungen des *Bauhauses* haben hier gleicherweise ihre Wurzeln. In Deutschland tanzten die Studenten des *Bauhauses* nackt unter Bäumen. Bäume wurden Symbole der Erneuerung und des Aufbruchs. In der Schweiz erkundeten Freigeister, Pazifisten und Künstler neue Lebensformen des gemeinschaftlichen Lebens in der Natur auf dem *Monte Verità*, dem Berg der Wahrheit.

Das Dritte Reich setzte all dem ein radikales Ende. Die sinnliche Freiluftkultur wurde nun umgemünzt und bekam einen sportlichen, kameradschaftlichen Charakter. Man bereitete die Jugend auf den Krieg vor – alles unter freiem Himmel, in der Natur. Aus dieser Zeit stammt auch die Vorstellung, dass der Wald ein Ort der Körperertüchtigung sei. Ein Gedanke, der später von der DDR aufgegriffen wurde. Mit dem Aderlass der geistigen Elite nach dem 2. Weltkrieg waren die Grundideen des „Waldbadens“, der Naturverbundenheit und dem Wissen, welche Kraft hieraus bezogen werden kann, auf Jahrzehnte aus dem deutschsprachigen Raum verschwunden.

Heute kehren sie zurück. Wir dürfen uns endlich wieder im heimischen Wald erfreuen – und das auf vielfältige Art und Weise: Langsam wandeln, unter Bäumen lagern, picknicken, in Hängematten schaukeln und in Wipfel schauen, musizieren und lesen. Und das alles mit gutem Gewissen, denn zahlreiche universitäre medizinische Studien bestätigen, dass genau dies eine der effektivsten Gesundheitspräventionen und Regenerationsmöglichkeiten für den Menschen bietet.

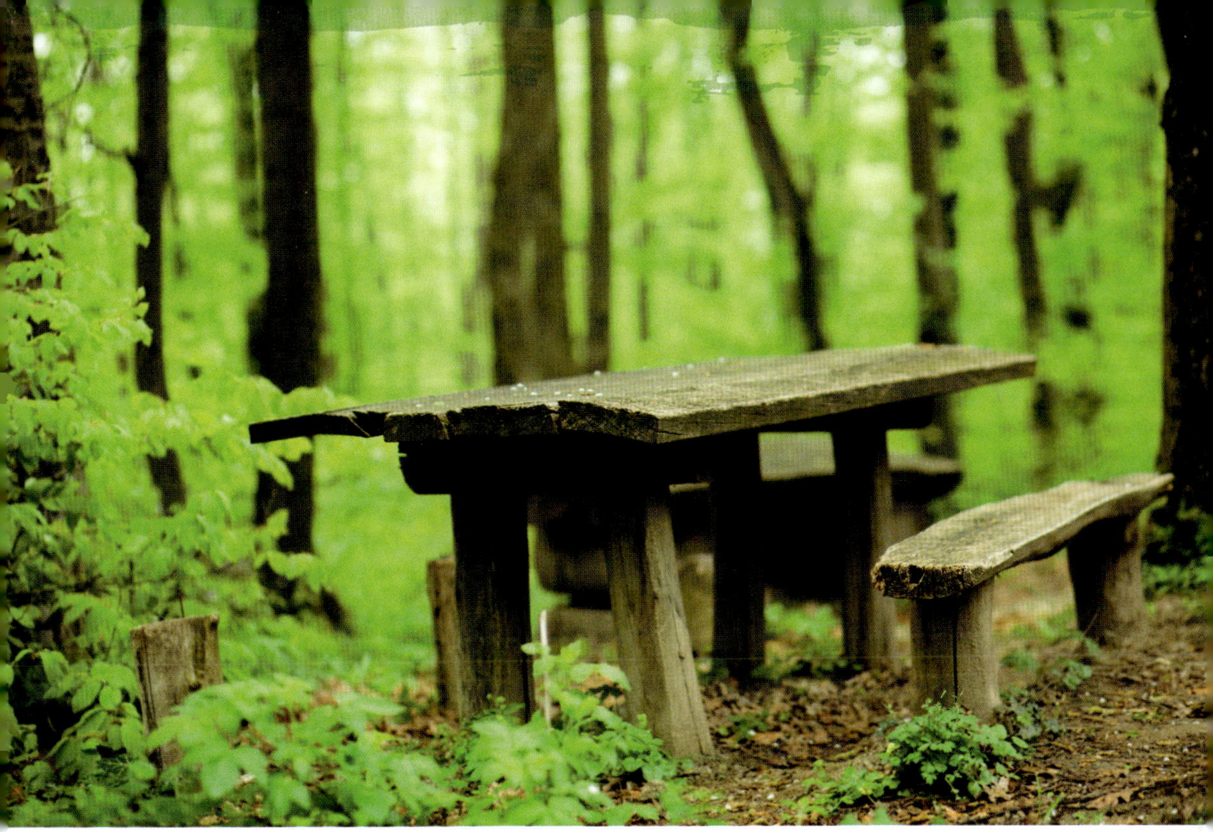

Baumgeheimnisse und Baumgeschenke: Zeichen lesen

Bäume sind immer auch „Himmelsleitern“ – Verbindungen in die geistige Welt. Für die Kelten waren bestimmte Bäume, wie der Wacholder oder der Holunder, Türen zur Anderswelt, ins Totenreich oder in die Götterwelt. Zu allen Zeiten reisten heilkundige Schamanen und Medizinmänner zum Weltenbaum. Dieser mythische Urbaum, der Baum aller Bäume, war der Ort der Transformation, der Neuordnung und schließlich auch der Gesundung.

Bei den Germanen hieß der Weltenbaum *Yggdrasil* und war eine Esche. Die alten nordischen Völker glaubten, alles Leben sei aus dem Weltenbaum entsprungen. Auch das erste Menschenpaar sei aus einem Baum erschaffen worden. Es gibt eine erstaunliche Übereinstimmung der Sichtweise auf Bäume in vielen Kulturen. Aus dieser Beobachtung schloss der Mythenforscher und Psychiater Carl Gustav Jung (1875-1961), dass Bäume eigene Archetypen ausbilden, die seit Jahrtausenden unser Leben prägen.

Für die Urahnen der Menschheit war die ganze Natur beseelt. Hier gab es eine Fülle unterschiedlicher Naturgeister, die einem gut oder schlecht gesonnen sein mochten. In Bäumen konnten auch Verstorbene einige Zeit lang hausen. Die Menschen wussten also nie so ganz genau, mit wem man es bei den Bäumen zu tun bekam. Respekt war in jeder Beziehung für alle Waldbewohner von Nöten.

Mensch und Baum bildeten lange Zeit eine funktionierende Lebensgemeinschaft. Wer Bäume fällen musste, sprach vorher mit ihnen. Wenn der Baum einverstanden war, erhielt der Waldgeist, der das ganze Gebiet beschützte, ein Opfer. Ein Brauch, der heute noch bei den indigenen Waldvölkern, beispielsweise im Amazonas-Gebiet, zu finden ist.

Die Schamanen und Priester lauschten früher den Bäumen ihre Geheimnisse ab und stellten aus Harz, Rinde, Blättern oder Blüten Medizin her. Die Bäume, beziehungsweise ihre Schutzwesen, die *Devas,* sprachen mit den Medizinmännern im Traum oder auf Visionsreisen. Die Baummedizin bestand immer aus zweierlei: Einerseits aus dem Heiltrunk, der geschluckt oder eingerieben wurde; anderseits aus einem Heilungsritual, bei dem der Geist des Baumes zusammen mit dem Schamanen die Krankheiten vertrieb.

Welcher Baum bei welcher Krankheit helfen kann, offenbaren die Pflanzen den Menschen selbst. Man spricht hier, seit Paracelsus (1493-1541), von der sogenannten *Signaturenlehre.* Der Begriff kommt von dem lateinischen Wort *signare,* was „bezeichnen" bedeutet. Es ist der Glaube, dass die Pflanze durch ihre äußerliche Form von Wurzel, Blatt, Blüte und Frucht anzeige, also die Signatur trüge, wofür sie als Heilmittel verwendet werden könne. Die Ethnomedizin wies nach, dass diese Art des Umganges mit Heilpflanzen universell bei allen Völkern auf der Erde zu finden ist.

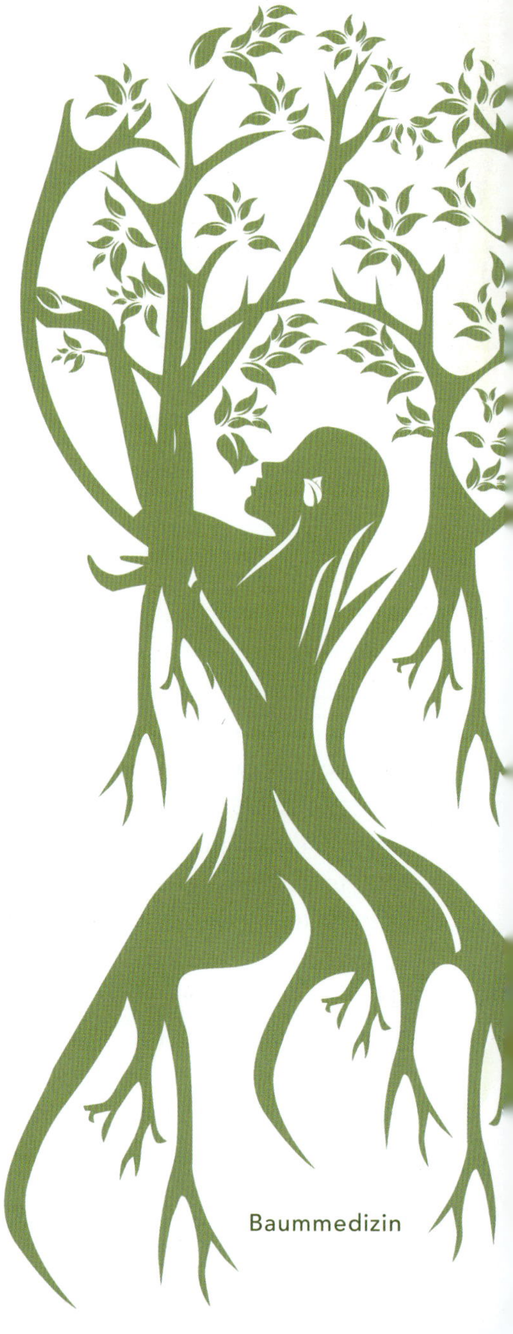

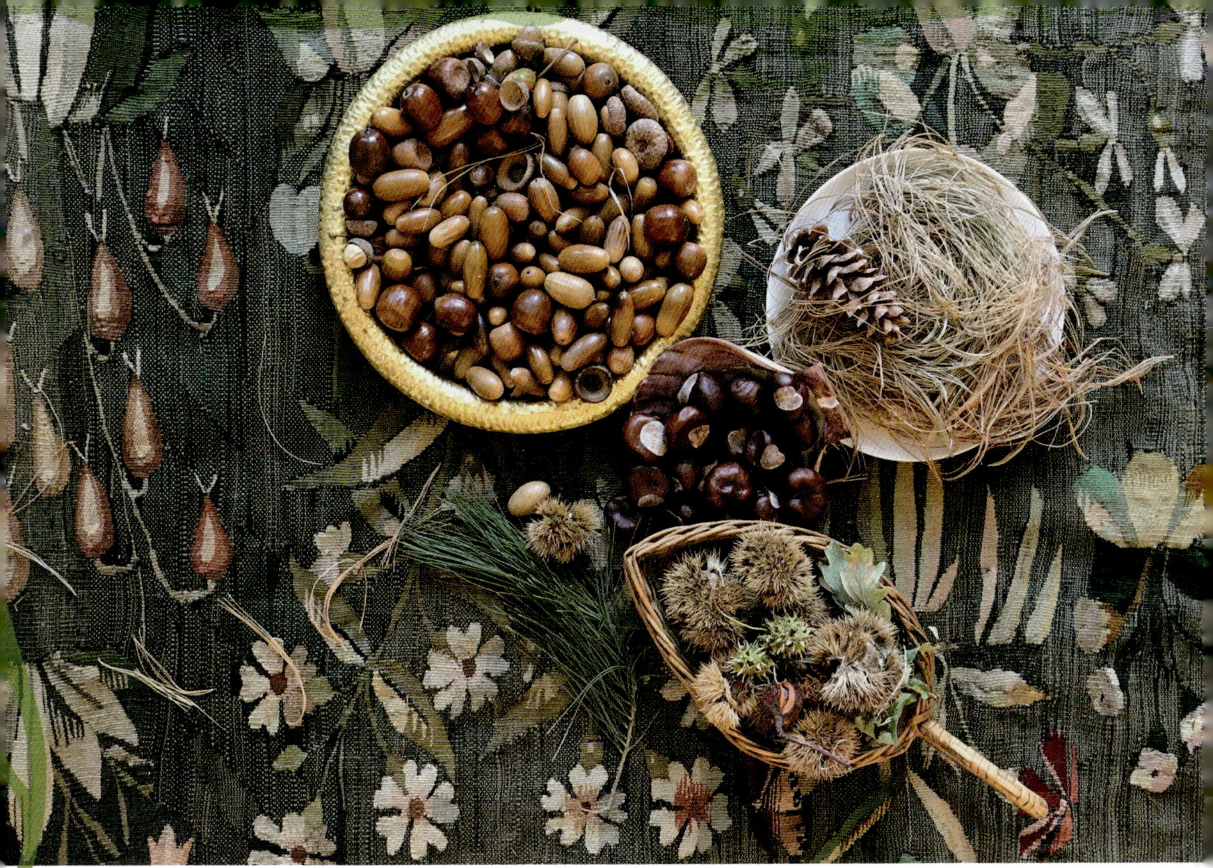

Der Baum als Spiegel: Erinnern, wer wir sind

„Du aber bist der Baum!"
Rainer Maria Rilke (1875-1926)

Nicht allein der Körper erholt sich bestens unter Bäumen. Auch der Geist und die Seele werden hier erfrischt. Das wussten schon die großen Köpfe der Antike, so Horaz, Tacitus und Plinius Minor. Der Wald regt das klare Denken an. Hier erquicken sich „Geist und Seele". Der Mensch *verirrt* sich nicht im Wald, sondern er *findet* sich dort.

Zu allen Zeiten gingen Menschen auf der Suche nach dem Lebenssinn, nach Gott oder zur stillen Einkehr zu den Bäumen in die Einsamkeit des Waldes. Buddha hatte seine Erleuchtung unter einem Bodhibaum. Wer beginnt, den Bäumen mehr zu begegnen, der findet ein Stück zu sich selbst. Bernhard von Clairvaux (1090-1153) lehrte, dass die Weisheit der Wälder mehr als die der Bücher zu bieten habe. Man könne im Wald Gott finden. Bernhard riet Gottessuchern *„in den Wald zu gehen und sich von den Bäumen belehren zu lassen"*.[4]

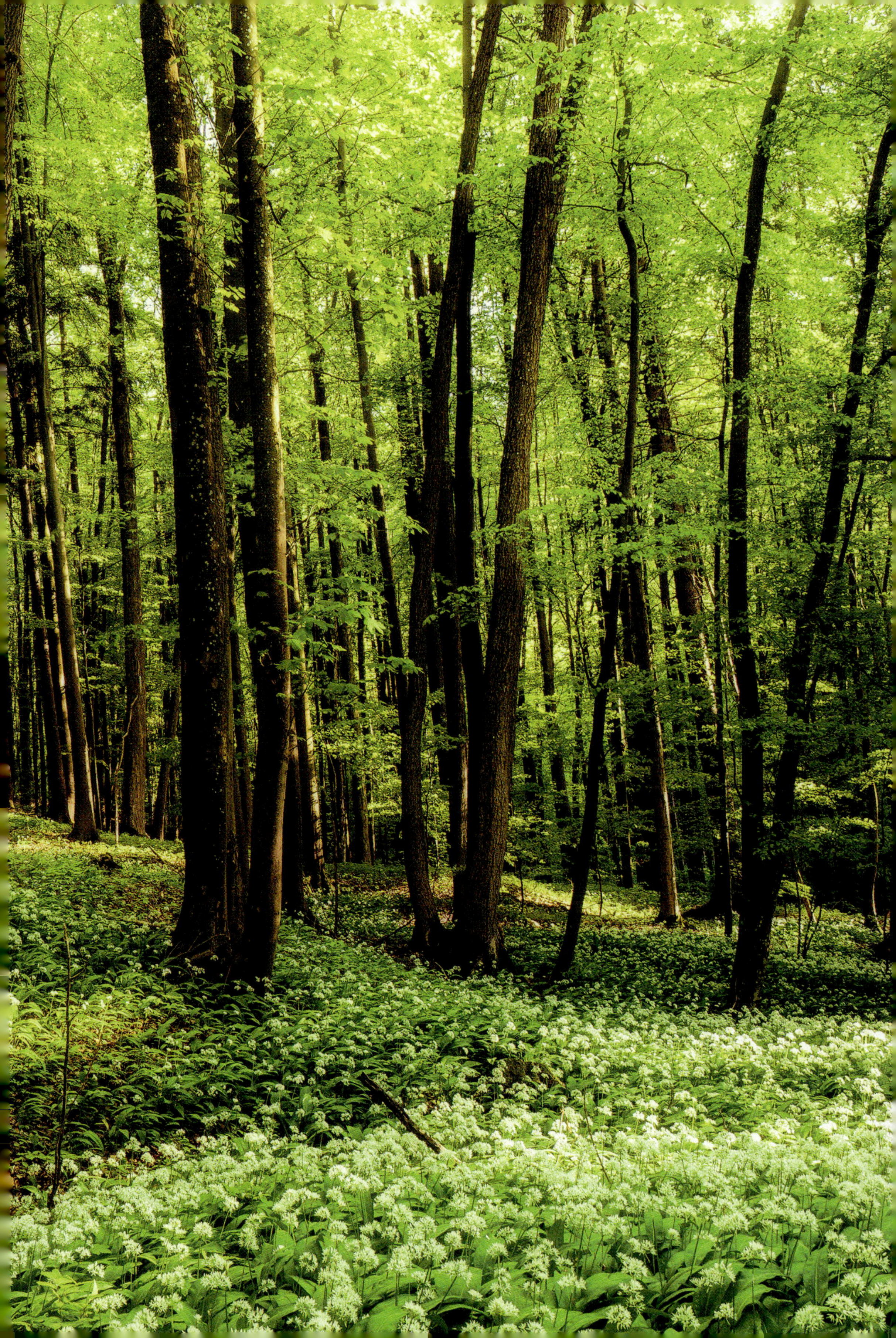

Baummedizin: Vom Duft der Bäume

„Pflückend rief ich aus:
Lass mich doch den Blütenzweig stehlen, lieber Baum!"
Issa (1763-1852)

Wie riechen Bäume für dich? Kannst du dich spontan an den süßen Duft blühender Linden im Mai erinnern? Oder weißt du, wie im Sommer Kiefernwälder duften? Vielleicht hast du auch als Kind aus Borkenstücken von Kiefern kleine Boote geschnitzt und sie schwimmen lassen? Besonders nach einem Sommergewitter, wenn viele Duftstoffe sich durch die Feuchtigkeit in der Luft lösen, ist ein Gang durch einen Wald ein Fest der Sinne. Kannst du dich an die Herbstdüfte erinnern? Vielleicht wenn du durch herabgefallene Blätter mit den Füßen raschelst oder über Teppiche von heruntergefallenen Eicheln gelaufen bist. Dann riecht es bei Bäumen oft fein säuerlich nach Erde und Moos. Im Winter erinnern wir uns alle an die Tannendüfte. Was riecht da und berührt uns sanft auf vielen Ebenen? Es sind die Phytonzide.

Phytonzide: Die Duftstoffe der Bäume

„Die Materie ist am meisten geistig im Dufte der Pflanzen."
Rudolf Steiner (1861-1925)

Die gute Waldluft ist nicht nur sauerstoffreicher und fein ionisiert, sondern vor allem voller Phytonzide. Diese machen einen Großteil der ätherischen Waldöle aus. Der Begriff Phytonzide leitet sich ab von den griechischen Worten *phytón* , das „Pflanze“ bedeutet, und *cide*, das mit „töten“ übersetzt wird. Die Phytonzide bilden in einem Baum das natürliche Abwehrsystem. Jeder Baum muss sein Holz gegen Insekten, Würmer, Bakterien, Viren und Pilze schützen. Hierfür entwickelt jede Baumart wirksame, konservierende, antibakterielle und pilztötende Stoffe, so beispielsweise die Harze oder auch die Säuren, wie wir sie von der Gerbsäure der Eichen kennen.

Baumharze beispielsweise haben eine komplexe Zusammensetzung aus Stoffen, von denen erst ein Teil erforscht wurde. Wird die Baumrinde verletzt, brechen Äste oder gibt es innere Verletzungen, so produzieren Lärchen und Fichten in speziellen Harzzellen sofort Harzflüsse und heilen somit ihre Wunden. Bohrt sich ein Käfer in eine Kiefer, produziert der Baum ein Harz mit besonderen ätherischen Ölen, sodass der Bohrgang bald ausheilt und dem Käfer gründlich der Appetit vergeht. Dafür braucht der Baum allerdings gute Wetterbedingungen. In dem sehr trockenen Sommer 2018 war den Kiefern vielfach das Wasser ausgegangen, sodass sie kaum Harz produzieren konnten und die Käfer ein leichtes Spiel mit ihnen hatten. Bäume nutzen ihre Öle auch, um die befruchtenden Insekten anzulocken.

Die Phytonzide dienen außerdem der Kommunikation. *„Pflanzen können über Düfte unerhört komplexe Informationen versenden und untereinander austauschen"*, so Professor Wilhelm Boland vom Max-Planck-Institut für chemische Ökologie.[5] Bäume verfügen über eine Fülle „Vokabeln", einer Art eigener Baumsprache. Inzwischen sind an die 2.000 Duftstoff-Vokabeln bekannt.[6] Bäume informieren sich untereinander über solche Dinge, wie *„gefräßige Käfer im Anmarsch"* oder *„Blattläuse rechts voraus"* oder auch einfach: *„Ich habe Durst."* Wie viele Phytonzide in der Luft liegen, hängt von der Jahreszeit, vom Wetter und der aktuellen Schädlingssituation ab. Im Sommer bei Temperaturen um die 30 Grad Celsius ist die Konzentration am höchsten.

Die wichtigste Stoffgruppe der Phytonzide bilden die Terpene, zu der ca. 8.000 Terpene zählen. Zu den Phytonziden werden auch noch ca. 30.000 Terpenoide gerechnet. Die Baumterpene sind manchmal auch sichtbar. An heißen Tagen stoßen Nadelbäume besonders viele Terpene ab, die als ein feiner blauer Dunst über den Baumkronen gesehen werden können. Die feinen Wolken der Öle bilden für die Bäume einen Schutz gegen die intensive Sonneneinstrahlung.

Die wichtigsten Terpene der Waldöle

Die größte Gruppe der Terpene besteht aus Alpha- und Beta-Pinen. Die Alpha-Pinen besitzen einen frischen, harzigen Duft, während die Beta-Pinen mehr nach Kräutern riechen. Sie sind in vielen Nadelhölzern enthalten. Diese Terpene sind sehr klein und hochflüchtig. Sie und verdunsten schon bei Zimmertemperatur in der Luft. In Verbindung mit Sauerstoff bilden sie neue Stoffgruppen. Sie können die Produktion von glücklich machenden Botenstoffen in unserem Körper stimulieren, so von Noradrenalin und Dopamin. Wir fühlen uns dann erfrischt und unternehmungslustig.

Zu den weiteren Stoffen zählen Monoterpenester, die auch als Ester bekannt und in hoher Konzentration in der Weißtanne vorhanden sind. Sie riechen süßlich. Ihr Duft entspannt und hat eine ausgleichende Wirkung auf unseren Herztonus. In Kiefernnadeln ist bei-

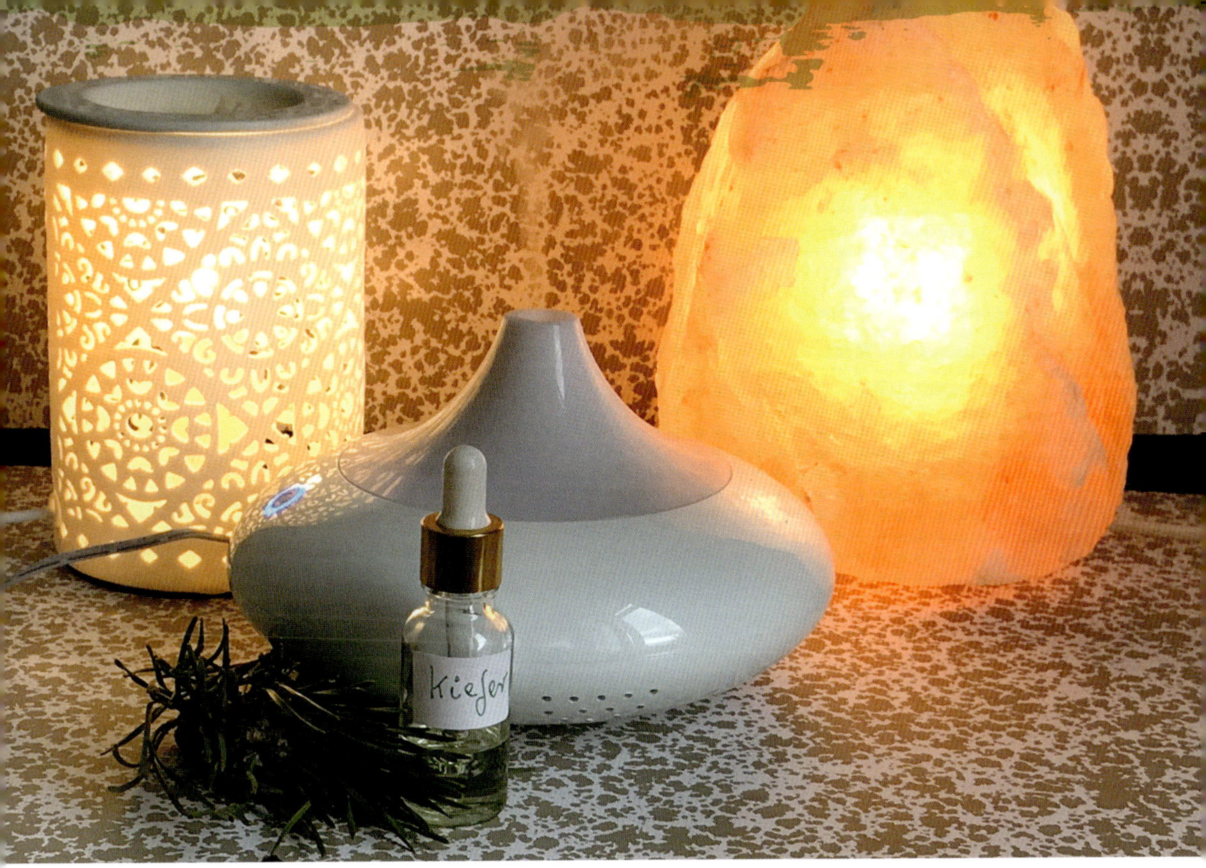

spielsweise D-Limonen vorhanden, das Geruchsnoten der Zitrone besitzt. Das ebenfalls in Kiefern enthaltene Camphen hat einen eher terpentinartigen und harzigen Duft.[7]

Wie ein Baumöl tatsächlich riecht, kann nicht allein durch die chemische Analyse einiger bekannter Inhaltsstoffe geschlossen werden. Über 22.000 weitere, ähnliche Inhaltsstoffe, die in den ätherischen Ölen zu finden sind, bedingen den Duft der Öle.[8]

Waldbaden für zu Hause: Die ätherischen Waldöle

Wie wirksam sind die Phytonzide, wenn man die ätherischen Baumöle zu Hause verwendet? Haben sie einen ähnlichen Effekt auf unser Immunsystem wie das gesundheitsfördernde Waldbaden? Diese Fragen stellte sich Professor Qing Li am *Institut für Hygiene und öffentliche Gesundheit* der Medizinhochschule Nippon im Jahr 2005. Er begann die ätherischen Baumöle genauer unter die Lupe zu nehmen.[9] Es folgten Experimente mit ätherischen Ölen sowie isolierten Stoffen der ätherischen Öle. Dafür wurde in einem Doppel-Blind-Versuch in einem Stadthotel in Tokio die Zimmerluft der Hälfte der Probanden – ohne ihr Wissen – während ihres Schlafes mit Aromen der Hinoki-Scheinzypresse angereichert – mit durchschlagendem Erfolg. Die Blut- und Urinwerte zeigten im Vergleich zur Kontrollgruppe einen signifikanten Anstieg der natürlichen Killerzellen des Immunsystems sowie eine erhebliche Stress-Reduktion, sichtbar im Abfall der Adrenalin- und Noradrenalinkonzentration. Die Probanden zeigten sich nach dieser Dosis aufgeweckter und kreativer beim Problemlösen von Tests.

Diese unerwartet guten Werte, nur nach dem Einatmen des ätherischen Öles, räumten fortan der Aromatherapie mit Baumölen eine Schlüsselstellung in der japanischen Waldmedizin ein. Seitdem wird weiter zu der Wirkung von Baumölen an den Lehrstühlen für *Forest Medicine* geforscht. Die ätherischen Waldöle bilden heute einen unverzichtbaren Teil des Standardprogramms in den Waldmedizinzentren in Asien.

Der Duft des Holzes kann es auch

Der Umgang mit Holz entspannt uns und macht uns glücklich. Wir Menschen sind sinnesphysiologisch positiv mit unserem heimischen Holz verbunden. Gleich ob man Kaminholz stapelt, kleine Gegenstände aus Lindenholz schnitzt oder einfach wieder mehr Streichhölzer statt Plastikfeuerzeuge verwendet. Düfte von Hölzern wirken beruhigend auf die präfrontale Hirnaktivität und entspannen so den ganzen Körper. Über die positive Wirkung von Holzgerüchen gibt es inzwischen einige Studien.[11] Es beginnt sich innerhalb der Naturtherapien ein neuer Zweig zu etablieren – die Holztherapie.

Erlaube, dass Hölzer und ihr Duft Teil deines Alltags werden. Professor Miyazaki untersucht in Studien zur Holztherapie die besondere Wirkung des Holzduftes. Natürlich getrocknetes Holz, beispielsweise Kiefernholz, ist reich an

Gut zu wissen:
Eine mit Phytonziden angereicherte Luft stärkt die natürlichen Abwehrkräfte unseres Immunsystems. Der Blutdruck sinkt, das allgemeine Wohlbefinden steigt, der Stresshormonpegel fällt signifikant ab, das Nervensystem beruhigt sich und man fühlt sich entspannter. Die Alpha- und Beta-Pinen besitzen zudem eine krebshemmende Eigenschaft.[10] Phytonzide stärken unsere Gedächtniskraft, unsere soziale Kommunikation und unsere Kreativität.

Alpha-Pinen und Limonen. Allein das Einatmen der Alpha-Pinen rief bei den Probanden eine entspannende Wirkung hervor. Von Alpha-Pinen wissen wir, dass der Duftstoff zu einer erhöhten Aktivität des parasympathischen Nervensystems führt – ein Zeichen dafür, dass wir uns entspannen. Die Probanden beschrieben zudem ein subjektives Wohlbefinden und eine Zufriedenheit.

Die Kombination Holz und Walddüfte ist ideal für unsere Innenräume. Besonders für alle Menschen, die in sozialen, therapeutischen und klinischen Umfeldern arbeiten. Kleine Handschmeichler aus Holz, ein Stück schöne Rinde – allein das Anschauen von natürlichen Holzgegenständen hat eine beruhigende Wirkung. Man kann im Herbst Kastanien, Eicheln oder andere Waldfrüchte zum Spielen einfach auf den Tisch legen. Das Anfassen dieses Stückes „Natur" aktiviert, ähnlich wie das Abtasten der Baumrinde, im Gehirn die Bereiche, die für Mitgefühl und Wahrnehmung zuständig sind.

Gut zu wissen:

Kombiniere dort, wo du mit Menschen arbeitest, ätherische Waldöle mit Holzgegenständen und Baumfrüchten, wie Tannenzapfen, Kastanien und Eicheln. Holz hat medizinisch messbar einen großen positiven Einfluss auf unseren Organismus. Bei Kontakt mit Holz und Baumfrüchten fühlen wir uns wohl, und unser Körper beruhigt sich.

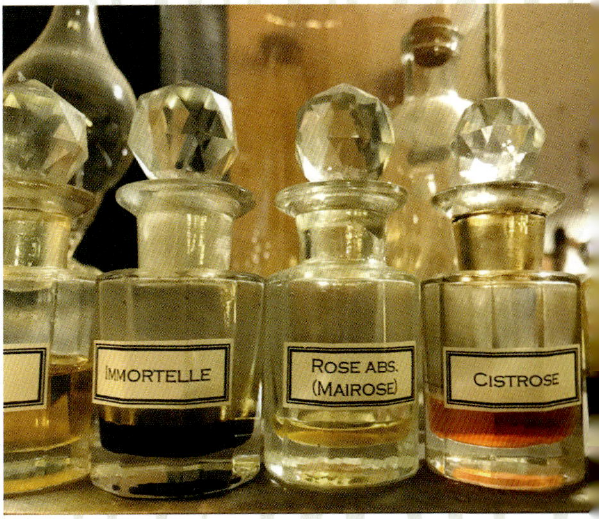

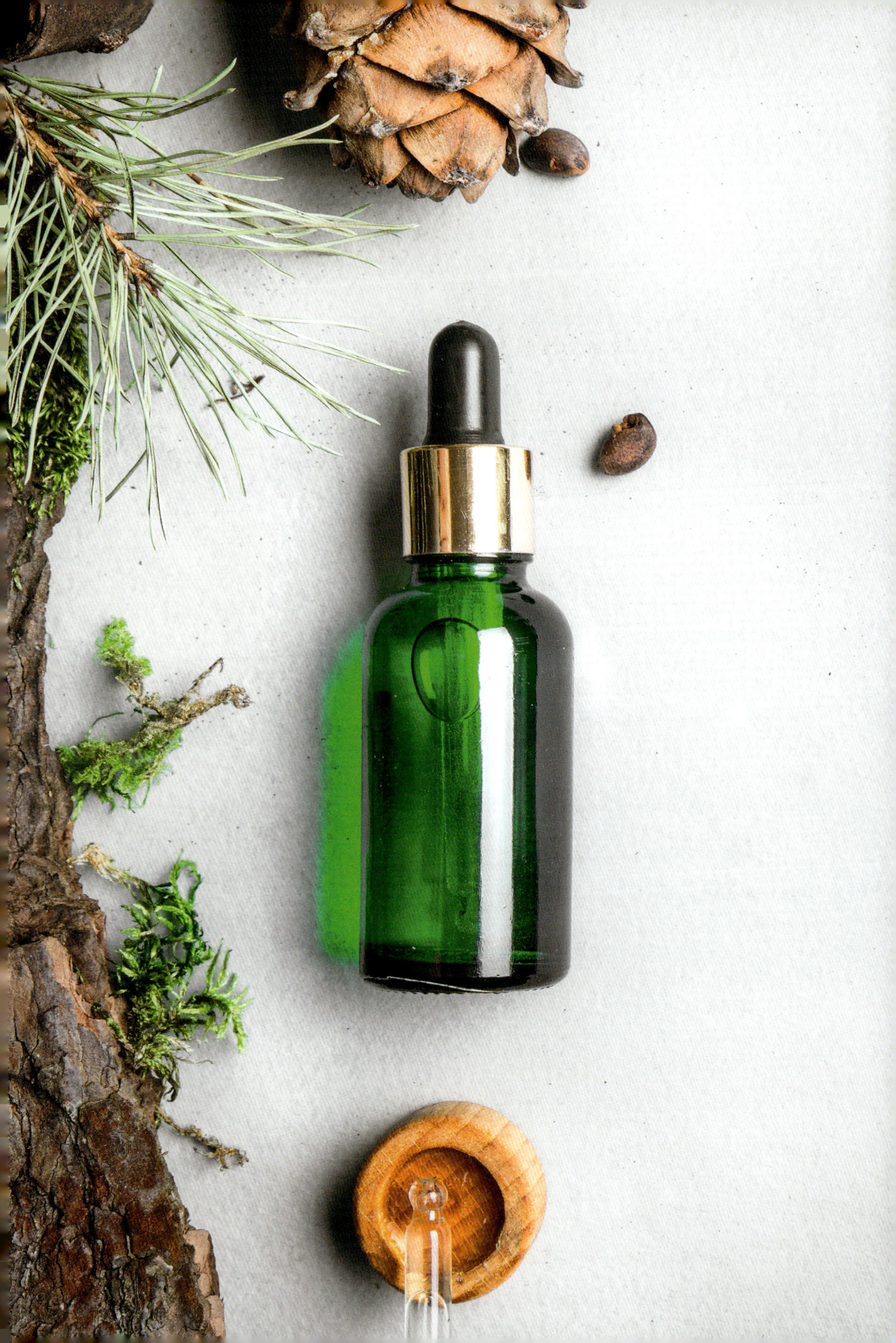

Der Baum in der Flasche: Die Walddüfte zu Hause genießen

Waldöle, Baumwässer und Baumextrakte kennenlernen: *Sei am Anfang ein Purist!*

Wie viele Zeitungen kannst du auf einmal lesen? Eigentlich nur eine! Und genauso ist es auch mit den Düften. Es darf gelten: Ein Duft auf einmal. Nimm dir die Zeit, die Baumöle gut kennenzulernen. Verwende am Anfang die Öle in Reinform, ohne sie mit anderen Duftölen zu mischen. Lerne einen neuen Waldduft über mehre Tage gut kennen, vielleicht machst du dir eine Verdünnung und trägst sie bei dir. Sieben Tage sind eine gute Zeit, um sich mit einem neuen Baumöl und neuen Wirkstoffkomplexen anzufreunden.

Wenn dir ein Duft gefällt, mache dir die Freude, ihn bei unterschiedlichen Herstellern zu bestellen. Jedes Baumöl duftet je nach Region und Jahrgang ganz unterschiedlich. Studiere, wie der Baum aussieht und wo er wächst. So kann dein Gehirn die neue Sprache wirklich gut erlernen. Erlaube dir zwischendurch Schnupperpausen. Es mag eine Überraschung sein, aber unser Geruchssinn schaltet nach ungefähr drei bis fünf Düften, die wir proberiechen, auf stumpf. Das gilt übrigens auch für gelernte Parfümeure. Auch sie brauchen viele Riechpausen.

Weniger ist wirklich mehr

Wir unterschätzen gerne die konzentrierte Power, die in den kleinen Fläschchen steckt. Schnell bewegen wir uns mit ätherischen Aromaölen wie bei einer Schnupperprobe in einer Parfümerie: Eine Flasche nach der anderen wird an die Nase gehalten.

Dabei sind Düfte von reinen ätherischen Ölen Träger von geballten Informationen. Sie berühren unsere Sinnesorgane, unser Immunsystem und unsere Körperintelligenz mit einer Informationsflut. Jedes Baumöl ist auch Träger von komplexen feinstofflichen Informationen – die weit über die chemischen Inhaltsstoffe hinausgehen. Ich vergleiche die Information der reinen ätherischen Öle gerne mit einem homöopathischen Mittel; und genau so achtsam dürfen wir mit den Ölen auch umgehen.

In der psychotherapeutischen Praxis gilt: Ein Öl für ein Thema

Ätherische Baumöle sind ideale Begleiter für Gesprächstherapien, Gestalttherapien oder kinesiologische Sitzungen. In der Praxis eines therapeutischen Rahmens hat es sich bewährt, immer nur *ein* ätherisches Baumöl auf einmal und themenbezogen anzuwenden. Die vielen Informationen eines Öles sind mehr als ausreichend für jeweils eine Sitzung. Bei einem Themenwechsel kann dann ein neuer Duft hinzugezogen werden.

Wenn man den Patienten oder Klienten einige Öle mit nach Hause gibt, gilt auch: Weniger ist mehr. Eine Mischung mit ein bis zwei Ölen ist am Anfang für den Körper genug. Die Tendenz der Aromatherapie, viel zusammenzumischen, überfordert zu Beginn unseren ätherischen Körper. Das ist kaum bekannt. Es kann zu Ermüdungserscheinungen kommen, die von einer Verstopfung der ätherischen Kanäle herrührt.

Ätherische Öle sollen uns aufbauen, reinigen und kraftvoll in neue Lebensabschnitte begleiten. Deshalb gilt es, mit Respekt und Verantwortung den geballten Bauminformationen in der Flasche zu begegnen.

Gut zu wissen:

Ätherische Baumöle sind als Monoöle ideal in Praxis und Alltag. Erlaube dir immer auch die Freiheit, sie in Reinform anzuwenden. Das ist die ideale Anwendungsform für unseren ätherischen Körper. Auf diese Weise können Wirkstoffe und Energieschwingungen der ätherischen Öle hier große Transformationen wirksam begleiten.

Ätherische Öle wirken auf den ätherischen Körper

Ätherische Öle wirken vor allem dort, wo man es nicht sieht, aber fühlen kann: Im ätherischen Körper des Menschen. Der Ätherkörper ist das dem physischen Körper nächst gelegene Energiefeld. Im ätherischen Körper gibt es unterschiedliche Schichten. Hier sitzen auch die feinen ätherischen Verlängerungen unseres Nervensystems und unserer Sinnesorgane.

In der chinesischen und in der vedischen Medizin wird viel mit dem Ätherkörper gearbeitet. Für unsere Gesundheit ist es wichtig, dass die feinen Kanäle frei sind, sodass wir gut kosmische Energie, das Chi/Prana, von der Sonne tanken können. Im ätherischen Körper befinden sich gewissermaßen ätherische Nervenleitungen. Jedes Sinnesorgan besitzt eine feinstoffliche Erweiterung im Ätherkörper, über die wir ätherisch riechen, schmecken, fühlen und hören können.

Im Idealfall, so beispielsweise bei indigenen Menschen, können über das ätherische Feld Informationen der Umgebung abgerufen werden. In der Natur lebende Menschen empfangen über das ätherische Naturnetz Hinweise darüber, wo beispielsweise Früchte reifen, ein Tier bereit ist, gejagt zu werden, eine Wasserstelle zu finden ist oder welcher Weg gerade der sicherste ist, weil die Krokodile woanders Mittagspause machen.

Wir empfangen diese Impulse auch, haben aber mit der Zeit die feine Sprache verlernt und hören nicht mehr aufmerksam hin. Hochkreative Menschen empfangen ihre Erstimpulse im ätherischen Energiekörper. Mithilfe einer bewussten ätherischen Schulung übersetzen sie die empfangenen Impulse in Bilder, Musik oder Erfindungen.

Mit ätherischen Waldölen am Schmerzgedächtnis arbeiten

Ätherische Baumöle können viel mehr, als wir ahnen. Heute wissen wir durch die Studien aus der Medizin, dass unser Schmerzgedächtnis nicht nur im Gehirn sitzt. Es sitzt überall im Körper und ist auch Teil der Zellinformationen.

Ich habe in zwanzig Jahren Praxis die Erfahrung gemacht, dass im ätherischen Körper eine Vielzahl von belastenden Erinnerungen und Schmerzen gespeichert sind. Ätherische Öle sind hier unglaublich vielseitig einsetzbar. Dort, wo Kristallisationen, negative Gedankenformen und Gefühlsmuster sich im ätherischen Feld verhärten und festgesetzt haben,

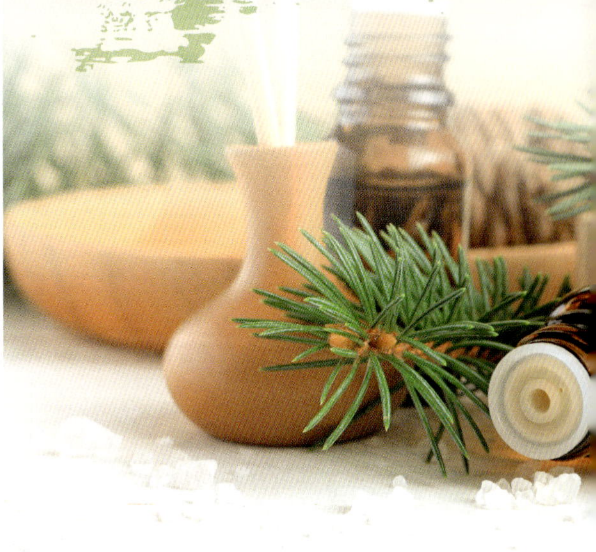

setzen die Öle an. Hier können Duft und Schwingung die verkrusteten Strukturen lösen und den Körper erneut zur Selbstheilung anregen. Das Energiefeld wird wieder vitaler.

Auch die sogenannten „Phantomschmerzen“ nach Operationen können gut auf eine Behandlung des feinstofflichen Feldes ansprechen. Oft liegen die Traumatrigger und auch andere Angst auslösende Muster als Schmerzpunkte oder Kristallisationen im ätherischen Feld. Sie können ein Eigenleben führen und in eine ungewollte Resonanz mit unserem Alltagserleben gehen. Um diese Schmerzpunkte oder -felder aufzulösen, kann man begleitend zu Gesprächen und anderen Therapieformen sehr gut mit den Baumölen arbeiten.

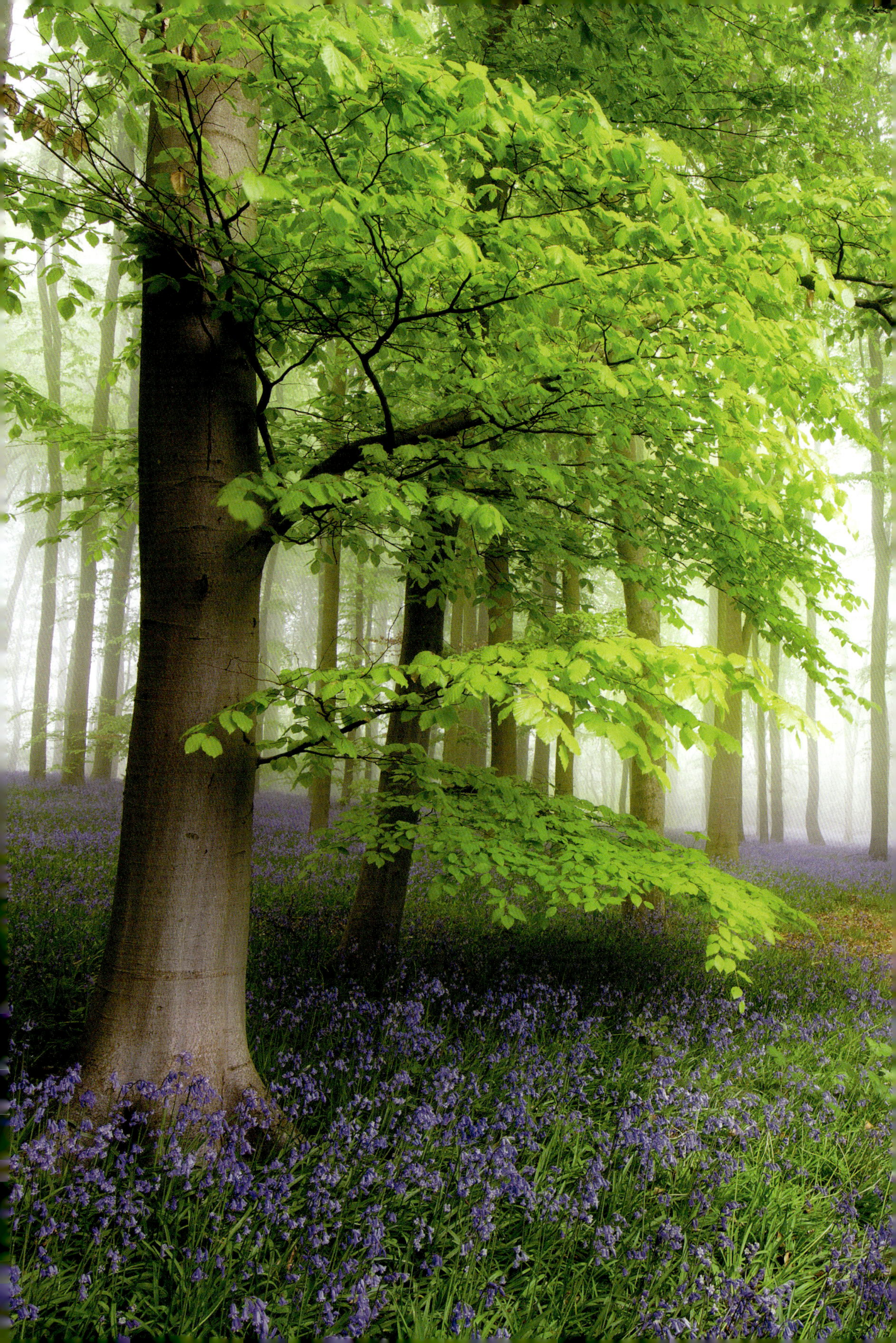

Werde eine „Große Nase" – Von der Kraft deines Geruchssinns

Den Riechsinn neu öffnen: Rein ins Vergnügen!

„Aus der Freude bin ich gekommen,
Aus der Freude lebe ich,
In heilige Freude gehe ich wieder ein."
Paramahansa Yogananda (1893-1952)

Schöne Wald- und Baumdüfte dürfen unser Leben gesünder und glücklicher machen. Es kann einen regelrechten Schub an Lebensfreude geben, wenn man sich einige Monate erlaubt, tief in die Welt der Düfte einzutauchen.

Jeder neue Duft, der im Duftgehirn gelernt und abgespeichert wird, macht uns kreativer, neugieriger und stärkt das Selbstbewusstsein. Das kleine *ABC neuer Düfte* zu lernen, beispielsweise von der Heiterkeit eines Lindenwassers seine Nase und sein Herz berühren zu lassen, aktiviert in unserer Köperintelligenz leise große Gefühle. Diese positiven Impulse für Mitgefühl, Liebesfähigkeit und Tatendrang bleiben nicht untätig. Sie beginnen, unsere Schöpferkraft zu aktivieren, schenken uns neue Ideen und wir empfinden Momente der Freude und des Glücks! Ich staune immer noch, was Kursteilnehmer wenig später nach einem intensiven Dufttraining berichten. Eine Frau gründete eine heute erfolgreiche Firma. Eine andere verliebte sich endlich und heiratete, wiederum eine andere erinnerte sich an ihren Kindheitstraum, Geige zu spielen, und begann sofort mit dem Unterricht.

Gut zu wissen:
Neue Düfte zu studieren, macht allgemein kreativer und mutiger. Wir öffnen uns leichter neuen Erfahrungen, werden selbstbewusster und finden kreative Wege, unseren Ideen auch Taten folgen zu lassen. Wenn dich beim Lesen dieses Buches und beim Schnuppern an Kiefer, Eiche oder Lärche die Lebenslust kitzelt: Folge deinem Tatendrang. Er hat lange genug in deinen Tiefen geschlummert. Gehe mit dem Flow deiner Lebensfreude!

Ätherische Öle sind großartige Allroundtrainer

Die vielseitigen Fähigkeiten unseres Geruchssinnes sind erstaunlich. Kein Wunder, denn als Kleinkinder „begreifen" wir lernend unsere Welt. Wir stecken alles in den Mund, riechen und schmecken das Leben, und in unserem Gehirn verknüpfen sich neue neuronale Netzwerke. Geruchserinnerungen und die Verknüpfungen mit bereits Gelerntem sind ein fester Bestandteil von allem, was wir im Langzeitgedächtnis abgespeichert haben. Für unsere körperliche Wahrnehmung umfasst das alle motorischen Fähigkeiten, so beispielsweise zu gehen, zu schwimmen, zu tanzen, vielleicht ein Musikinstrument spielen zu können oder eine Fremdsprache zu sprechen. Eine Erklärung hierfür ist, dass bestimmte Gehirnstrukturen, so das limbische System, der Hypothalamus und der Thalamus, sowohl für emotionale Vorgänge als auch für körperliche motorische Bewegungsmuster zuständig sind, die mit unserem Geruchssinn verbunden sind. Bekannte Gerüche beeinflussen diese Schalt- und Steuerzentralen. Vertraute Düfte können bestimmte Gefühle, Verhaltensmuster und körperliche Reaktionen auslösen.

Das gilt auch für unseren mentalen Bereich: Hierzu zählen die Fähigkeiten, klar denken zu können, Situationen zu analysieren, zu planen und zu strukturieren oder sich einen neuen Lernstoff anzueignen. In der Schule wurden wir früher unbewusst mit Gerüchen, oft in Kombination mit Geschmack und Gefühl, geprägt. Der Geruch des Desinfektionsmittels des Putzwassers im Klassenzimmer, der Geruch der Turnhalle oder des Chemielabors hatten auf unser Lernverhalten einen erheblichen Einfluss. Heute dürfen wir beim „Einpauken" von neuem Lernstoff gezielt die klaren Walddüfte, wie den der Zirbe oder der Weißtanne, verwenden, um das Gelernte später besser erinnern zu können. Düfte helfen auch bei unseren Hobbies, so beispielsweise um eine Abfolge von Tanzschritten flüssiger hinzubekommen. Hier hat sich übrigens die Mischung Lärche mit Muskatellersalbei bewährt.

Gut zu wissen:

Wer Neues lernt oder auch Altes wieder neu lernen darf, der beschleunigt die Prozesse, wenn er gezielt mit Düften arbeitet. Neues motorisches Lernen geht leichter in Verbindung mit Düften.

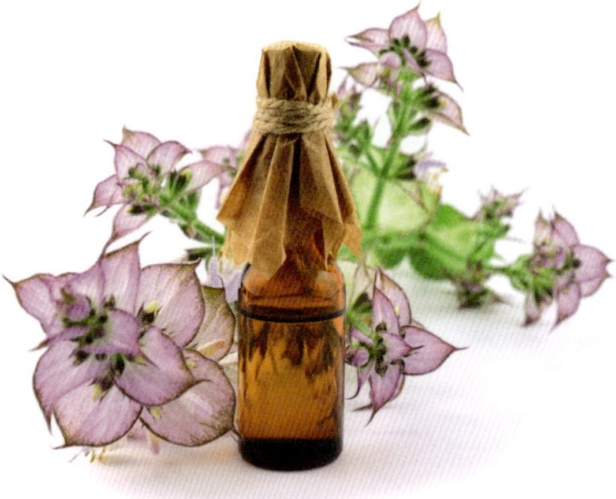

Düfte steuern auch unsere Gefühlswelten

Unser Riechsinn steuert wesentlich unsere Gefühlswelten. Unser allgemeines seelisches Wohlbefinden hängt davon ab, was wir uns unter die Nase halten. Die Macht der Gerüche ist deshalb so groß, weil sie uns meist unbemerkt berühren. Bevor wir Düfte bewusst wahrnehmen, wirken sie bereits auf unsere Gefühle. Düfte gelangen – anders als Töne oder Bilder – direkt und unzensiert in unser Gehirn. Unsere Riechrezeptoren der Nase sind direkt mit dem limbischen System verbunden, das auch „emotionales Gehirn" genannt wird. Das limbische System gehört zu dem evolutionsgeschichtlich ältesten Teil unseres Gehirns. Feine Gerüche wirken gleicherweise auf unser vegetatives Nervensystem wie auch auf unsere Körperhormone. Ein kaum bewusst wahrnehmbarer Geruch eines Bären oder Säbelzahntigers – und unsere Urahnen brachten sich in Alarmbereitschaft. Sie kannten ihre instinktiven Körperreaktionen und waren daraufhin besonders achtsam. Blitzschnell entschieden sie sich für Kampf, Flucht oder Todstellen.

Unser emotionales Gehirn fällt sofort Entscheidungen, beispielsweise über Sympathie und Antipathie eines Gegenübers, das wir zum ersten Mal treffen. Hier kann die Körperchemie des anderen Menschen über die Pheromone – ohne dass wir es merken – mit uns kommunizieren. Auf diese Weise erreichen uns auch die Botschaften anderer Mitgeschöpfe, so der Pflanzen und der Tiere. All das kann unsere Gefühlswelt und unser sensibel reagierendes Immunsystem beeinflussen. Unser Herz kann plötzlich schneller schlagen oder sich beruhigen, oftmals ohne dass wir die Gründe kennen.

Erst dann setzt – wenn überhaupt – unser analysierendes Denken ein. Deshalb interessiert sich auch die Werbung so sehr für Düfte. Eine Einflussnahme auf den Käufer, ohne Zensur? Da hört man doch gleich die Kassen klingeln. Selbst Banken und Versicherungen haben eigene Duftmischungen, die den Kunden Gefühle von „Seriosität und Vertrauen" vermitteln sollen. Wer beginnt, seinen Geruchssinn zu schulen, der ist hier weniger anfällig. Dufttraining ist somit ein Stück Freiheit, das wir uns zurückerobern.

Mit der Modewelle des *Shinrin Yokus*, des Waldbadens, die jetzt zu uns herüber schwappt, kommen auch japanische Düfte zu uns. Nicht wundern, wenn du zum ersten Mal an der Hinoki-Kiefer riechst. Für die meisten europäischen Nasen riecht sie ziemlich streng. Viele kennen ähnliche Zypressendüfte von Mottenschutzmitteln, Mückenkerzen oder den Fliegenschutzmitteln für Pferde. Für europäische Nasen sind eher Kiefern-, Tannen- oder Fichtendüfte die typischen Gerüche, die wir dann mit unserem Wald verbinden. Pauschale Empfehlungen für den richtigen Duft beim Waldbaden zu Hause gibt es nicht. Zu individuell sind die Prägungen.

Gut zu wissen:

Es gibt zwei Wege, wie die ätherischen Waldöle in unseren Körper gelangen:
Die Phytonzide werden über die Haut und unsere Lungen in unserem Körper aufgenommen und wirken so auf unser Immunsystem bis in die kleinsten Körperzellen. Beim Wald- oder Parkspaziergang können diese Geruchsmoleküle der Bäume unseren Organismus positiv beeinflussen. Hier wirkt die frische Waldluft wie ein Heiltrunk guter Aromatherapie.
Der zweite Weg führt über ätherische Öle, die wir in unseren Wohnungen und in der Körperpflege verwenden. Sei es in der Duftlampe, in einem Wohlfühlbad oder in einer Körpercreme. Auch hier werden die ätherischen Öle über Haut und Lunge aufgenommen.

Atmen und Riechen sind verbunden

Innehalten und tief Luft holen. Das ist Nahrung für unseren Körper und unseren Geist. Der elementare und lebensnotwendige Vorgang unseres Atmens, die Sauerstoffaufnahme, ist mit unserem Geruchssinn verbunden. Wir müssen atmen, und mit jedem Atemzug nehmen wir auch Gerüche wahr. So sind die Düfte mit dem Lebendigen verknüpft.

Unsere Geruchswahrnehmung selbst verändert sich; mit unseren hormonellen Zyklen, mit den Jahreszeiten und sogar mit den Tageszeiten. Am Morgen haben wir eine andere Geruchsempfindung als am Abend. Wir riechen zudem mit jedem unserer Nasenlöcher unterschiedliche Düfte besser. Probiere es aus: Halte dir beim Proberiechen zuerst das eine Nasenloch zu, dann das andere. Mit dem linken kann man, meiner Erfahrung nach, eher die ätherischen Wirkkomponenten eines Öles intuitiv erfassen. Die Geruchserfassung des rechten Nasengangs ist hilfreich dabei, wenn es darum geht, eine schöne Duftmischung zu komponieren. Hier sitzen oft die Fähigkeiten, die Kopf-, Herz- und Basisnoten von Düften zu erfassen und harmonisch zu mischen. Das ist aber bei allen Menschen unterschiedlich angelegt, genau wie bei den Rechts- und Linkshändern.

Halte die Nase ganz ins Leben! Vom Mut, das Glück zu riechen

„Warum soll nicht in Blüten oder sonstwo etwas davon verdichtet und greifbar hängenbleiben, dass wir es holen und heimtragen und später einmal in kalten und bösen Zeiten einen Trost daran haben können?"
Hermann Hesse (1877-1962)

Wie riecht das Glück für dich? Für mich nach dem süßen Himmelsnektar der blühenden Linden. Im Winter erinnert mich der Lindenblütenhonig an den Sommer in Berlin. Auch ein feiner Lindenduft in einer Duftlampe kann hier an tristen Tagen ein Stück Sommererinnerungen in unseren Alltag tragen. Ein bestimmter Duft kann ausreichen, um uns an ein schönes Ereignis oder einen Ort der Vergangenheit zu erinnern.

Andersherum geht es auch: Dort, wo wir Gerüche mit belastenden seelischen Themen gespeichert haben, dürfen wir diese sanft neu programmieren. Deshalb ist es so effektiv, Düfte in der Trauma-, Verhaltens- oder Gestalttherapie einzusetzen. Hier können jetzt neue „Geruchswege" mit positiven Erlebnissen verbunden werden.

Im Alltag unserer vorwiegend audiovisuell geprägten Gesellschaft dürfen wir unseren verkümmerten Riechsinn wieder beleben. Viele Menschen haben sich angewöhnt „wegzuriechen". Man kann verstehen, dass gerade Menschen, die in Städten leben, tagsüber einfach Gerüche ignorieren. Den Geruchssinn willentlich zu verschließen, sollte nur ein kurzer Überlebensmechanismus sein, der uns vor einem Zuviel an Gestank schützt. Es darf in Berlin gelten: *„Nase zu beim Diesel"* und *„Nase auf in der blühenden Akazienstraße"*.

Wegzuriechen auf Dauer entspricht nicht unserer Natur, denn Gerüche sind Teil unseres inneren Navigationssystems. Sie versorgen uns permanent mit einer Fülle an Zusatzinformationen. An unseren Geruchssinn sind eine Reihe neuronaler Informationen querverschaltet. Wer weniger riecht, der wird leider auch allgemein gefühlsarmer. Eine Disposition, ganz die Gefühle wegzuschalten, kann angelegt werden. Die Psychiatrie spricht hier von einem *„Gefühl der Gefühllosigkeit"*, das eines der Schlüsselsymptome der Volkskrankheit Depression ist. Ein Weg aus der Depression, einem Burn-out oder einer großen Orientierungslosigkeit nach einer Krise ist es, den Geruchssinn mit gezielten Impulsen zu aktivieren. Wer beginnt, seinen Geruchssinn zu schulen, betreibt gleichzeitig eine aktive Gesundheitsvorsorge gegen depressive Verstimmungen. Auch aus diesem Grunde ist es so gesund, die heiteren Baumdüfte in den dunklen Jahreszeiten wie Herbst und Winter in unseren Wohnräumen für eine gute Stimmung sorgen zu lassen. Wie wirksam ätherische Öle, in diesem Falle das Phytonzid D-Limonen, sein kann, zeigte eine Studie in der Psychiatrie der japanischen Universität Mie, die depressive Patienten mit psychischen Störungen untersuchte: Der Duft des D-Limonen hob die Stimmung der Patienten effektiver als die eingenommenen Antidepressiva.[12]

Gut zu wissen:

Verwende an deinem Arbeitsplatz mehr Baumdüfte. Vor allem der Zirbenduft macht Menschen sozialer. Mit Orange oder Zitrone gemischt, sorgt er für eine gute Stimmung. Düfte sind ein ideales Kommunikationsmittel für uns Menschen. Überall dort, wo es uns die Sprache verschlagen hat oder Unstimmigkeiten in der Luft liegen, können sie Wunder bewirken und uns wieder sanft in einen sinnlichen Dialog mit uns selbst und unserer Umwelt bringen.

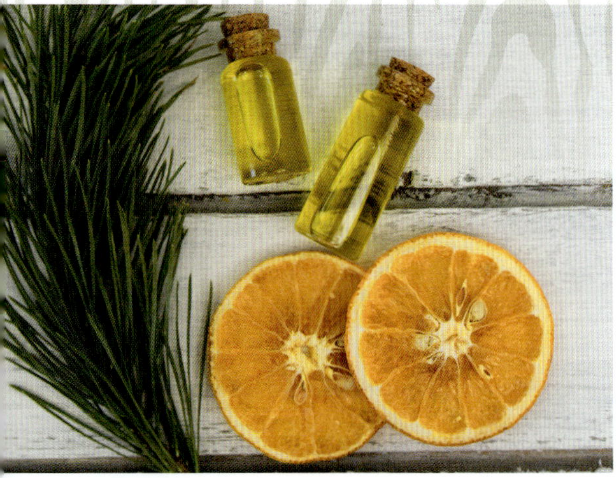

Von „Großen Nasen" – neu riechen lernen

„Von unseren fünf Sinnen ist der Geruchssinn sicher derjenige, der den besten Eindruck der Unsterblichkeit vermittelt."
Salvador Dali (1904-1989)

Experten in allen Fragen der Düfte sind die Parfümeure. Sie heißen in Frankreich die *Nez*, was so viel wie „große Nase" bedeutet. Weltweit arbeiten aktiv nur rund 300 Parfümeure. Das Repertoire an Düften, die erinnert werden, ist bei einer ausgebildeten „großen Nase" riesig. Bis zu 30.000 Düfte können sie unterscheiden. Dagegen kann der normale Mensch nur etwa 10.000 Düfte erkennen. Die Parfümeure trainieren sich täglich durch Erschnuppern neuer Düfte. Sie legen sich so eine Erinnerungsdatenbank der Düfte im Gehirn an. Sie sind Experten darin, Gerüche mit Worten zu beschreiben. Auf diese Weise können sie Gerüche im Gehirn gut verankern. Außerdem verknüpfen sie Geruch, Bild und Gefühl miteinander. Diese Art der Eselsbrücken schafft komplexe neuronale Erinnerungsnetze. Auch wir dürfen unsere Riechwahrnehmung mit diesen effektiven Techniken erweitern und trainieren.

Werde eine „große Nase"! Erlaube dir, heute deinen Geruchssinn neu zu entdecken und für dein Wohlbefinden und dein inspiriertes Arbeiten zu nutzen. Trainiere und fördere deinen Geruchssinn mit spielerischer Freude. Gewöhne dir an, deine Ziele, Wünsche und kreativen Projekte mit einem wunderschönen Geruchsbild zu verbinden.

Geduld gehört dazu

Habe Geduld – deine Geruchsleitungen sind vielleicht etwas verkümmert. Sie werden sich mit jeder Aufgabe, die du ihnen stellst, entwickeln. Jede Flasche, die du neu aufdrehst und kreisend vor deiner Nase schwingst und dabei schnüffelst, wird dein olfaktorisches Gedächtnis erweitern.

Die Schulung unseres Geruchssinns dauert seine Zeit. Ich orientiere mich an den ausgewiesenen zeitlichen Ausbildungswerten für italienische Trüffelhunde. Trüffelsuchen im Wald mit Hunden oder Schweinen kann eine herrliche spielerische Komponente mit starken Geruchswerten haben. Drei volle Jahre dauert die Ausbildung zum Trüffelsuchhund. Wie lange es bei Trüffelsuchschweinen dauert, konnte ich nicht in Erfahrung bringen. Gelernt habe ich, dass alles Kostbare, was erschnüffelt werden möchte, längere Übungszeit braucht.

Gut zu wissen:

Neue Düfte lernst du leichter, wenn du Riechen mit Bewegung kombinierst. Beispielsweise kannst du die Flaschen oder Papierduftstreifen in der Luft hin- und herwedeln.

Gerüche sind Intuitionstrainer

Wenn du beginnst, die Walddüfte genauer zu studieren und ihre Sprache einzusetzen, dann wird deine Intuition automatisch besser. Unsere Intuition ist ein unbestechlicher und sehr treuer Freund. Sie weiß viel mehr, da sie mit unterschiedlichen Netzwerken verbunden arbeitet, so der Matrix der Natur, dem kollektiven Unbewussten und der großen Gegenwart. Unsere Intuition wagt aus diesen Gründen Sprünge, wo unser Verstand nicht folgen kann. Die Intuition sagt wie der Igel in der Fabel: *„Ich bin schon da!“*, während der schnelle Hase (der Verstand) noch rennt und rennt. Unser Verstand versteht die Prozesse gerne als lineare Wege. Um zu logischen Schlussfolgerungen zu kommen, müht er sich Schritt für Schritt ab. Unsere Intuition kann uns, gemeinsam mit unserem Geruchssinn, umfassende Informationen zugänglich machen.

Beginne nicht nur deine Nase in neue Waldöle, Extrakte und Baumwasser zu halten. Erlaube dir, dich häufiger zu fragen: *Wie riecht das für mich?* Beispielsweise wenn Tante Erna eine Woche bei mir wohnen möchte. Bekommst du einen leicht muffigen Geruchsimpuls, so möchte dein Unterbewusstsein dir vielleicht raten, Tante Erna nur drei Nächte zu beherbergen. Oder frage dich: *Wie würde der neue Job riechen? Wie würde es riechen, wenn ich diese Wohnung miete?*

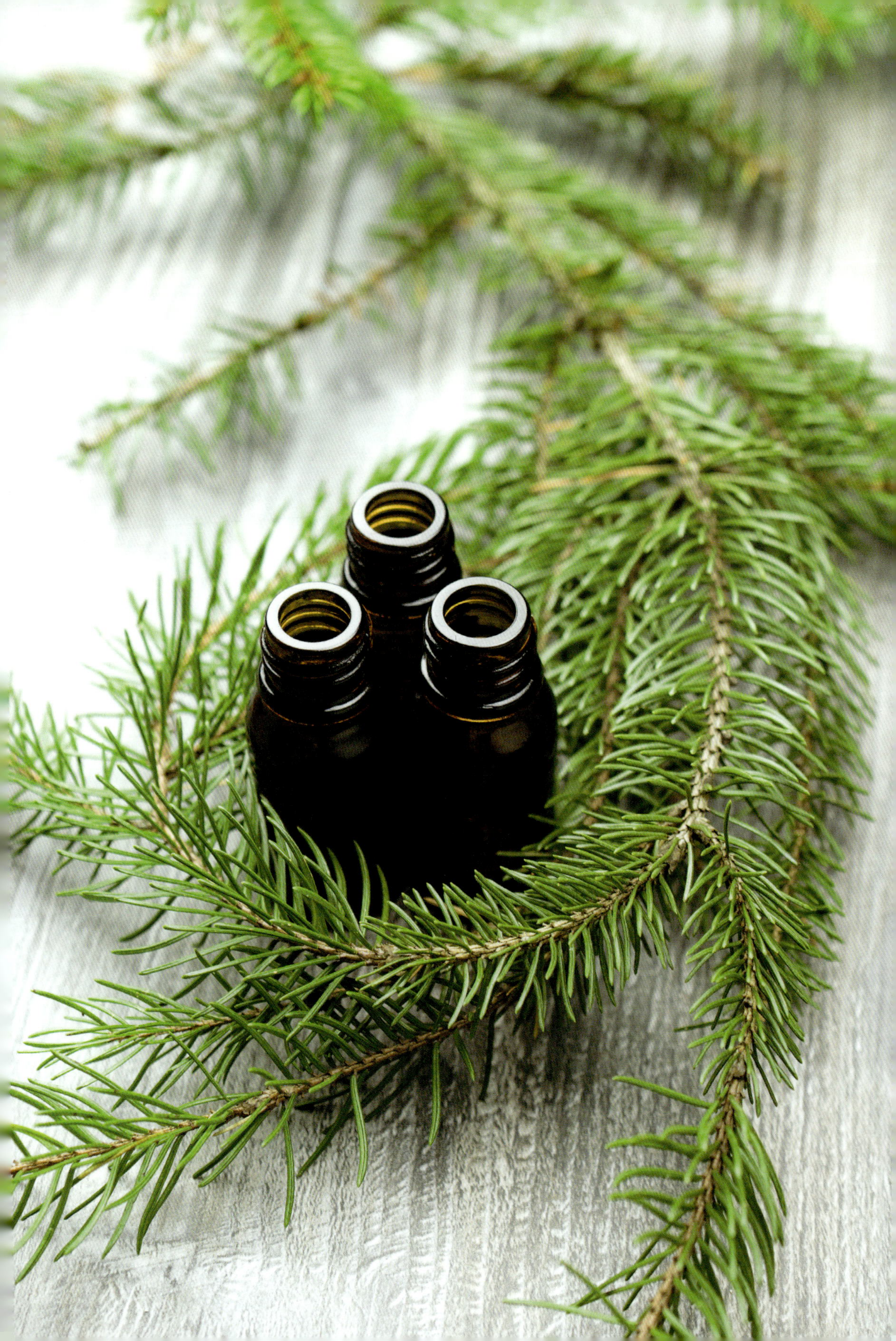

Naturliebhaber, Schatzgräber und Künstler: Von Herstellern und Händlern ätherischer Öle

„Du Ungeduld! Du suchst den Schatz des Glückes in der Schale einer Nuss. Aber die Schönheit und das Glück sind reicher als wir, und haben tausend Wege und tragen Früchte auf allen Bäumen."

Hermann Hesse

Ätherische Ölliebhaber werden mit der Zeit alle zu kleinen Schatzgräbern. Man reicht das Wissen, wer besonders schöne Öle herstellt, hinter vorgehaltener Hand wie ein großes Geheimnis weiter. Dabei konnte ich mit viel Vergnügen feststellen, dass sich die kleineren Ölhändler wie Edelsteinhändler verhalten. Sie scheinen viel auf Reisen durch die weite Welt zu sein und bringen dann ihre entdeckten Schätze für uns mit.

Es lohnt sich, ab und zu und mit den Händlern persönlich zu sprechen. Hier sind manchmal Geduld und Spitzfindigkeit gefragt, um ihnen ihre aktuellen Geheimnisse abzulauschen. So kann man wirkliche Raritäten entdecken; und die Begeisterung der Händler darf ansteckend sein.

Manche seltenen Kostbarkeiten verschwinden vom Markt. Oft heißt es dann für reisende Händler, Abschied zu nehmen. Die letzte Flasche eines Duftes wandert ins Firmenarchiv. So kann beispielsweise ein Erdrutsch die Bäume, die ihre Zweige für einen schönen Duft lieferten, mitgerissen haben, oder ein Produzent gibt auf. Es herrscht ein beständiges Kommen und Gehen der Öle in der Welt der kleineren Dufthändler. Deshalb lohnt es, sich hier wach und achtsam zu bewegen.

Eine sehr erfahrene Händlerin ist Claudia Kasparides vom Ammersee. Bei ihr fand ich auch vor einiger Zeit endlich das sehr seltene blaue Lotosöl *(Nymphaea caerulea)*. Dieses kostbare Öl wird in Indien nur für religiöse Rituale zu Ehren der „blauen Götter" Vishnu und Krishna aus blauen Lotosblüten destilliert. Selten bleibt da etwas übrig, und nur in Ausnahmefällen kann es einem findigen Händler gelingen, die Charge zu bekommen. Ich habe sieben Jahre nach dem blauen Lotosöl gesucht. Für jeden Therapeuten, der mit Trauma-Patienten arbeitet, ist dieses Öl besonders wertvoll.[13]

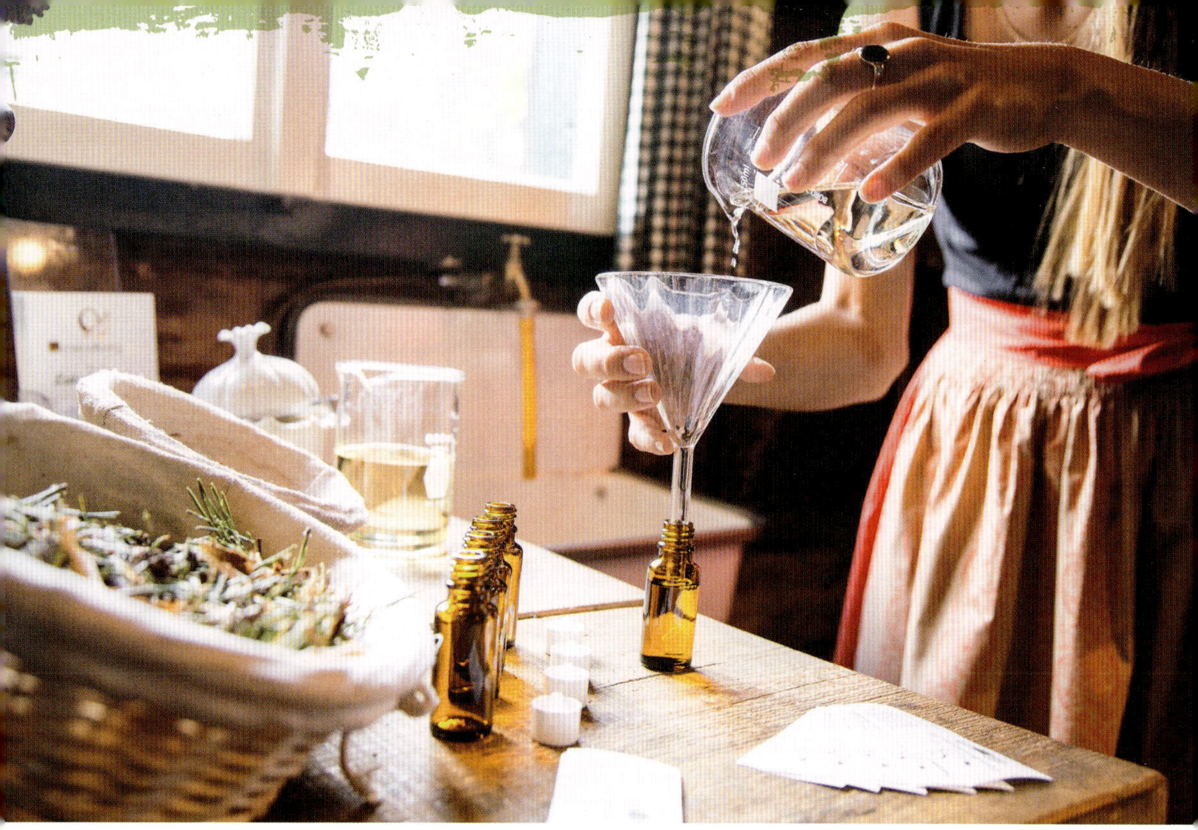

Neue Düfte entdecken – wage kleine Reisen

„Nur Reisen ist Leben, wie umgekehrt Leben Reisen ist."
Jean Paul (1763-1825)

Wir dürfen kleinere, eher „gefühlte" Reisen in die weite Welt der Düfte unternehmen. Jedes Mal, wenn ich neugierig und achtsam eine Flasche aufdrehe und schnuppere, ist es ein wenig so, als ob ich auf Reisen bin; an dem Ort, wo der Duft herkommt, die Bäume wachsen und Menschen die Pflanzen ernten, destillieren und abfüllen. Während man sich mit diesen Dingen beschäftigt, also Düfte, Informationen, Gefühle und Bilder aufnimmt und sich merkt, geschieht fast dasselbe im Gehirn, als ob man eine kleine Reise unternimmt.

Wir wissen aus den Forschungen zur Kreativität, dass überall dort, wo wir Neues wagen, viel mehr geschieht, als man annimmt.[14] Unser Gehirn beginnt, kreativer zu werden und neue Ideen zu generieren. Der Effekt kann sich drei bis fünf Stunden später einstellen – also dann, wenn wir gar nicht mehr daran denken – und uns angenehm überraschen. Erlaube dir deshalb, außerhalb der ausgetretenen Aromapfade der Bücher, Kurse oder Blogs wirklich Neues zu entdecken.

Kleine Händler – große Düfte

Hersteller, die selber auch produzieren, gibt es in Deutschland sehr wenige. Österreich und die Schweiz sind da schon besser aufgestellt. Hersteller darf und sollte man unbedingt aufsuchen. (Bitte vorher anrufen! Sie arbeiten viel!) Sie freuen sich über das Interesse.

Die Menschen, die hier arbeiten, ernten und destillieren, sind meist sehr naturverbunden und achtsam. Sie vereinen in sich einen Schatz an Wissen, Handwerkskunst und Liebe zur Natur, der mich immer wieder dankbar begeistert. Nur hier kann man die Geheimnisse der ätherischen Öle erahnen und mit tiefem Respekt die unglaublich große Arbeit mit ihren vielen Vorgängen beobachtend verstehen.

In Tirol sind noch alte Destillen zu finden und auch zu besichtigen, die herrliche Lärchen-, Zirbelkiefern- oder Latschenkiefernöle herstellen. Mein Lieblingsöl ist ein Zirbenöl, das aus Filzmoos im Dachsteingebirge stammt. Dieser Ort gilt seit Urzeiten als ein besonders wundertätiger Ort der Heilungen. Das merkt man dem Zirbenöl an, das Katharina vom Mandlberggut herstellt. Das Öl trägt die Kraft der Landschaft und die liebenden Hände von Katharina in sich.

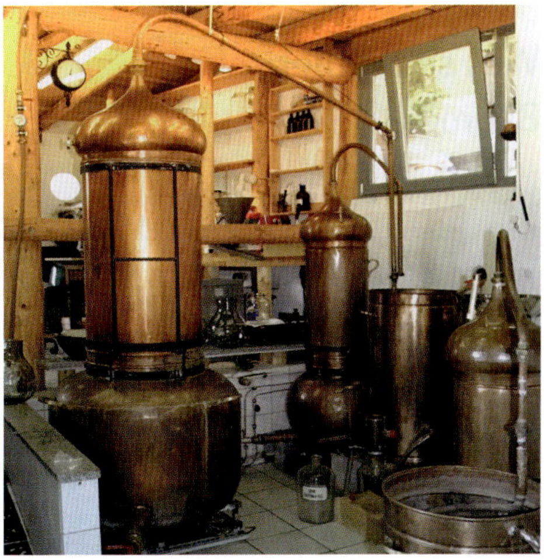

Auch in Deutschland kann man Herstellern über die Schulter schauen. Beispielsweise in der Maienfelder Manufaktur bei Wüstenrot. Hier kann man Naturliebe in Aktion erleben. Die Maienfelser sind in jeder Beziehung um Nachhaltigkeit bemüht. Achtsam wird selbst gepflanzt, geerntet und dann ganz wunderbare Produkte an ätherischen Ölen, Hydrolaten und fetten Ölen selber hergestellt. Alles wird noch in einer antiken kupfernen Destille produziert. Die Menschen in Maienfels versetzten mich immer wieder in Erstaunen. Außerdem bieten sie die größte Produktbandbreite an ätherischen Ölen – über 900 – auf dem deutschen Markt an. Wer seltene Düfte sucht, wie beispielsweise Eichenöl, Alai-Wacholderöl, Märkische Kiefer oder Pappelöl, wird hier fündig.

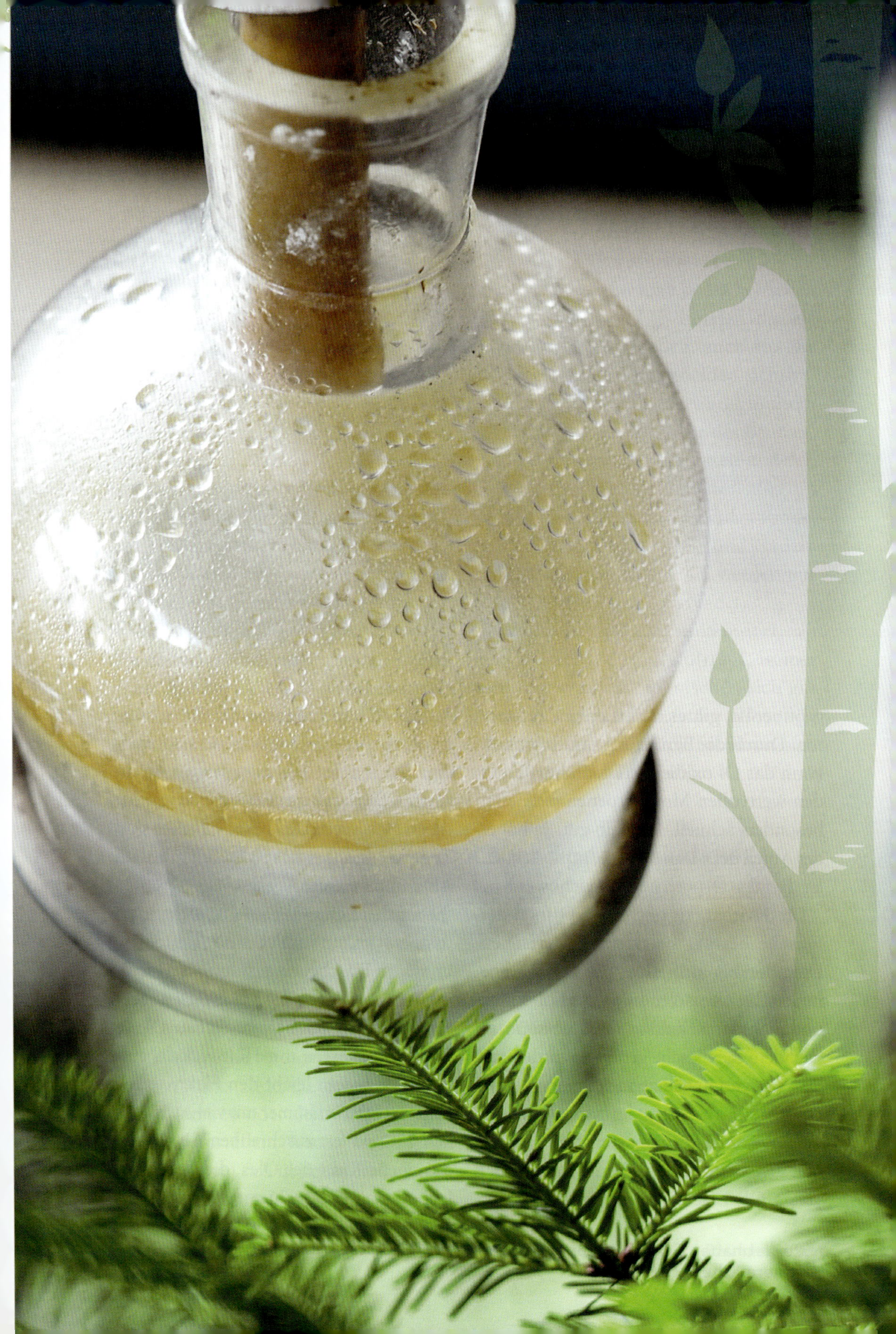

Die Gewinnung der Baumöle

Die Wasserdampfdestillation

Dieses besondere Verfahren, aus Pflanzen und Blüten ätherische Öle und Duftwasser zu entziehen, ist uralt und stammt aus dem Zweistromland. Irgendwo zwischen Mesopotamien und Babylon entdeckte man, dass beim Kochen von Blüten sich Kondenswasser im Deckel sammelte. Dieses Wasser hatte eine feine Duftqualität. Jetzt musste man nur noch einen Deckel entwickeln, der ein seitliches Rohr besaß, das den Dampf in ein anderes Gefäß umleitete und ihn dabei abkühlte. In einem weiteren Kühlvorgang schied sich dann automatisch das Pflanzenöl vom Pflanzenwasser. Wie lange Menschen schon Pflanzenwässer und -öle herstellen, zeigt eine über 5.000 Jahre alte Destille, die sich in der archäologischen Sammlung des Museums von Taxila in Pakistan befindet.

Auch heute wird der Löwenanteil der ätherischen Öle (über 90%) mittels dieser Verfahren hergestellt. Weltweit sind die meisten Produzenten naturreiner ätherischer Öle immer noch kleine und mittelständische Betriebe.[16]

Für fast alle ätherischen Öle hat sich der kontrolliert biologische Anbau inzwischen durchgesetzt. Die großen Ölfirmen auf dem deutschsprachigen Markt unterstützen im Ausland oft einen nachhaltigen Anbau, so beispielsweise bei der Sandelholz-Produktion, und helfen dabei, umweltgerechte Arbeitsplätze für Menschen vor Ort zu schaffen. So kann auf ideale Weise gute Handwerkstradition mit nachhaltigem Umweltbewusstsein kombiniert werden.[17]

Die Wasserdampfdestillation bleibt eine hohe Kunst für sich, die viel Erfahrung verlangt. Jede Pflanze, jeder Jahrgang und jeder einzelne Produktionsvorgang unterscheiden sich leicht voneinander.

Hydrolate – feine und kraftvolle Baumwässer

Bei der Wasserdampfdestillation entstehen die sogenannten Hydrolate. Sie werden auch Baumwässer, Blütenwässer oder einfach Destillate genannt. Sie sind sehr fein und tragen oft den Duft der Pflanzen nur ganz zart in sich, denn sie enthalten kaum ätherische Öle. Bei der Wasserdampfdestillation nimmt das kondensierte Wasser nur ganz geringe Mengen, bis zu 0,03 Prozent der ätherischen Öle, auf.[18] Es können auch Hydrolate aus Pflanzen hergestellt werden, aus denen man kein ätherisches Öl gewinnen kann, so beispielsweise aus der Kornblume und dem Holunder.

Manche Hydrolate werden mehrfach destilliert. Sie duften dadurch konzentrierter und sind wirksamer. Hydrolate spielen heute vor allem in der Kosmetik als Gesichtswasser (Rosen- und Lavendelwasser), Haarwasser (Birkenwasser) oder in Hautcremes eine große Rolle.

Die Aromatherapie entdeckt die vielseitigen Hydrolate langsam wieder.

Die sanfte Heilwirkung von Hydrolaten eignet sich besonders für die Behandlung von Kindern, Schwangeren und älteren Menschen. In einer Zeit, in der viele Menschen unter Allergien leiden, können diese sehr gut verträglichen Wässer die Baumenergien auf feine Art in unseren Alltag tragen. Der Handel bietet schöne Baumwässer an.[19]

Dufttipp:

Frage dich, welches war der Lieblingsbaum deiner Kindheit? Vielleicht gibt es ja ein schönes Hydrolat von dieser Baumsorte. Bei mir war es die Birke. Birkenhydrolat bildet morgendlich vor dem Rausgehen zur Arbeit einen Schutzfilm in Zeiten, in denen man dünnhäutig ist. Oft reicht schon eine vierwöchige Anwendung, um sich wieder zu stabilisieren. Ein wenig Birkenwasser auf die Haare gesprüht glättet und stärkt die Haare.[20]

Gut zu wissen:

Je mehr ätherisches Öl ein Hydrolat enthält, umso besser ist es haltbar. Die Flaschen kühl aufbewahren. Reinlichkeit tut bei diesem empfindlichen Produkt unbedingt not. Deshalb sollte man Hydrolate nur im Sprayer verwenden. Je nach Gebrauch kann man sich aus der Vorratsflasche kleine Sprayflaschen (10 oder 20 ml) abfüllen. Die Öffnungen nicht mit den Fingern berühren. Der erste Spritzer, der aus der Flasche gepumpt wird, sollte – der Sauberkeit wegen – in die Luft gegeben werden. Erst dann das Hydrolat am Körper verwenden. Wenn eine Flüssigkeit trübe wird, dann ist sie verkeimt und sollte nicht mehr verwendet werden.
Viele Firmen bieten Hydrolate mit einem geringen Alkoholgehalt von bis zu 15% an, um die Lösung haltbarer zu machen und so auf der sicheren Seite zu sein.[21]

Die Extraktionsöle – Die Absolues

Einige der kostbaren Baumdüfte eignen sich nicht zur klassischen Wasserdampfdestillation. Hier verwendet man die Methode der Extraktion. In mehreren Schritten gelingt es mithilfe von Lösungsmitteln, die Duftstoffe aus sehr temperaturempfindlichem Pflanzenmaterial zu gewinnen. Das Endprodukt sind die so genannten *Absolues*. Der Name *Absolue* leitet sich ab vom lateinischen *solvere* = „lösen“. Er bezieht sich hier auf die aufwendige Herstellungstechnik des Lösungsprozesses der Extraktionsöle. Auf diese Weise können Bäumen wie der Linde, der Pappel oder der Eiche ihre Düfte entlockt werden.

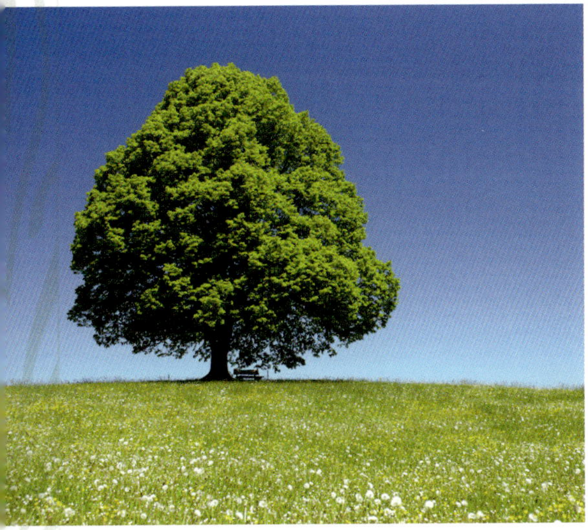

Das Kohlendioxidverfahren

Einige Baumöle werden heute als CO_2-Extraktionsöle angeboten, beispielsweise Birkenknospenöl. Vor dreißig Jahren begann man in der Produktion von ätherischen Ölen die Kohlendioxid-Extraktion einzuführen. Das *Destraktionsverfahren* eröffnet in der Welt der Duftöle ganz neue Möglichkeiten; denn die CO_2-Extraktion mit natürlicher Quellkohlensäure ist ein sehr schonendes Verfahren für die temperaturempfindlichen, natürlichen Duftstoffe. Die so entstandenen Öle enthalten wesentlich mehr Inhaltsstoffe und sind runder und feiner. Für dieses Hochdruck-Verfahren mit natürlicher Quellkohlensäure kann man fast jedes Pflanzengut verwenden.

Nicht jeder Baum hat ätherische Öle

Im Vergleich zu den vielen ätherischen Ölen, die eine vor Harz strotzende Kiefer besitzt, stehen andere Bäume mager da. Ausrechnet einer meiner Lieblingsbäume, die Buche, hat so wenig ätherische Öle, dass sich die Destillierung niemals lohnen würde. Ein wenig an Öl wäre zwar da – beispielsweise in der Rinde oder den frischen Blattknospen – aber die Ausbeute ist zu gering.

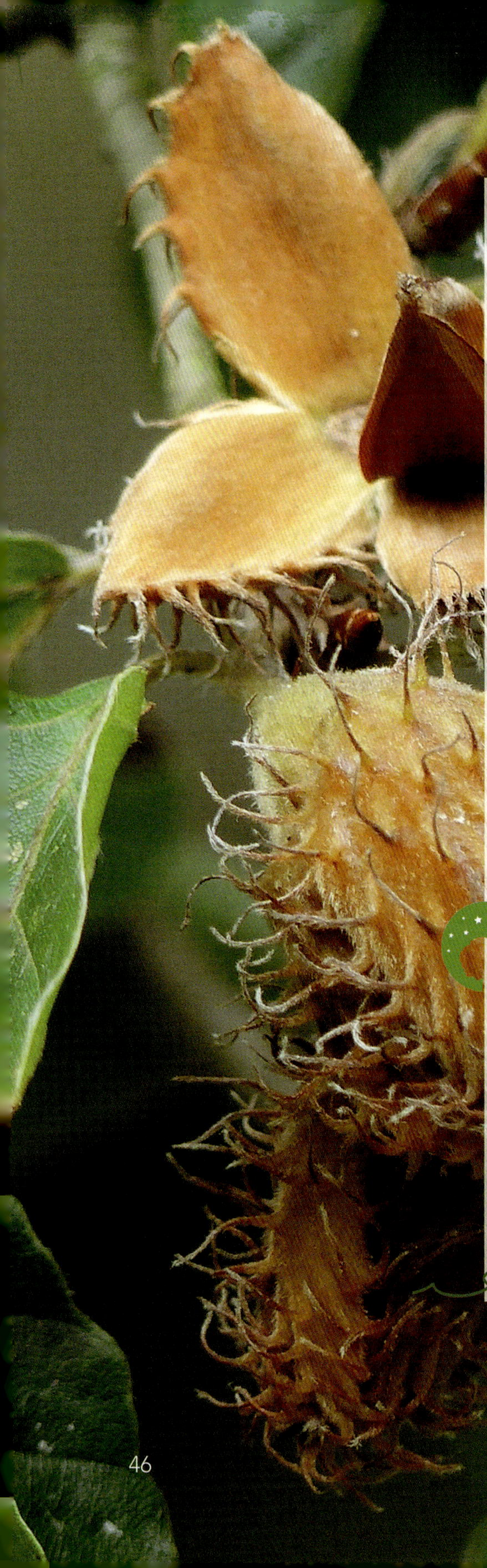

Zwei fette einheimische Baumöle

Bucheckernöl *(Fagus sylvatica)*

Einige der fetten Baumöle sind schöne Ergänzungen zu den ätherischen Waldölen, so beispielsweise das Bucheckernöl. Aus den Bucheckern lässt sich ein feines Öl pressen. Bucheckern sind kleine dreikantige Nüsschen. Wenn man im Herbst Bucheckern sammelt, sollte man nicht zu viele von ihnen roh essen, denn sie enthalten Oxalsäure, die in größeren Mengen toxisch ist. In der Ölmühle trennt sich die Oxalsäure und bleibt im Presskuchen, sodass das Bucheckernöl lebensmittelkonform ist. Bucheckernöl bleibt eine Kostbarkeit. Das Öl kann gekühlt mehrere Jahre haltbar bleiben.

Baumgeheimnisse: Es lohnt sich, das seltene Bucheckernöl wertvollen Massageöl-Mischungen, die du herstellst, in kleiner Menge beizufügen. Es bringt eine wunderbare erdige Kraftnote in die heilenden Massageöle. Das fette Buchenöl ist ein feiner Energieträger der Buchenkraft und mischt sich gut mit Ölen, die Risse und Traumata im feinstofflichen Feld heilen, so Immortelle, Cistrose und weißer Lotos.

Haselnussöl *(Corylus avellana)*

Die Haselnuss ist ein Pioniergewächs, das sich nach der Eiszeit überall in Deutschland verbreitete. Als die einzige Nuss, die ursprünglich hier wuchs, war der Baum unseren Urahnen heilig und seine Nüsse eines der wichtigsten Nahrungsmittel im Winter. Der Haselstrauch galt den Kelten als Baum der Fülle und Fruchtbarkeit. Unter dem Haselstrauch konnten sich Wünsche erfüllen.

Heute gehört das kaltgepresste Haselnussöl mit den Mandelölen zu den Basisölen in der Aromapflege. Es ist ein wunderbares Hautpflegeöl, ein gutes Massageöl, das leicht gefäßverengend und straffend auf die Haut wirkt. Der hohe Ölsäureanteil macht das Haselnussöl zu einem idealen Massageöl.[22] Das Haselnussöl bleibt lange auf der Haut und zieht nur langsam und nicht wirklich tief in die Haut ein. Deshalb ist es auch ein beliebtes Kosmetiköl, weil so die beigemischten Pflegestoffe und ätherischen Öle langsam einwirken können. Es hinterlässt auf der Haut einen leichten Fettfilm, der zugleich gegen Wind und Wetter schützt.[23]

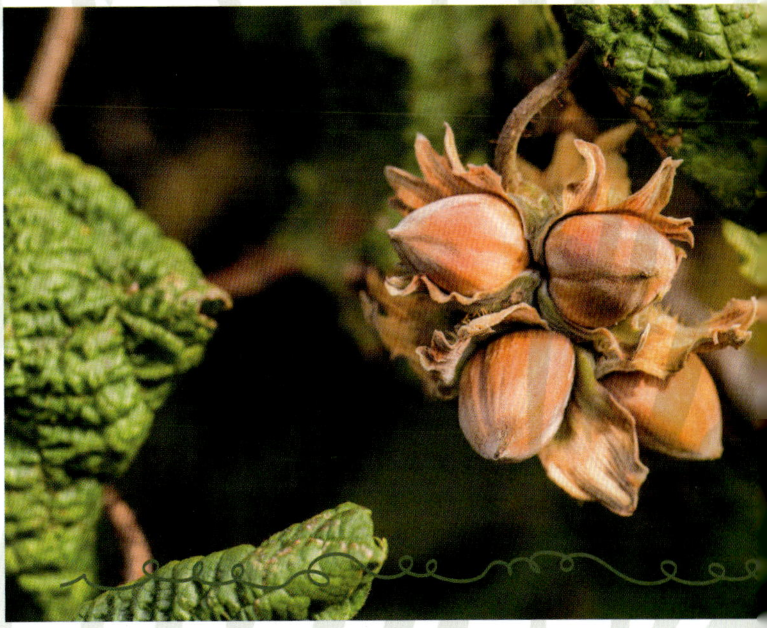

In der Küche ist das kaltgepresste Haselnussöl eine gesunde und wohlschmeckende Ergänzung, beispielsweise in Salaten. Sein feiner nussiger Geschmack kann auch andere Gerichte abrunden.

Haselnussgeheimnisse: Ein fettes Öl, das die Kraft eines ganzen Sommers in sich trägt. Es schenkt uns im Massageöl die Kraft der Sonne. Es eignet sich gut als Grundlage für ätherische Öle, die ermüdeten Menschen Energie und Vitalität zurückbringen können. Es mischt sich gut mit allen „Sonnenölen" – so beispielsweise Immortelle, Kiefer und dem gelben Rosenöl.

Vorsicht: Wer zu Erdnussallergie neigt, sollte vorher das Öl auf Verträglichkeit, zum Beispiel durch Einreiben in der Armbeuge, testen.

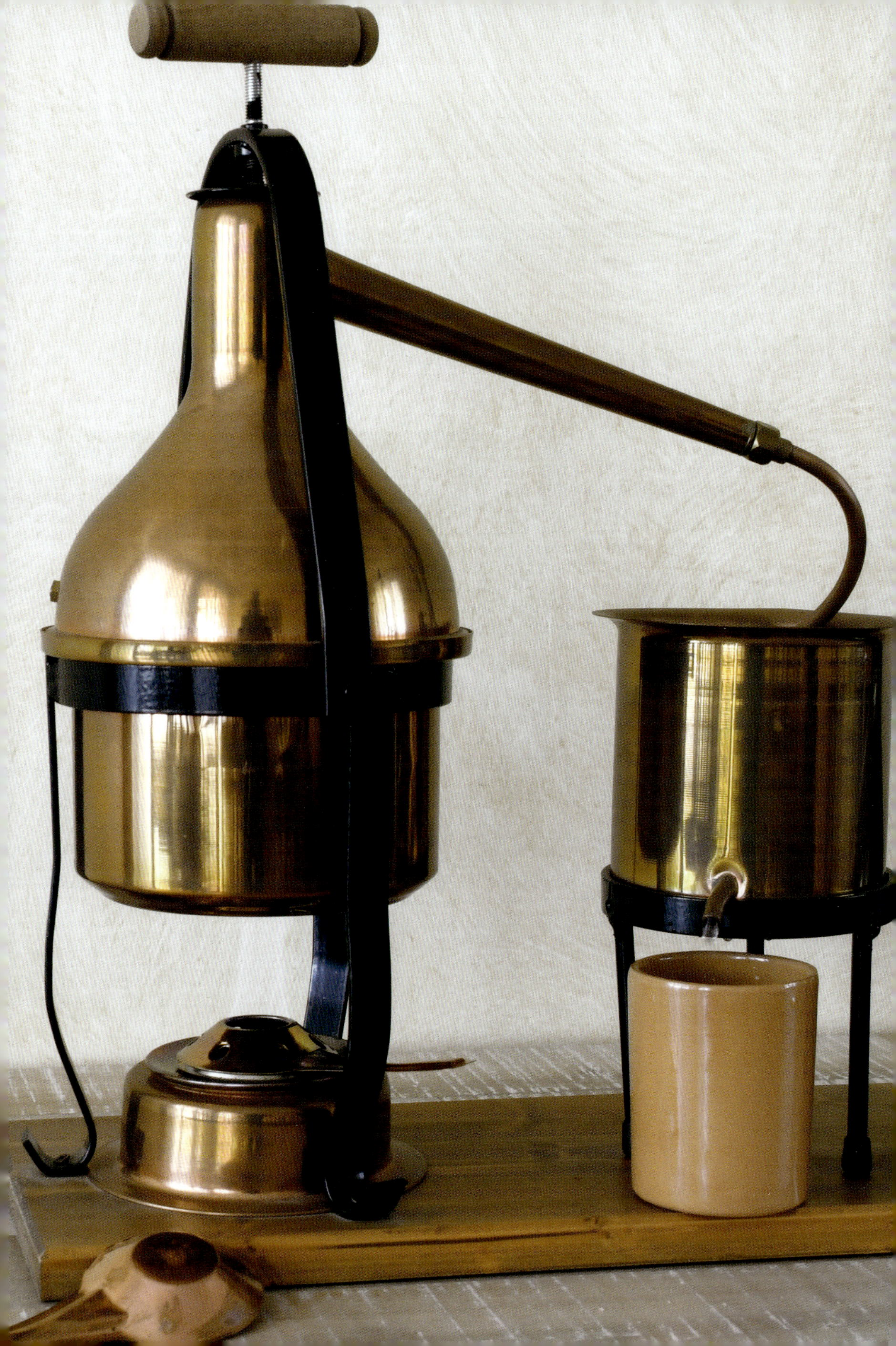

Qualitätsmerkmale für ätherische Öle

Es ist in Deutschland üblich, dass die Hersteller zu ihren ätherischen Ölen folgende Angaben machen. Diese finden sich auch auf dem Etikett der einzelnen Flaschen.

- 100% naturrein: Hier wird ausschließlich Pflanzenmaterial der angegebenen Pflanze verwendet und das Öl nicht mit anderen Mischungen gestreckt.
- Name der Pflanze: Der deutsche und lateinische Name der Pflanze ermöglicht, dass Verwechslungen ausgeschlossen werden.
- Das Herkunftsland: Eventuell mit der Adresse des Herstellers.
- Die Art des Anbaus: Wildsammlung (Ws), kontrolliert biologischer Anbau (kbA) oder konventioneller Anbau (konv.).
- Das Gewinnungsverfahren: Wasserdampfdestillation.
- Der Pflanzenteil: Zweige, Zapfen, Rinde, Nadeln oder Blüten.
- Eine Chargennummer: Sie wird nach der Herstellung vergeben und erlaubt es, die Flasche zurückzuverfolgen.
- Oft sind sehr wertvolle Öle wie das Rosenöl in einer Verdünnung auf dem Markt zu finden. In diesem Fall wird auf dem Etikett das Verdünnungsmittel (Alkohol) und das Mischungsverhältnis in Prozent angegeben (z.B. 15%).

Sicherheitsempfehlungen:

- Ätherische Öle sind hochkonzentrierte Wirkstoffe. Sehr wenige Tropfen sind ausreichend. Besondere Vorsicht ist bei Schwangeren, Säuglingen, Kleinkindern, Epileptikern und Bluthochdruck-Patienten notwendig.[24]
- Reizungen: Ätherische Öle können die Schleimhäute leicht reizen. Deshalb Vorsicht walten lassen, dass sie nicht in die Nähe von Augen, Ohren, Mund und Nase kommen. Hände immer gut waschen. Ätherische Öle gehören auch nicht in die Hände von Kindern. Wer mit seelisch belasteten Menschen arbeitet und ihnen, wenn sie weinen, ein Riechfläschchen oder einen Duft auf einem Taschentuch reicht, sollte aufpassen, dass das Öl nicht in die Augen gelangt.

- Verträglichkeit: Bei sensibler oder zu Allergien neigender Haut kann man die Verträglichkeit eines Öls durch eine Kontaktprobe in der Armbeuge testen. Wenn die Haut sich hier rötet, sollte man das Öl nicht anwenden.
- Immer verdünnen: Alle Baumöle sollten nur verdünnt angewendet werden. Einige Öle, wie das der Weißtanne, können brennende Hautreizungen auslösen. In diesem Fall mit einem neutralen Öl, einer Hautmilch oder Creme die Stelle einreiben.
- Lichtempfindlichkeit: Einige Öle erhöhen die Lichtempfindlichkeit der Haut. Nach einer Massage oder einem Bad, beispielswiese mit Zitrusölen, nicht direkt in die Sonne gehen, da sonst Hautflecken entstehen können.
- Einnahme: Das Einnehmen von ätherischen Ölen zu Heilzwecken sollte nur mit erfahrenen Ärzten und Therapeuten durchgeführt werden. In Frankreich werden viele Öle innerlich verabreicht. Allerdings gibt es dort sehr viele Ärzte, die eine Zusatzausbildung in Aromatherapie absolviert haben. Ätherische Öle können, eingenommen, hoch toxisch wirken. Deshalb sollte man die Öle nicht einfach so zu sich nehmen. Für Kinder und Schwangere gilt: Grundsätzlich keine Öle einnehmen.
- Kochen mit Ölen: Im Rahmen der Aromaküche spielen ätherische Öle eine besondere Rolle. Wer sich hierfür interessiert, dem möchte ich das schöne Buch von Maria Kettenring empfehlen: „Aromaküche im Rhythmus der Jahreszeiten."[25]

Das Mischen

„Der Zufall ist immer kraftvoll, lass deinen Haken immer ausgeworfen: Im Teich werden dort Fische sein, wo du sie am wenigsten erwartest."

Ovid (43 v. Chr.-17 n. Chr.)

Der Umgang mit den Waldölen darf uns viel Freude machen. Wenn du mit dem Mischen beginnst, dann sei verspielt. Erlaube dir am Anfang, kleine persönliche Dufthilfen zusammenzustellen. Einiges wird großartig werden, anderes wird vielleicht müffeln. Deshalb ist es am besten, wenn du zu Beginn sehr kleine Mengen mischst. So kannst du am besten auch das Mischverhalten studieren und ausprobieren. Der Handel bietet kleine Flaschen von fünf bis zehn Millilitern an.

Ruhen lassen: Gönne deinen fertigen Mischungen eine kleine Ruhepause und lasse sie einige Tage reifen. Sie verändern dabei ihren Duft.

Kopf-, Herz- und Basisnoten: Die klassische Kunst des Duftmischens ist eine Wissenschaft für sich. Hier werden Düfte in Kopf-, Herz- und Basisnoten eingeordnet. Je nachdem wie schnell ein Duft verdampft, wird er klassifiziert: Kopfnoten sind leicht flüchtig – viele der Nadel- und Zitrusöle zählen zu ihnen. Die Herznoten halten etwas länger. Zu ihnen zählen Blüten- und Kräuterdüfte. Sie entwickeln ihren Duft nach zwei bis vier Stunden. Basisnoten sind die Holz-, Harz- und Rindenöle, sie bilden die tragenden Duftkomponenten in Parfümölen.

Feinstoffliche Mischungen folgen eigenen Regeln

Für die therapeutische Arbeit in der psychosomatischen Praxis mit einem, höchsten zwei ätherischen Ölen pro Sitzung sind diese Einteilungen in Kopf-, Herz- und Basisnoten nur teilweise von Bedeutung. Wer feinstoffliche Mischungen zusammenzustellen beginnt, wird hier ähnliche Gesetze entdecken, die dann allerdings dem feinstofflichen Wesen und der Schwingung der ätherischen Öle folgen. Baum und Mensch gehen für die Zeit der Anwendung der Öle eine Beziehung ein.

Bei feinstofflichen Mischungen zeigen sich gerne scheinbar „ungleiche" Paarungen, wie Eiche/blauer Lotos oder Fichte/weiße Rose: Wer solche Mischungen für sich und seine Patienten austestet, sollte sich nicht wundern. Hier arbeiten bestimmte feine Schwingungsmuster in idealer Weise zusammen.

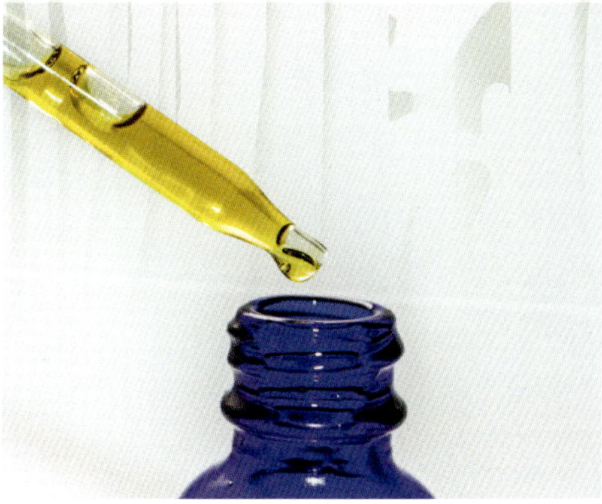

Die Flaschen: Blau macht uns glücklich

Die Glasflaschen, die du zum Mischen nimmst, sollten trocken und steril sein. Flaschen, in denen man ätherische Öle längere Zeit aufbewahrt, sollten zudem lichtgeschützt sein. Es gibt im Handel vor allem Braunglas, Grünglas und das seltenere Blauglas. Das Blauglas ist zugleich ein Spezialglas, das die feinstoffliche Energie der Flüssigkeiten besser bewahrt.

Für den Anfänger hat sich die Arbeit mit kleinen 10ml Roll-Ons und 20ml Sprühflaschen mit feiner Sprühdüse bewährt.

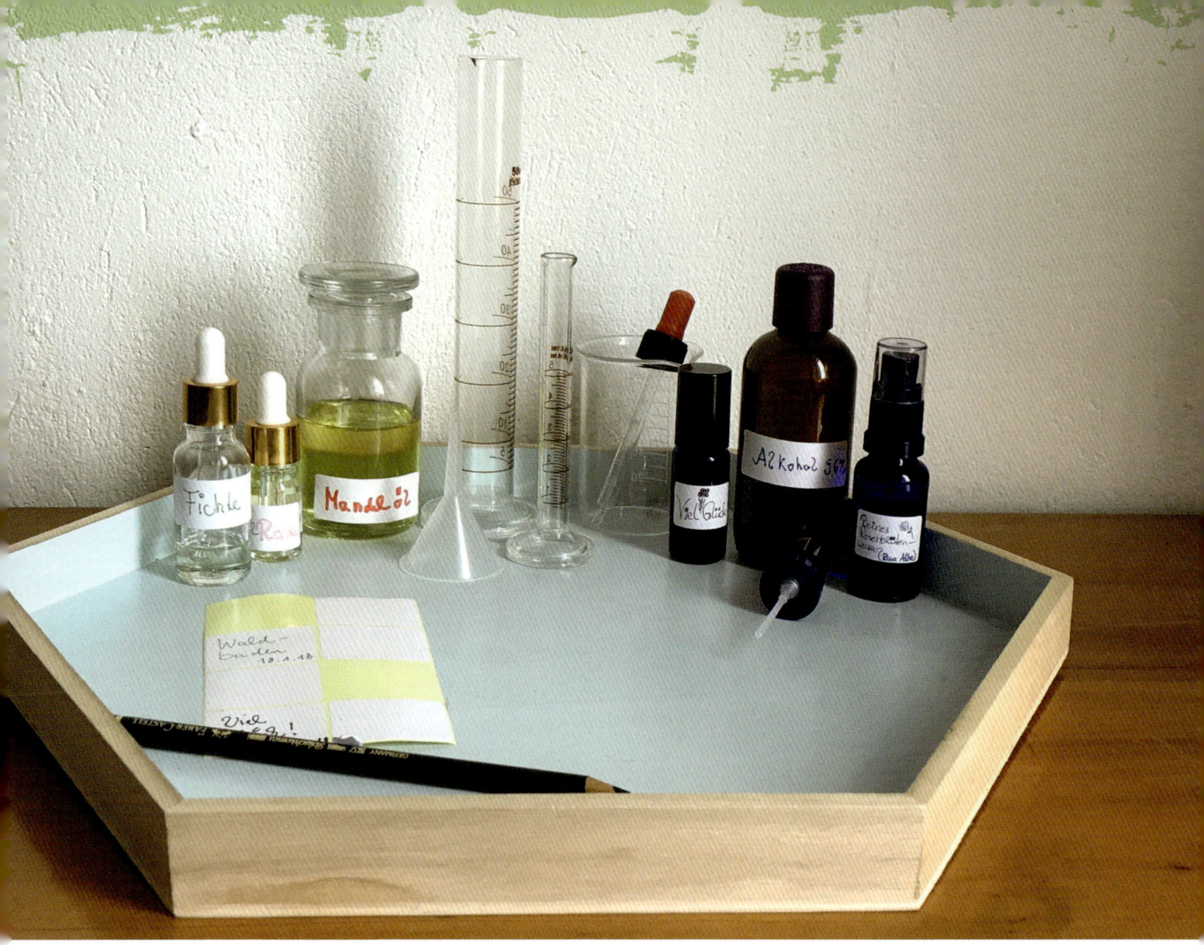

Das erstes Mischlabor: Das persönliche Starterset

Für den Anfang brauchst du Folgendes: Ein einfach anzuwendendes Basisöl, das als Trägeröl oder für Grundmischungen gut geeignet ist. Ich empfehle für das erste Mischen Mandelöl. Das ist fast klar, und man kann so gut die Farben der Baumöle und ihre Entwicklung im Mischvorgang verfolgen. Später können dann andere gute Mischöle wie Jojobaöl, Aprikosenkernöl, Aloeveraöl, Haselnussöl oder Moringaöl folgen.[26]

Einen reinen Alkohol (96%) aus biologischem Weizen. Dieser wird von allen großen Firmen, die ätherische Öle verkaufen, angeboten. Du brauchst ihn für die Verdünnung von sirupartigen ätherischen Ölen oder um die Absolues in einer Grundmischung anzusetzen oder Airsprays zu mischen.

Hilfreich zum Mischen ist folgende Grundausstattung:

ein Reagenzglas (100ml)
ein kleines Messglas (10ml)
ein großes Messglas (50ml)
ein Trichter
eine Glaspipette
Ein kleines schönes Tablett kann ein idealer Rahmen für dein erstes tragbares Mischlabor sein.

Wenn du mit dem Mischen beginnst:

Mischen ist ein Moment der Freude. Wenn du mit Spaß und Freude dabei bist, kommt automatisch die richtige Energie in die Flasche! Wenn du gerade gezankt hast, dich unwohl, krank oder sehr traurig fühlst, ist dagegen Achtsamkeit angesagt. Du kannst dir dann eine „Erste-Hilfe-Flasche“ für dich selbst mischen. Allerdings in dieser Stimmung bitte keine Mischungen für deine Familie, Freunde, Klienten oder Patienten herstellen.

Die Flasche beschriften: Was drauf steht, ist drin!

Ein kleines Etikett gehört auf jede Flasche. Ein Datum gehört immer zur Beschriftung dazu. Du kannst der Flasche einen Namen geben, wie *„Waldläufer“*, *„Für Sven zum Geburtstag“*, *„Abitur Gustav“* oder *„Gute Reise“*. Die Beschriftungen sollten immer positiv und aufmunternd sein.

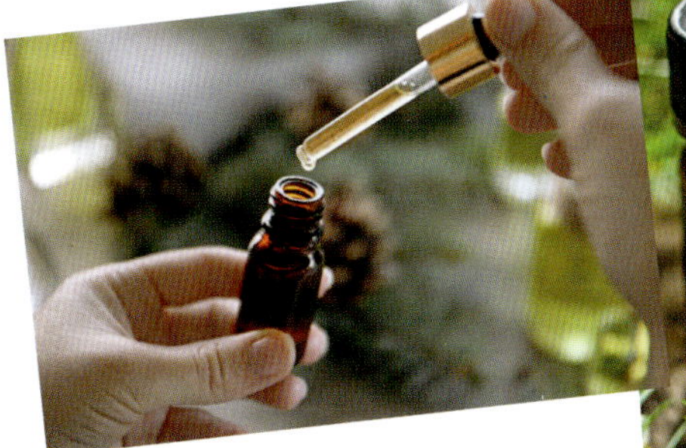

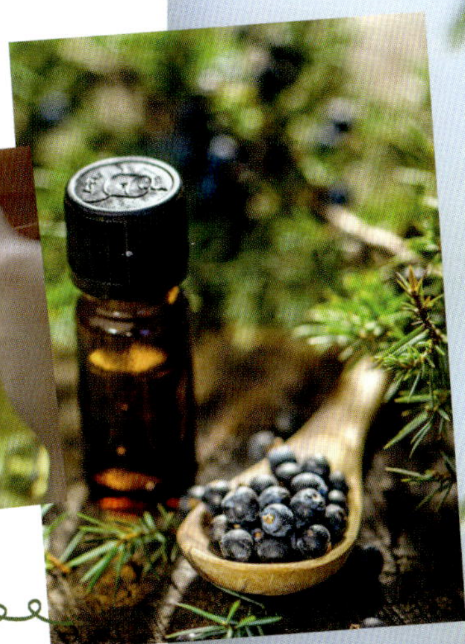

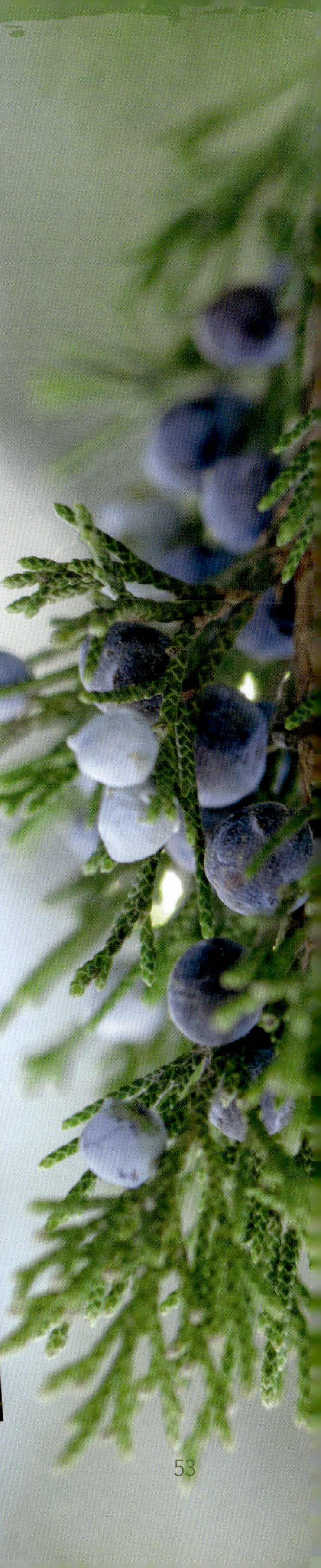

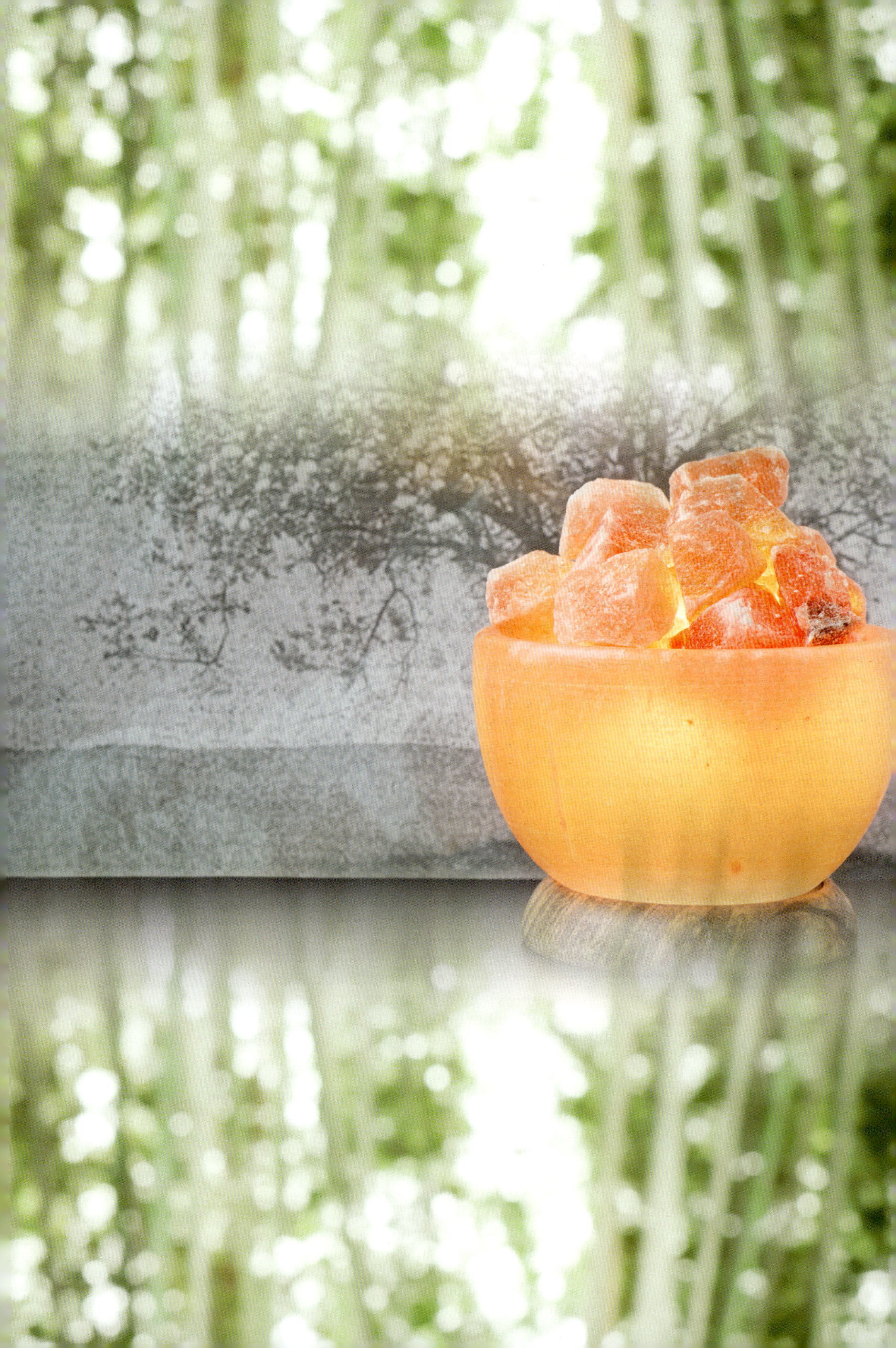

Sich die Walddüfte nach Hause holen

Ein großes Stück des gesunden Waldes steckt in den ätherischen Ölen. Du kannst sie auf vielerlei Weise in dein Zuhause, deinen Arbeitsplatz oder auch dein Auto bringen. Jedes Beduften darf ein besonderes Erlebnis der Erholung sein. Es gilt, die Sinne zu beglücken und nicht abzustumpfen.

Der Aroma-Diffuser: Im Winter bietet ein Diffuser eine schöne Möglichkeit, sich die frischen Walddüfte in die Wohnräume zu holen. Ein Vernebler verteilt die Duftmoleküle in der Luft, die so fein sind, dass sie längere Zeit dort bleiben. Die Luft wird ein wenig feuchter, und das ist in geheizten Räumen für unsere Lungen gesünder.

Die Salzlampe: Eine einfache Salzlampe mit einer Glühbirne ist im Winter eine helle und freundliche Lichtquelle. Man kann einfach einen bis zwei Tropfen seines Lieblingsöls auf den warmen Salzstein geben. Hier verdampft es sanft über mehrere Stunden.

Die Alabasterlampe: Alabaster ist ein durchscheinender weißer Marmor und ein Stein, der seit der Antike als heilig galt. Naturstein und ätherische Öle schwingen schön zusammen. Hier entfaltet sich der Duft sehr fein. *3-5 Tropfen Öl für einen Raum.*

Die Duftlampe: Hier gibt es sehr viele Modelle, vor allem aus Ton. Ein Teelicht oder eine elektrische Birne erhitzt eine Schale, in die man Wasser und Öl geben kann. *3-5 Tropfen Öl für einen Raum.*

Der Duftbrunnen: Im Sommer ist ein plätschernder Duftbrunnen ein schönes Objekt in Wohnräumen. Hier hat das Plätschern des Wassers einen erholsamen Effekt für uns. *5 bis 10 Tropfen, je nach Größe des Brunnens, sind ausreichend.*

Duftsteine und offenporige Tongefäße: Duftsteine, Duftfensterhänger und Duftskulpturen aus unglasiertem Ton sind auch eine einfache Form, Düfte im Raum über einen längeren Zeitraum sanft zu verdampfen. Durch die offenen Poren der Duftkeramik diffundieren die sehr kleinen Duftmoleküle in unseren Wohnräumen. *3 bis 10 Tropfen, je nach Größe und Standort, für ein Duftobjekt.*

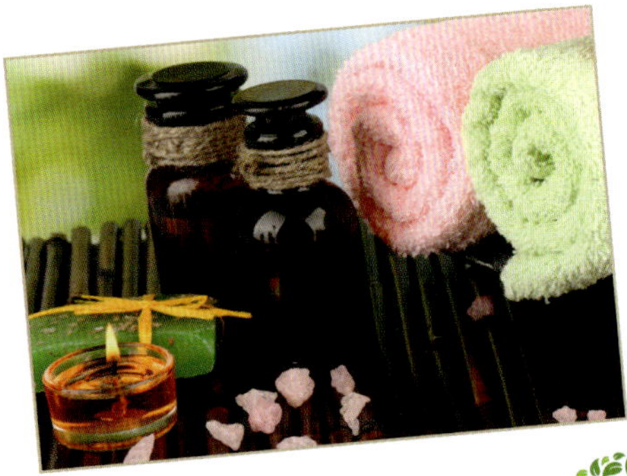

Beim Mischen gilt immer: Im Zweifelsfall weniger. Hier einige grobe Richtwerte:

- Raumspray: 20-30 Tropfen auf 70ml Raumspray-Basis (im Handel erhältlich).
- Auraspray: 10-20 Tropfen auf 70ml Hydrolat mit 5ml biologischem Alkohol.
- Duschgel: 30-40 Tropfen auf 200ml Flüssigseife (z.B. auf Kokos-Schaumbasis).
- Roll-On: bis zu 8-12 Tropfen auf 10 ml Mandelöl.
- Vollbad und Fußbad: 4-10 Tropfen pro Vollbad. Da ätherische Öle nicht wasserlöslich sind, sie vorher mit etwas Emulgator (z.B. mit zwei Esslöffeln Sahne mischen und dann unter dem Wasserstrahl gut verteilen oder einfach etwas Shampoo oder Duschgel mit dem Öl in der Hand verdünnen).
- Massage und Körperpflege: max: 1% Verdünnung. Das heißt ca. 15-20 Tropfen auf 75ml Pflegeöl mischen.

Gut zu wissen:
Unser Körper liebt Abwechslung. Deshalb kann es schneller so weit sein als du denkst, dass eine Duftmischung, die dich seelisch aufbaut, wie beispielsweise ein Ankeröl, ein Schutzöl oder ein einfach ein Wohlfühlöl, schon nach zehn Tagen innerlich durchgearbeitet ist und dein Körper meldet, dass er sich jetzt eine Pause wünscht.

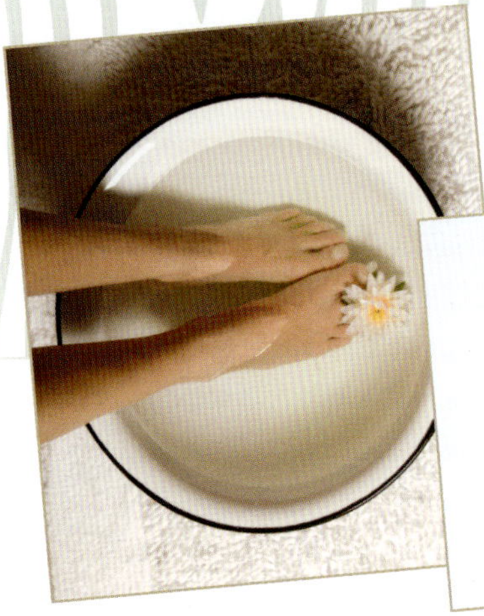

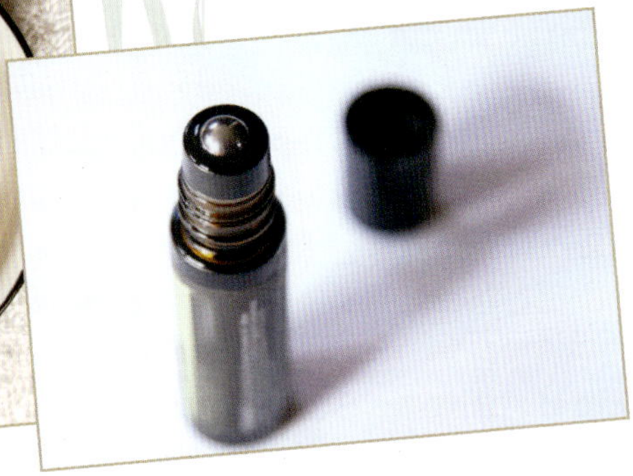

Waldöle in der Traumatherapie

„Die Lindenblüten duften – Nur ich weiß nicht, was ich zu tun habe. Beschieden ist mir, der Stimme des Lebens zu folgen, die in mir ruft, ihr zu folgen, auch wenn ich ihren Sinn und ihr Ziel nicht zu erkennen vermag."

Hermann Hesse

Als die Tochter des großen Cicero starb, suchte er in seiner Trauer Trost im Wald. Hier, unter den Bäumen, fand er sich selbst und seine Liebe zu seiner Tochter wieder.[27] Inmitten der Einsamkeit des Waldes können wir uns erinnern, wer wir wirklich sind. Das macht einen Großteil der Heilkraft der Waldmedizin aus. *„Diese Verbindung ist essenziell für unsere Gesundheit"*, so Professor Qing Li, Waldmediziner aus Tokio.[28] In der Natur kann die große Verletzung eines Traumas heilen.

Traumatisierte Menschen brauchen vor allem neue Wurzeln. Im Kontakt mit Bäumen, dem Wald und seinen Düften bekommen sie bezüglich der eigenen Verletzlichkeit eine andere Perspektive. Hier werden positive Eindrücke gesetzt, die später neue Orientierungspunkte für das Leben bilden. Schwere Traumata brauchen ganzheitliche Therapieansätze. Eine begleitende Arbeit mit ätherischen Ölen und Natur-, Baumtherapie oder Waldbaden werden erfolgreich seit Jahren in Asien praktiziert. Hier wirken verschiedene Faktoren ideal zusammen: Waldbaden in Heilwäldern, Walddüfte und soziales Miteinander mit begleitenden Therapieansätzen. In den Waldtherapiezentren kann man beispielsweise Feuerwehrmänner mit Posttraumatischen Belastungsstörungen beobachten, die aus getrockneten Blättern filigrane Baumbilder zusammenstellen. Eine Form der Kunsttherapie? Bestimmt, aber hier geschieht noch viel mehr.

Wege zurück ins Leben

Die Traumatherapie steckt in vielerei Hinsicht noch in den Kinderschuhen. Der hohe Stress, dem die Menschen mit einem Trauma im Alltag ausgesetzt sind, führt auch dazu, dass sich alle sinnlichen Eindrücke wie Riechen, Schmecken, Fühlen, Sehen und Hören verändern. Mal ist alles zu laut und zu hell, dann wiederum sind der Geruchs- oder der Tastsinn fast verloren gegangen.

Traumata erschüttern das ganze Leben in seinen Grundfesten. Nichts ist mehr so, wie es war. So kann die vertraute Alltagswelt bei einem schweren Trauma als Referenzfeld in der Alltagsorientierung verloren gegangen sein. Ganz normale Tätigkeiten, wie Auto fahren oder Wäsche zusammenlegen, können bei einer Posttraumatischen Belastungsstörung plötzlich zu Hilflosigkeit, Verzweiflung und Tränen führen. Einfache motorische Fähigkeiten sind plötzlich mit Ängsten verbunden. Man tastet vielfach, seelisch gesprochen, ins Leere. Das kann Angst, Verwirrung und Schwindel verursachen. Weil die Patienten oft körperlich gesund sind, wird viel herumgedoktert. Hier gilt es, geduldig Altes wieder neu zu lernen. Diese Phase kann monate- bis jahrelang dauern und mit viel Verunsicherung für den Patienten verbunden sein.

Die Arbeit mit Aromaölen – begleitend zu allen anderen Therapieformen – kann hier entscheidende Veränderungen bringen. Unser Geruchssinn ist mit unserem Orientierungssinn verbunden. Das Riechen hat uns als Kleinkind geholfen, unsere Umwelt zu erkunden und das Leben zu lernen. Nach schweren Traumata müssen wir immer auch ein wenig neu leben lernen und uns neu orientieren. Dabei hilft uns unser Geruchssinn.

Das Leben neu erlernen: Bäume sind Trauma-Experten

Verletzlich und doch so stark – das sind die Bäume. Und wir auch. Vor allem die Blitzeichen sind gute Lehrmeister. Bäume kann man einfach im Park oder Wald besuchen. Sie sind immer an der gleichen Stelle zu finden. Das hat etwas zutiefst Beruhigendes an sich. Sie sind neutral und verurteilen nicht. Wer sich mit dem Rücken an sie lehnt und über die tiefen Wurzeln nachdenkt, dessen Puls wird ruhiger. Solche Erlebnisse können für Traumatisierte Kraftmomente werden, die sie sich später, in Kombination mit Baumdüften, leicht ins Gedächtnis rufen können.

Traumata sind an Schockerlebnisse der Vergangenheit gekoppelt. Heilend wirkt die Ausrichtung auf die Zukunft. Eine Veränderung und Neuprogrammierung im neuronalen Netz geschieht dort, wo Neues mit allen fünf Sinnen erlebt wird. Gerüche können Menschen sanft stimulieren, Momente der Offenheit zu erleben. Dort, wo über das Erlebte gesprochen wird, können ätherische Öle als hilfreiche Duftlotsen in schweren

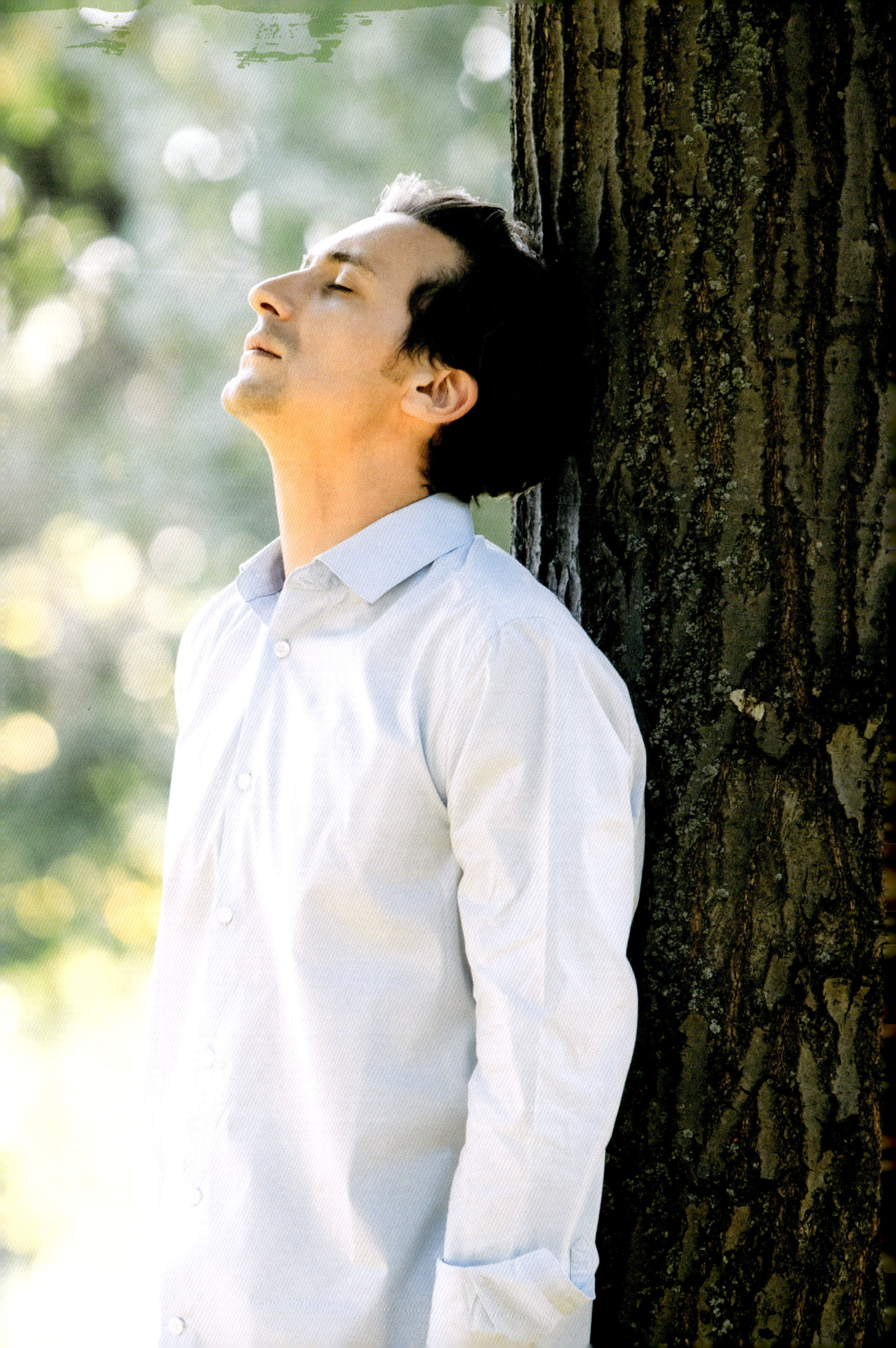

Gesprächsmomenten wirken. Sie beruhigen sanft, bis die unruhigen Wasser und gefährlichen Klippen des Traumas umschifft sind und das Gespräch wieder in ruhigere Fahrwasser läuft. Vor allem, wenn alte Schockmomente hochkommen und der Klient/Patient kurzzeitig innerlich und körperlich wegzubrechen droht, können die Kiefern- und Tannenöle ihn stärken und in die Gegenwart zurückholen. Dann können Gefühle wie Lebensmut und Zuversicht neu erlebt werden – und das gibt neue Hoffnung.

Die Trauma-Trigger reduzieren

Nach einem Trauma ist man erst einmal seelisch überall wund. Kleine Erlebnisse, die den Patienten leicht erschrecken, können schon einen Trauma-Anfall auslösen. Der Patient erlebt machtlos Gefühle der Übelkeit, Ängste, Schwindel oder Krämpfe. Solche Anfälle sind mit viel Leid verbunden und können stundenlang anhalten. Oft sind die sogenannten „Trigger“, die auslösenden Momente, eher harmlos, wie ein bellender Hund, ein hupendes Auto oder eine zu rasche Armbewegung. Sie können eine regelrechte Kettenreaktion im Körper auslösen, die einem eigenen Automatismus folgt. Um diese Reaktionsketten frühzeitig zu erkennen und zu unterbrechen, braucht man am Anfang Hilfestellung und später Übung. Hier bieten die ätherischen Baumöle eine wirksame Begleitung. Die Baumdüfte beruhigen, lenken ab und setzen neue Eindrücke. Langsam kann das Gehirn lernen, gesunde neuronale Bahnen zu wählen.

Im Erinnerungsfeld arbeiten: Trauma-Trigger lösen

Erfahrungsgemäß haben sich bei Traumata wie Übergriffen, körperlicher Gewalt oder Unfällen Triggermuster im ätherischen Körper gebildet. Es ist so, als ob ein eingefrorener Schock an einer bestimmten Stelle des feinstofflichen Körpers sitzt. Sie können ein Eigenleben führen und in eine ungewollte Resonanz mit unserem Alltagserleben gehen. Bei bestimmten Resonanzen triggert dieser Schmerzpunkt *außerhalb* des Körpers das ganze System.

Um diese Schmerzpunkte oder -felder aufzulösen, kann man begleitend zu Gesprächen und anderen Therapieformen sehr gut mit den Baumölen arbeiten. Auch die sogenannten „Phantomschmerzen“ nach Operationen können auf eine Behandlung des feinstofflichen Feldes ansprechen. Zuerst lokalisiert man durch Testverfahren (kinesiologischer Muskeltest, Tensor, Pendel u.a.) den betroffenen Bereich im feinstofflichen Feld. Dann wählt oder testet man das entsprechende ätherische Baumöl aus. Jedes Baumöl hat sein eigenes Schwingungsmuster, das kann alte seelische Verhärtungen im ätherischen Feld lösen. Eine sehr bewährte Methode ist es, die Flasche an der Stelle der Kristallisation längere Zeit zu schütteln.

Alternativ kann man zwei bis drei Tropfen des Öls auf ein Filzpad oder Taschentuch geben und an der betroffenen Stelle im Energiefeld hin- und herwedeln. Der Vorteil bei dieser Methode ist, dass der Duft des Baumöls hier noch intensiver als Duftlotse wirken kann.

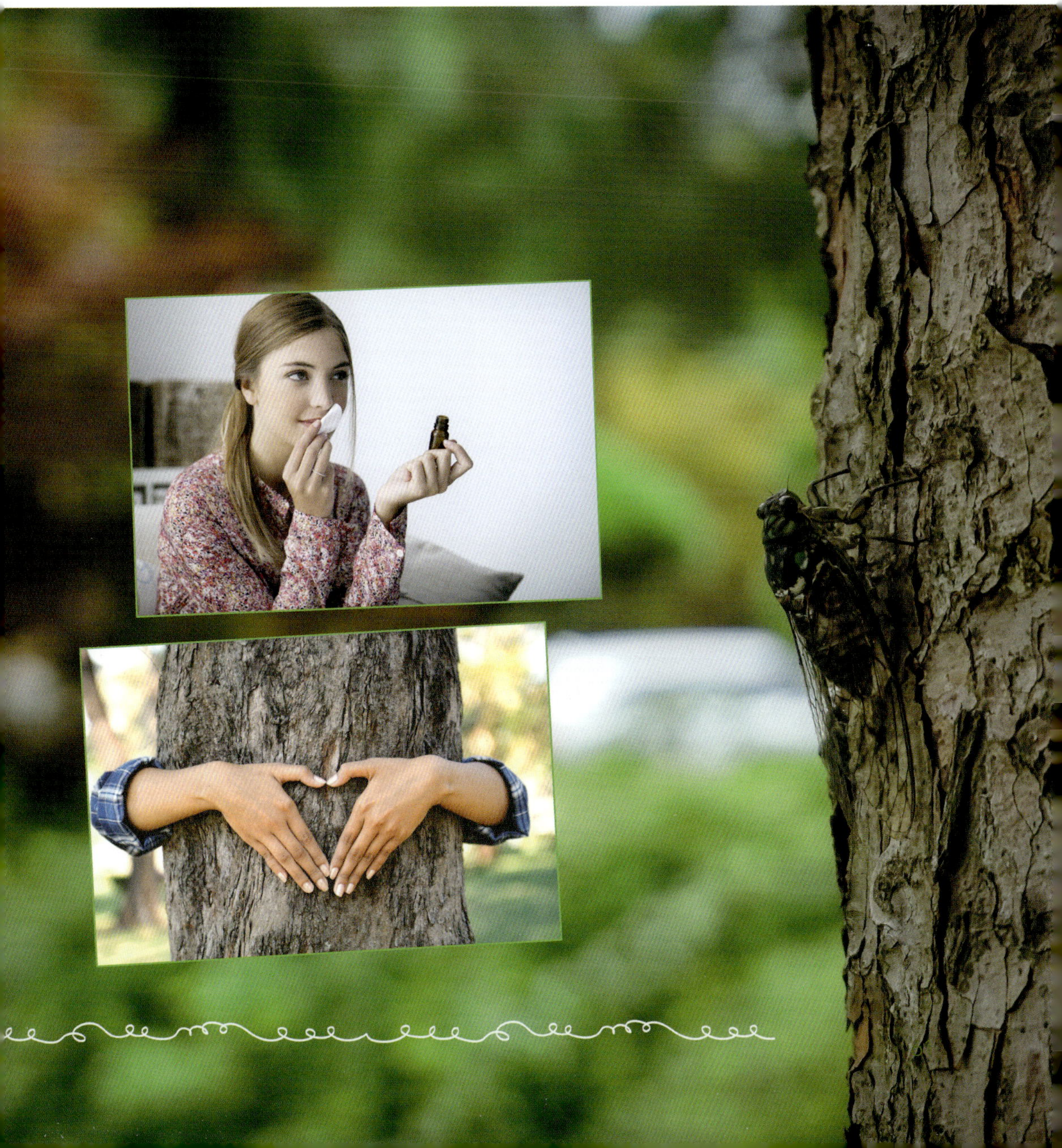

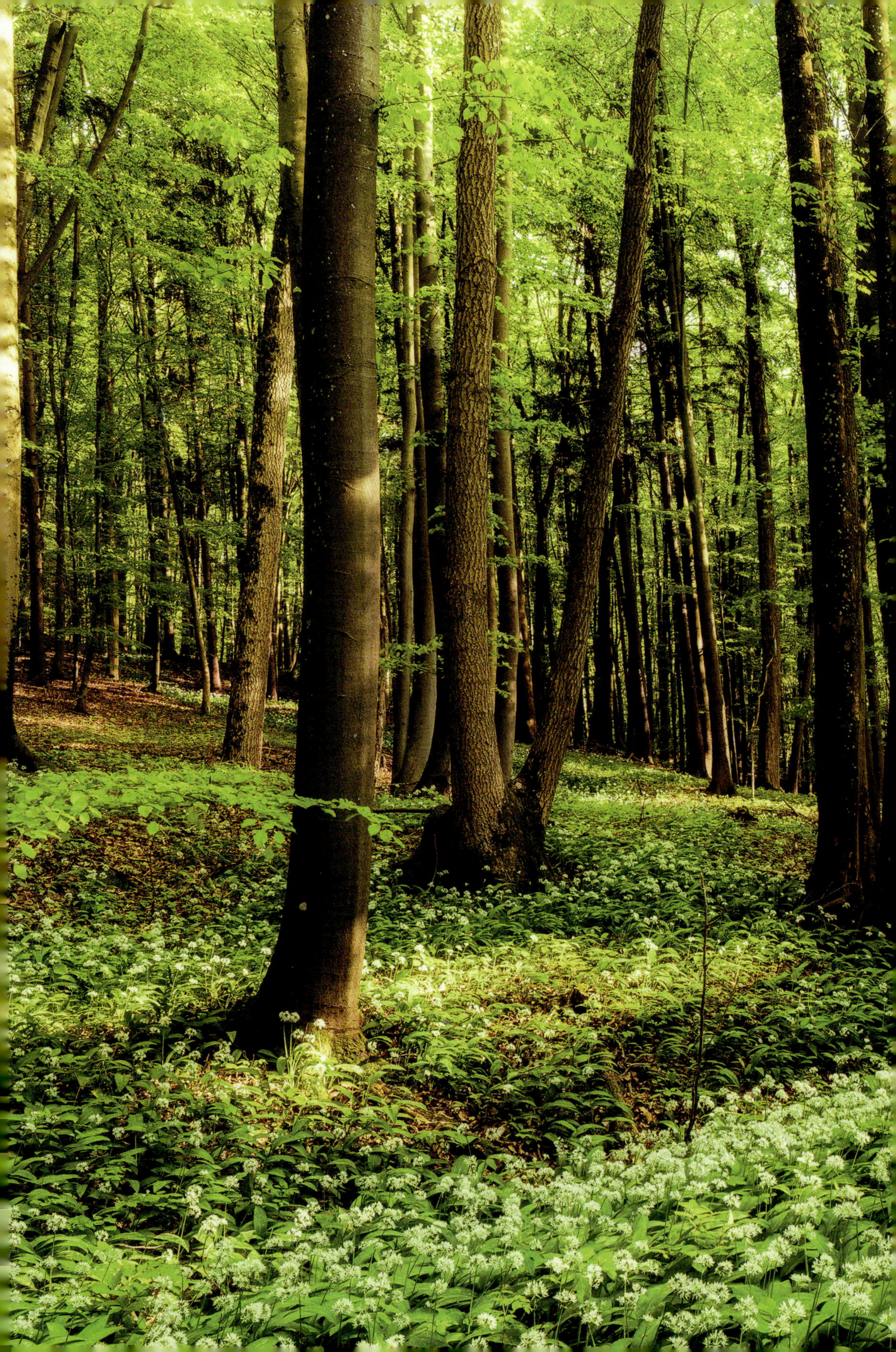

Die Bäume

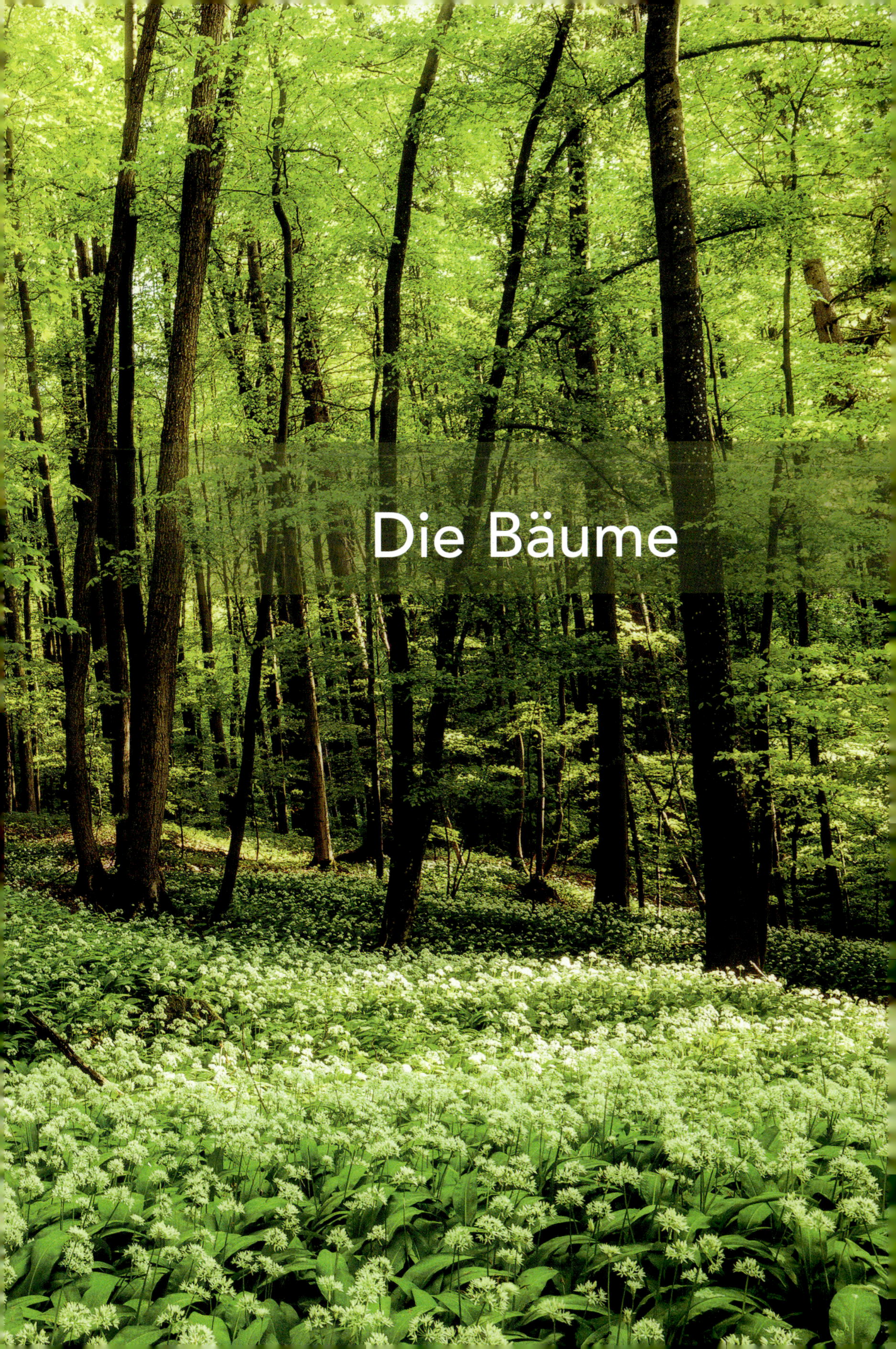

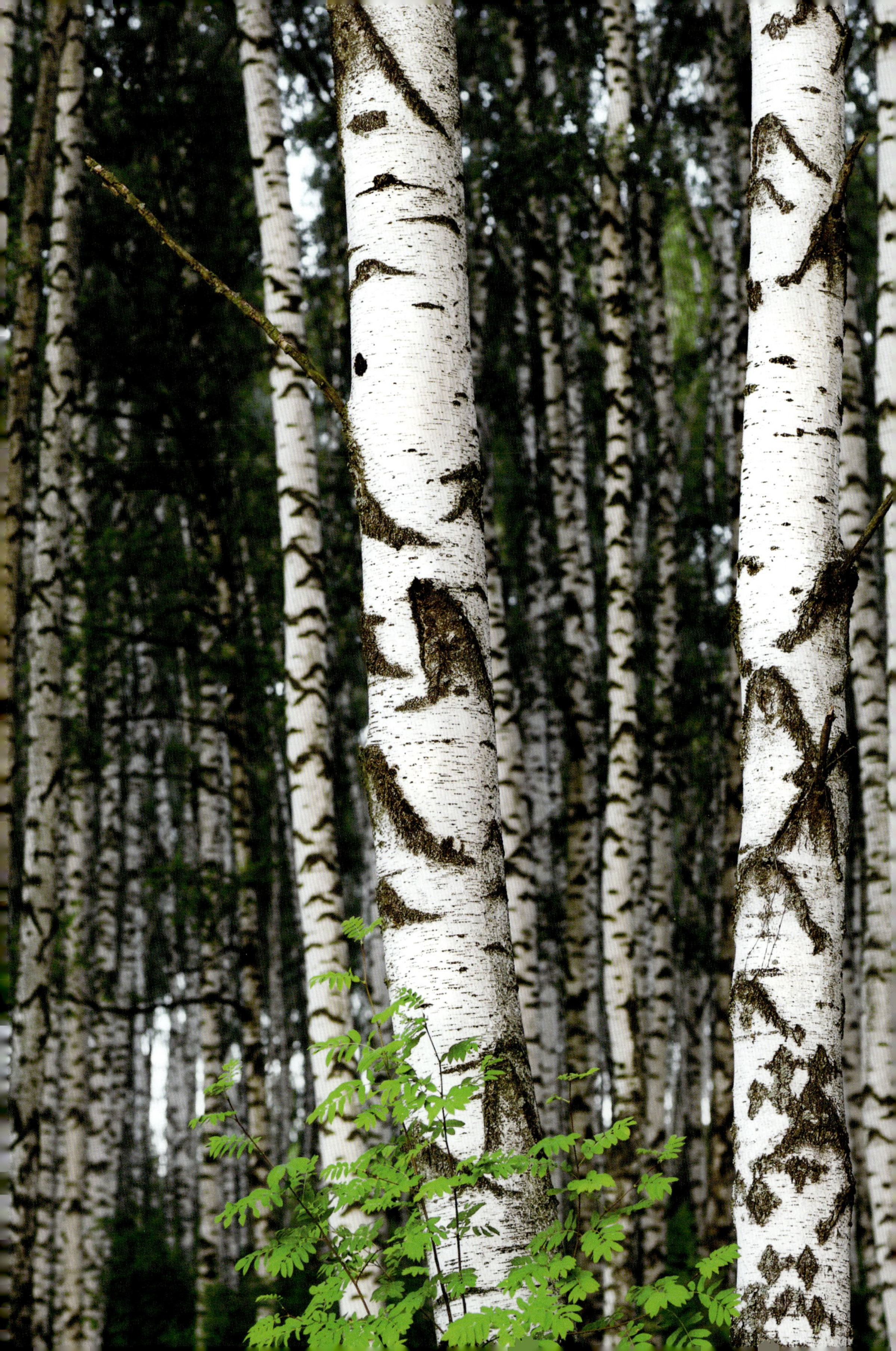

Die Birke – Neubeginn – Durchbruch – Geburt

Betula pendula

„Ich brauch' Tapetenwechsel, sprach die Birke. Und macht sich in der Dämmerung auf den Weg. Ich brauche frischen Wind um meine Krone."
Hildegard Knef (1925-2002)

Leuchtende Birkenwälder haben immer etwas Magisches an sich. Die Birke ist ein Baum des Nordens. Überall in den gemäßigten Klimazonen der Nordhalbkugel von Skandinavien bis nach Alaska findet man Bäume der Birkenfamilie, die über sechzig verschiedene Arten aufweist. Die größten Birkenwälder besitzt heute Russlands wilde Taiga. Kleine Birkenwäldchen sind vor allem in Norddeutschland zu finden.

Am weitesten verbreitet ist bei uns die Hängebirke (*Betula pendula)*. Die Hängebirke heißt mit anderem Namen Silberbirke, Sandbirke und Raubirke. Die Birke erreicht eine vergleichsweise geringe Wuchshöhe von dreißig Metern; und sie hat es am Anfang eilig. Birken können in ihren ersten zwanzig Lebensjahren bis zu einem Meter jährlich in die Höhe schießen, danach lassen sie es etwas ruhiger angehen. Die Hängebirke beginnt erst mit fünf Jahren ihre Äste hängenzulassen. Einer schwedischen Legende zufolge stand eine Birke neben dem Kreuz Christi und litt so sehr mit dem Heiland, dass sie fortan ihre Äste senkte.[29] Außer der Hängebirke sind drei weitere Birkenarten bei uns heimisch: Die Moorbirke (*Betula Pubescens*), die Strauchbirke (*Betula Humilis*) und die Zwergbirke (*Betula nana L.)*. Der Baumstamm einer Birke ist in ihrer Jugend glatt und weiß. Darüber entwickelt sich eine schlanke, spitzkegelige Kronenform. Erst in der Reife wird die Krone unregelmäßig, und die Rinde zeigt die charakteristischen schwarzfarbenen Risse.

Birkengeheimnisse: Die Fülle

„Im Birkenwald
Rieselt der Wind und nimmt leis
Durch herzförmiges Laub.
Die Stämme leuchten schneeweiß."
Friedrich Georg Jünger (1898-1977)

Die Form der Birkenblätter ist gerundet dreieckig bis rautenförmig und läuft oft herzförmig in einer Spitze aus. Die Blätter der Birken haben ihre eigenen Geheimnisse. Sie sind in ihren Bewegungen zauberhaft. Kurt Tucholsky rang verzweifelt nach dem richtigen Wort, das diese Blätter im Wind beschreibt: *„Was sie wohl tun die Birkenblätter? … Flirren… flimmern. Ich weiß es, aber ich kann es nicht sagen. Der Wind weht durch die jungen Birken: Ihre Blätter zittern so schnell hin und her, dass sie … was? Flirren? Ich werde ins Grab sinken, ohne zu wissen was die Birkenblätter tun."*[30] Heute wissen wir etwas mehr: Die Blätter sondern im Frühsommer eine klebrige, nach Balsam duftende Substanz ab. Deshalb leuchten und glänzen die Blätter anfänglich so schön in der Sonne. Autos, die im Frühsommer unter Birken parken, sind deshalb oft leicht verklebt.

Wenn das erste Grün im März zart austreibt, beginnen die Birken zu blühen. Auch dieser Baum ist einhäusig, das heißt, männliche und weibliche Blüten befinden sich am selben Baum. Dabei ist die Birke mit ihrem Pollen verschwenderischer als andere Bäume. Die Birkenkätzchen eines Baumes, der zehn Jahre alt ist, können 100 Millionen Pollen in den Wind entlassen. Die weiblichen Kätzchen bilden dann zwischen September und Oktober länglich hängende Samenstände aus, deren Samen dann der Herbstwind weit tragen wird.

Wir dürfen von Birkenpollen lernen, unsere Ideen vertrauensvoll in den Wind der Lebenszeiten zu streuen. Viele der Bäumchen, die wir aussäen, sind für folgende Generationen. Viele der Samen, die wir verstreuten, sind für andere Menschen; und einige dürfen wir selbst wachsen sehen.

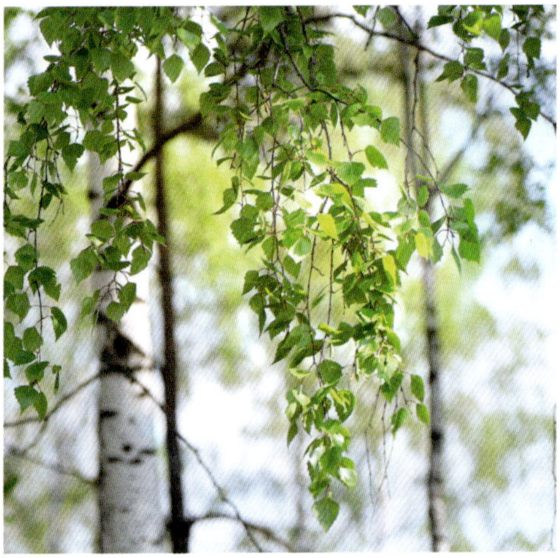

Die Nase vorn: Birken beginnen mit dem Beginnen

Die Birke ist eine Vorbotin des Frühlings. Als Erste unter den Laubbäumen zeigt sie ihr zartes hellgrünes Kleid. Sie verträgt Frost, Kälte und Wind besser als Hitze. Birken können in den Alpen bis auf 2000 Meter noch gut wachsen.
Mut und Pioniergeist sind ihr zu eigen. Birken wachsen fast überall, wo ihr

fluglustiger Samen sich niederließ und wurzelte. Gleich ob Regenrinne, Ruine, Bahngleise, Brandflächen oder Ritzen im Asphalt – Birken wagen zu wachsen. Deshalb haben die kleinen Birken etwas vom Charakter eines Unkrauts an sich, das sich überall gut verbreitet.

Nur Mut – möchte die Birke dir heute sagen – man weiß ja nie, wie es weitergeht! Erst einmal anfangen – dann werden sich neue Räume öffnen. Sei offen für positive Überraschungen.

Birkenkräfte nutzen: Birkenkraft ist Frühlingskraft

„Alles hat zur Frühlingsfeier
schön geziert sich: Baum, Strauch und Kraut.
Aber die Birke im lichten Schleier –
Sie ist die Schönste, sie ist die Braut!"
Johann Trojahn (1837-1915)

Dort, wo die Birke auf der Nordhalbkugel wächst, ist sie immer Teil des Volksbrauchtums der Frühlingsfeste. Die helle Birke mit dem lichten Grün war und ist Symbol der Hoffnung des wiederergrünenden Lebens. Vor allem im Norden, dort, wo die Winter lang sind, erfuhr der Lichtbaum der Frühlingsgöttin Verehrung. Der Name der Birke ist der Name einer Göttin. Es ist Birgit, die Lichtbringerin und die Göttin des Frühlings. Sie schenkt Helligkeit, Glanz und die schöpferische Kraft des Neubeginnens. Birkenkräfte haben die Sanftheit und Stärke eines Elefanten. Es ist die Weiblichkeit, die in allen Wesen schlummert.

Die Frauennamen Birgit, Brigid, Brigitte oder Birgitta leiten sich ab aus der indogermanischen Sprachwurzel *berkana*, *bjarkan* und *bhereg*, was „die Leuchtende, die Glänzende und die Strahlende" bedeutet. Im Mittelalter entwickelten sich in vielen Dialekten Synonyme für den Namen der Birke, wie *biriha*, *pircha*, *birche* oder *birca*.[31]

Die weiße Frühlingsgöttin Birgit reitet in einigen Kulturen auf einem weißen Hirsch. Oft ist auch ein Schwan ihr Begleiter. Man glaubte, dass dort, wo Birgit über den Schnee schreitet, die Samen durch diese Berührung in der Erde erwachen und das Wachstum beginnt. Die Kelten feierten das Fest *Imbolic*, ein Fest des Frühlingserwachens. Später wurde es zu einem Fest der Reinheit Mariens, *Maria Lichtmess*, das vierzig Tage nach Weihnachten gefeiert wird. An Maria Lichtmess lässt man heute noch Kerzen in der Kirche weihen, die man dann zu Hause aufstellt. Nach diesem Fest stand der Frühjahrsputz ins Haus. In vielen Regionen Europas kannte man den Brauch, eine Lichtmessbirke aufzustellen.

Lichtbirken gab es in Deutschland lange Zeit auch als Weihnachtsbäume. Hier symbolisierte der Baum im christlichen Sinne den Neubeginn, der mit der Geburt Jesu allen Menschen geschenkt wurde. Der deutsche Schriftsteller Jean Paul (1763-1825) hinterließ eine lebendige Schilderung einer solchen Weihnachtsbirke: *„Ich tunke heute schon wieder in mein biographisches Dintenfaß (...) weil heute Andreastag ist und weil mein*

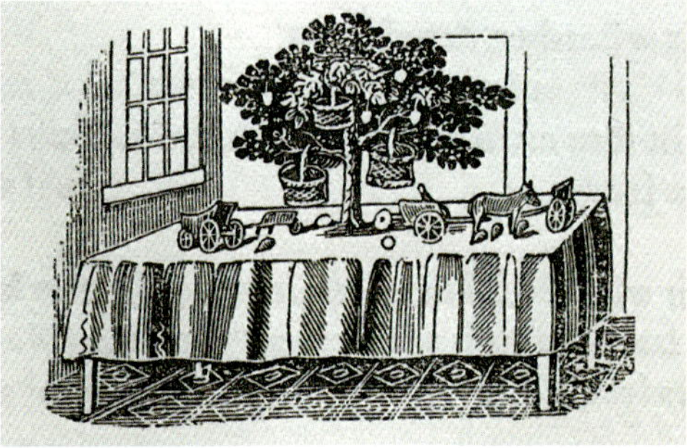

Dufttipp:

Lust auf einen Neuanfang? Dann ist die Frühlingswindmischung für die Duftlampe oder den Diffuser genau richtig.

Birkenhydrolat in den Diffuser geben.

Dazu zwei Tropfen Narzisse (10% Verdünnung)

Hausherr unter dem Geschrei seiner Kinder einen Birkenbaum in die Stube und in einen alten Topf gestellt hat, damit er zu Weihnachten die silbernen Früchte trage, die man ihm anbindet.“[32]

Lasse es öfter Frühling in deinem Leben werden! Die Birke schenkt dir hierfür die Energie und die Macht einer freien Lebensgestaltung: Fühle, wie es ist, wieder Lust auf Neues zu bekommen. Schmiede Pläne! Erinnere dich an deine Träume. So hat uns die Natur erdacht. Wir dürfen uns jeden Tag von einem Frühling in unserem Leben überraschen lassen; denn jeder Tag ist ein neuer Anfang. Die Baumenergie der Birke möchte dir einen großen Schwung Frühlingsgefühle und Freiheit in dein Leben tragen.

Die weiße Birke: Reinheit und Schönheit

„Die weiße Birke, heute früh
Ist sie aus ihrem Traum erwacht,
Sie schaut an sich herab und lacht;
So weiß wie heut war sie noch nie.
Doch nicht nur sie, sie glaubt sich's kaum,
Der Boden weiß, auf dem sie steht,
und selbst die Luft ist weiß durchweht:
Die ganze Welt ein Birkenbaum!"
Hugo Salus (1866-1929)

Seit jeher hat die glatte und feine weiße Rinde der jungen Birken die Menschen fasziniert. Weiß ist eine Farbe, die immer schon mit Reinheit, Hoffnung und auch Jungfräulichkeit verbunden wurde. Brautkleider sind aus diesem Grunde weiß, früher ein Zeichen der Jungfräulichkeit – heute eher ein Zeichen des Neubeginns. Vor allem in slawischsprachigen Gebieten verehrte man die Birke als ein Symbol der Reinheit.

Die Birke ist ein Lichtbaum, der selbst in einem dunklen Wald das Licht reflektiert und fein schimmert. Dort, wo es Birkenwälder gibt, verzaubern sie uns mit ihren hellen Stämmen, selbst in der dunklen Jahreszeit bei Regen und Nebel.

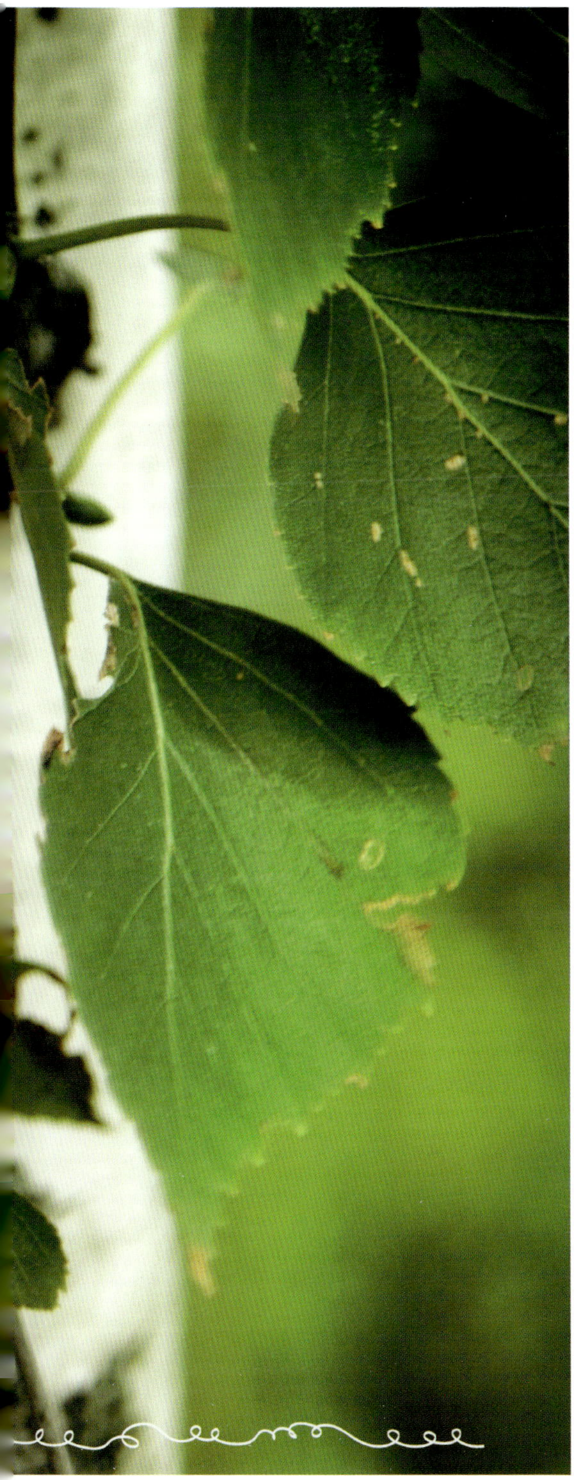

Eine Unterart der Birke ist die weißstämmige Himalaya-Birke, die einen auch im höheren Alter sehr glatten, reinweißen Stamm behält und aus diesem Grunde gerne bei uns in Gärten und Parkanlagen gepflanzt wird.

Baumkräfte nutzen: Mit der Kraft der Birke einen Frühjahrsputz veranstalten

Reinheit und Schönheit. Diese Baumkräfte dürfen wir auch ganz praktisch in unserem Alltag nutzen. Frage dich: Wo möchte ich einen kräftigen Frühjahrsputz veranstalten? Das kann ganz praktisch sein, dass du eine Abstellkammer, ein Bücherbord oder einen Schrank aufräumst, Altes aussortierst und Neues schöner einräumst. Einige Tropfen reichen – es geht hier nicht um den Duft, sondern um das Schwingungsmuster des Birkenöls. Dabei kannst du ins Wischwasser zwei Tropfen des ätherischen Birkenöls mit Orangenöl in etwas Spüli (als Emulgator) geben und gründlich wischen. Noch einfacher ist es, das Birkenöl gleich in den biologischen Orangenreiniger zu geben. Auch hier gilt: Zwei Tropfen auf einen großen Eimer reichen vollkommen. Birkenöl und Weihrauchöl sind gute Putzhilfen, die sich in ihren Energien unterschieden:

Birkenöl: Für die Belebung

Ein wenig Birkenöl im Putzwasser kann müde Materialien leicht beleben. Ideal ist damit Birkenöl als Reinigungsmittel auch für historische Räume oder Gegenstände, die einige Jahrzehnte oder gar Jahrhunderte auf dem Buckel haben und erschöpfte und matte Energien aufweisen. Die Materialien erholen sich sichtbar. Es kehren Lebensfreude und bewegte Energien in die Räume zurück. Auch hier gilt: Weniger ist mehr, denn ätherische Öle können Oberflächen angreifen oder in der Holzfärbung verändern.

Weihrauchöl: Für die Grundreinigung
Weihrauchöl wirkt eher wie ein ätherisches Desinfektionsmittel beim Putzen. Es hilft, die Energien der Räume klar und glatt zu reinigen. So kann Ruhe einkehren. Es ist gut, mit diesem Öl nach belastenden Erlebnissen, wie beispielsweise Krankheiten und Auseinandersetzungen, zu putzen.

Von der Kraft der Birkenäste: Dynamische Reinigung

„Den Birkenbesen, gebühret Preis und Ehr;
Das stärkste Kehrichtwesen, das treibt er vor sich her."
Wilhelm Busch (1832-1908)

Die Birke hat es in ihren Ästen. Hier sitzen ihre Bewegungs- und Vertreibungskräfte; das haben Menschen wohl schon zu allen Zeiten beobachtet. Ihre hängenden Äste tanzen im Wind hin und her. Ja, sie peitschen regelrecht bei *„jeder Windbewegung die Kronen von Konkurrenten, so dass diese ihre oberen Äste verlieren"*, so der Baumexperte Peter Wohlleben.[33] Auf diese Weise hält sich die Birke in ihrer Jugend unliebsame Baumkonkurrenz vom Leib.

Seit Urzeiten werden Birkenzweige und -ruten verwendet, um Krankheiten „auszutreiben". Die Schamanen und Kräuterheilkundigen vertreiben mit Büschelbesen gerne festsitzende Schädlinge, wie „Krankheitswürmer" und böse Geister, mit Schlägen aus dem Leib. Dazu wird gebetet und gesungen. Von den vielen alten Reinigungsritualen haben nur die Birkenbüschel der finnischen Sauna überlebt. Mit ihnen schlägt man sich auf die Haut, um diese besser zu durchbluten. Anschließend werden die Birkenzweige auf die heißen Steine gelegt. Ihre freiwerdenden ätherischen Öle sind gut für die Lungen.

Birkenbesen und -ruten dienten schon den Kelten als magische Ritualgegenstände, die symbolisch für Reinigung und Neubeginn stehen. Vor allem die Hexen nutzten Birkenbesen zum Fliegen. Selbst im alten Indien sollen Zauberinnen und Hexen auf Birkenbesen geflogen sein.[34]

Die Heilrituale mit Birkenbesen und -ruten überlebten die Christianisierung. Das Wissen um die Heilkraft der Birke bei Hautkrankheiten findet sich in einem alten christlichen Brauch bewahrt: Bei Hautleiden unternahm man eine Wallfahrt zum Heiligen Rochus, dem Schutzpatron der Hautkrankheiten und der Pest. Hier opferte man einen Birkenbesen.[35] Man trug auf diese Weise symbolisch seine Krankheit in die Kapelle.

Bei Hautauschlägen „Oissen" oder „Rufen" (Furunkeln) kann ein geopferter Birkenreisigbesen, überall dort, wo die

Verletzungen eher seelischer Natur sind, Wunder bewirken.

Auch hier gilt: Gib dein Leid mit dem Besen dem Schmerzensmann in der Kapelle ganz ab. Lass es da! Erlaube dir einen Neubeginn; denn mit jedem Anfang schlüpfen wir – symbolisch gesprochen – in eine neue Haut.

Birkengunst und Birkenlust: Der weiße Hochzeitsbaum

„Birke, Birke, des Waldes Zier,
Will Hochzeit machen,
Brauch viele Sachen,
Was schenkst du mir?
Ich schenke dir einen grünen Strauß,
den trägst du bei deinem Hochzeitsschmaus."
Gustav Pfarrius (1800-1884)

Einen Birkenzweig oder gar jemandem ein Bäumchen zu schenken, ist eine uralte Art zu sagen: *„Ich liebe dich."* Am besten stellt man als Liebeserklärung gleich einen ganzen Baum vor die Tür; denn die Birke ist Symbol der Liebe, der Fruchtbarkeit und der Vereinigung von Mann und Frau. Von den vielen Bräuchen rund um den Birkenbaum gehört der Liebesmaien zu den schönsten.

In der Nacht zum ersten Mai, der Walpurgisnacht, stellten junge Männer der Liebsten eine sogenannte „Maie", ein Birkenstämmchen, vor ihr Haus. Dies konnte als ein symbolischer Heiratsantrag gelesen werden. In der Bretagne schmückte man die Birkenbäumchen mit Blumen, Bändern, Kuchen und Weinflaschen und stellte sie vor das Fenster oder an den Schornstein.[36] In Belgien dagegen setzte man Birkenstämmchen seiner Liebsten gleich auf das Dach, ein sportlicher Einsatz für die jungen Burschen – zumal man des Öfteren an wütenden Vätern vorbei musste. Auch zu Pfingsten und zu Christi Himmelfahrt finden sich ähnliche Bräuche des Birken- oder Maiensteckens.[37]

Birkenduftmischung „Ja, ich will!" für Frühlingslust und Lebensfreude

15 ml Birkenhydrolat
15 ml Rosenhydrolat der weißen Rosen
In eine 30 ml Sprayflasche geben. Gut schütten. Hydrolate darf man immer jeweils für die Zeit von einigen Wochen mischen. Das Rosenwasser der weißen Rose (*Rosa alba*) schätze ich aufgrund seines sehr feinen Duftes, und es hat eine hohe Energieschwingung.[38]
Diese Mischung ist ein Wunder an Liebe, Schönheit und Feinheit. Ein sehr passendes Geschenk für Hochzeiten. Bei einem Hochzeitsgeschenk fülle diese besondere Mischung in eine klare Sprühflasche und gib zerschnittenes Blattgold dazu. Ich schreibe eine Herzkarte mit Segenswünschen, die an die Flasche gebunden wird. Die Mischung ist ideal zum Besprühen von Bett und Türschwelle für die Hochzeitsnacht und die Flitterwochen.

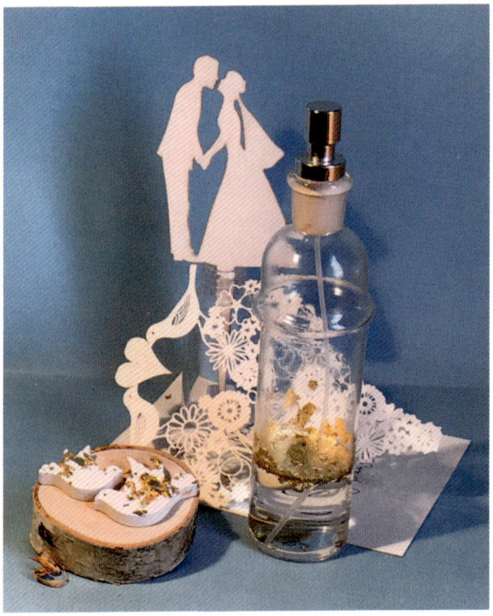

Birken-Inspiration: Mit der Birke ein „Ich liebe dich" sagen

Birkenzweige sind Symbole der Liebe. Seitdem ich das weiß, binde ich, so oft es geht, die schönen Zweige in Blumensträuße, die ich verschenke.

Wir dürfen viel öfter ein herzliches „Ich liebe dich" sagen. Zuerst zu uns selbst; denn wenn man die magischen Worte „Ich liebe dich" laut ausspricht, freuen sich unsere Körperzellen so sehr, dass das Immunsystem gleich hochfährt.

Birkenkraft – Deine Seelenhaut stärken

Fühlst du dich wohl in deiner Haut? Birkenkräfte sind alte Hautheiler. Seit jeher haben die alten Heilkundigen die Signaturenlehre des Baumes gelesen und in der feinen Rindenstruktur ein Heilmittel für die helle menschliche Haut gefunden. Zurecht, denn bis heute wird Birkenrinde mit Erfolg in der Naturheilkunde für Hautprobleme eingesetzt. Sowohl in der ayurvedischen Medizin, der tibetischen Medizin, der TCM als auch in der europäischen Phytotherapie.[39] Hier ist es die Weißbirke (*Betula alba*), deren ätherisches Öl sowie ein Tonikum aus Knospen und auch ihr feiner Teer gegen chronische Hautleiden wie Psoriasis und Ekzeme aller Art eingesetzt wird. Wir finden es auch in sanften Kosmetika rund um Haut und Haare. Vor allem bei Männern mit Haarausfall ist Birkenhaarwasser ein bewährtes Hausmittel.

Unsere Haut ist unsere Verbindung zur Außenwelt. Wir kommunizieren unbewusst über dieses große Sinnesorgan. Über unsere Haut stehen wir in Kontakt mit unseren Mitmenschen. Wir nehmen elektrische und chemische Impulse über unsere Haut wahr. Auch unsere Intuition kommuniziert oft über unsere Haut – und manchmal haben wir bei positiv bewegenden Eindrücken eine Gänsehaut. Oder es stehen uns die Haare zu Berge bei einer unschönen Geschichte.

Unsere Haut kann uns auch Hinweise geben, dass wir mit bestimmten Menschen eigentlich den Kontakt vermeiden möchten. Man fühlt sich unwohl in seiner Haut und kann ein negatives Selbstbild entwickeln. Hier gilt es, die negative Gefühlswelt zu entfilzen. Das geht gut mit der reinigenden und regenerierenden Kraft der Birken.

Von Birken lernen: Schütze deine Seelenhaut

Von der alten Birkengöttin Birgid dürfen wir lernen, uns unserer Haut zu wehren. Menschen mit Hautproblemen dürfen ihrer Umwelt klare Grenzen signalisieren. Sie dürfen ein deutliches „Nein!" zu übergriffigen Menschen aussprechen und auf Distanz gehen.

Auch Menschen mit einer „dünnen" seelischen Haut dürfen lernen, „Nein!" zu sagen. Hochsensible und hochsensitive Menschen spüren sehr viel über ihre Haut. Es sind brennende Blicke, unruhige Menschen oder einfach hässliche Gedankenformen, deren Angriffe sie auf der Haut fühlen. Von der Fülle der Informationen sind sie schnell überfordert. Hier kann die Kraft der Birkenrinde gute Dienste leisten. Der Duft kann als feiner Aura-Schutz verwendet werden. So beruhigt, kann das eigene geistige Immunsystem mit Unterscheidungsvermögen in unübersichtlichen Situationen leichter sortieren: Wo lege ich meinen Fokus hin? Was ist hier wichtig? Wie gehe ich jetzt mit verwirrten Menschen um?

Bezeichnenderweise ist ein weißer Schwan das begleitende Krafttier der Birgid. Die weißen Schwäne verkörpern auch die Reinheit der Seele. Es sind immer kämpferische sowie königliche Tiere. So sind Schwanenfrauen Liebende und Kämpferinnen zugleich. Der Name Birgid leitet sich auch ab von *bri* oder *brig* und bedeutet „hoch" oder „stark" und weist auf eine Festung hin. Der militärische Begriff „Brigade" leitet sich von dem Namen *Brigantia* ab.[40]

Einer alten Legende nach sind es Schwanenjungfrauen, die Wasser und Bäume beschützen. Wir kennen das Märchen einer Schwanenjungfrau, die als Schwan zu einem See fliegt. Sie ist eine wunderschöne Frau und wird das weiße Federkleid ablegen, um zu baden. So entblößt, taucht sie ins Wasser. Ihr Federkleid – Symbol ihres Schutzes, der Unschuld und vor allem ihrer Zauberkraft, fliegen zu können – bleibt am Ufer zurück. Irgendein ein Jüngling sitzt leider im Busch oder auf einem Baum am Ufer. Er wird sich in die schöne Maid verlieben und ihr Federkleid rauben. Die Jungfrau entsteigt dem Wasser und sucht verzweifelt, ihre Blöße zu bedecken. Der Mann wird nun in dieser ungleichen Situation die Frau beschämen und mit der Jungfrau einen unglückseligen Vertrag aushandeln. Vielleicht möchte er sie heiraten oder an geheime Schätze gelangen.

Das Märchen ist ein uraltes Bild der Liebe der Natur (die Schwanenjungfrau) zu ihrem Kind, dem Menschen (dem Jüngling). Sie opfert, schenkt und gibt sich hin, damit er (der Jüngling) Achtsamkeit lernt, sich als Seele entwickelt und später in seine Seelenaufgabe reifen kann. Dann erst kann er die Natur ehren und ihr zurückgeben, was er raubte. Ein Lernprozess, bei dem die Natur Federn lässt: Da werden – übertragen gesprochen – einige Schwanengöttinen und Birken auf der Strecke bleiben.

Aura-Schutz: Ruhe im Sturm

15 ml Birkenhydrolat
15 ml Kiefernhydrolat

In eine 30 ml Sprayflasche geben. Gut schütteln. Diese Mischung wirkt wie ein feiner Schutzschild, vor allem dort, wo wir mit unruhigen oder auch leicht aggressiven Menschen an unserem Arbeitsplatz zu tun haben und körperlich ihrer Nähe nicht immer ausweichen können. Wenn du dabei müde geworden bist, kannst du die Flasche in der Hand vor dem Sprühen aufklopfen und mit deinen Körperinformationen energetisieren. Anschließend rundum in deine Aura sprühen. Vor allem in den Nacken-, Kopf-, Herz- und Halsbereich.

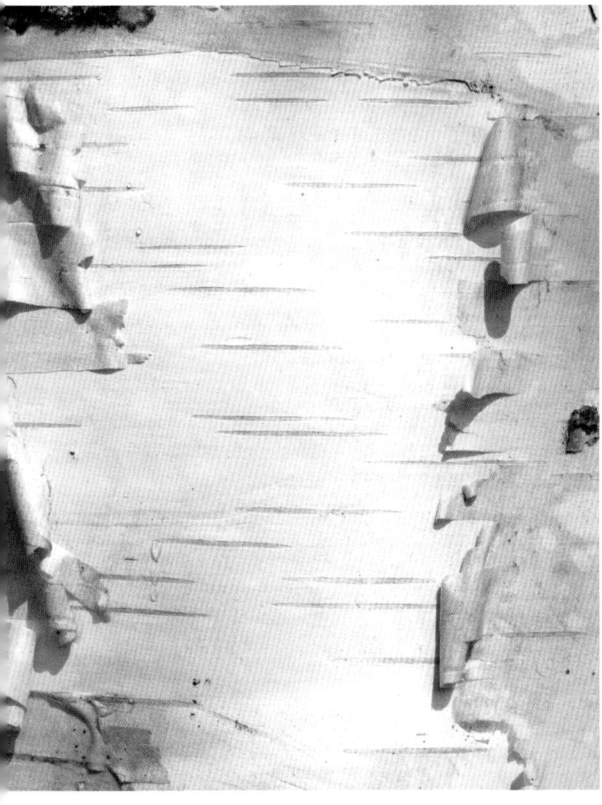

Birkenpapier: Feinheit und Ausdruck

Was möchtest du heute zu Papier bringen? Was kannst du schöner und glücklicher für dich gestalten, fragt dich die Birke. Die Farben ihrer Rinde sind Programm. Weiß für das Papier, auf dem man schreiben und zeichnen kann. Schwarz für die Kohlentusche, die auch aus Birkenkohle hergestellt wird. Mit ihr wurden seit Urzeiten Ideen, Worte und Bilder zum Ausdruck gebracht. Das Papier aus der Rinde dient dazu, Botschaften aufzuschreiben. Es ist die Substanz Betulin, welche die Rinde weiß färbt. Streift man mit dem Finger über die weiße Rinde, bleibt das Betulin als feiner weißer Film haften. Dieser Stoff hat eine wundheilende Kraft.

Die Birkenrinde lässt sich gut in papierähnlichen Querbändern abschälen.

Schon früh verwendeten die Menschen dieses Birkenpapier. In Russland wird bis heute am 26. Juli der *Tag der Birkenrinde* in Weliki Nowgorod gefeiert. Hier hatten Archäologen in den Fünfzigerjahren des letzten Jahrhunderts zahlreiche Birkenrindenurkunden gefunden. Es sind inzwischen mehr als 1000 Fundstücke der Epoche des 11.-15. Jahrhunderts. Der Inhalt reicht von Urkunden, Testamenten bis hin zu privaten Liebesbriefen.[41]

Auch im alten Rom schrieb man auf Birkenrinde. Viele heilige Schriften wurden auf Birkenpapier verfasst. Im Buddhismus schrieb man auf die Rinde der Himalaya-Birke heilige Sutras. Auch die Veden, die heiligen indischen Urschriften, wurden auf Birkenrinde aufgezeichnet.

Baumkräfte nutzen: Wünsche auf den Weg bringen

Suche dir eine Birke. Bevor du vorsichtig etwas „Birkenpapier" erntest, fasse freundlich den Stamm an und verbinde dich mit dem Baum. Erzähle ihm von deinem Wunsch, indem du ihm ein positiv-kraftvolles Gefühlsbild schickst.

Dann bitte die Birke einfach um etwas Birkenpapier. Ziehe vorsichtig einen Streifen ab – meist gibt es Birken, bei denen schon etwas Rinde abgesprungen ist. Schreibe deinen Herzenswunsch auf das Rindenstück und setze das Papier als Schiffchen in ein Wasser. Herzenswünsche dürfen neutral und offen formuliert werden. So, als ob sie sich bereits erfüllt haben. Beispielsweise: Ich lebe glücklich in dem für mich richtigen Haus. Und nicht: „Ich habe ein blaues Haus im Birkenweg in Bad Liebenwerder." Das kann schwer werden, wenn es keinen Birkenweg und keine blauen Häuser dort gibt.

Wer seine Wünsche gemeinsam mit der Kraft der Bäume auf den Weg bringt, der tut etwas, was unsere Vorfahren und Urahnen seit Jahrtausenden gemacht haben. Es funktioniert. Diese alten morphogenetischen Felder der Bäume sind als heilende Helfer der Menschen immer noch aktiv und schenken uns gerne ihre kraftvolle Unterstützung. Wir dürfen das alte, heilsame Wissen des „Abgebens" von Wünschen wieder mehr in unseren Alltag integrieren.

Birkenrinde

Die harzige Birkenrinde wurde vielfältig verwendet. Die feinen Rindenstreifen sind durch ihren ätherischen Ölgehalt auch bei schlechtem Wetter leicht entzündbar. Bevor es Streichhölzer oder Feuerzeuge gab, hatte man in der Zunderdose immer einen Vorrat an „Birkenhaar" dabei. In Notzeiten aß man die innere Birkenrinde, die in Streifen geschnitten wurde, als eine Art Birken-Spaghetti. Im alten Norwegen verwendete man die gemahlene Rinde, um Mehl zu strecken.[42]
Auch das aus der Birkenrinde hergestellte Birkenteer und Birkenpech kam zum vielseitigen Einsatz. Insbesondere die Anwendung von Birkenpech reicht weit zurück. Das Zwei-Topf-Destillationsverfahren der Birkenpechherstellung war schon in der frühen Steinzeit bekannt.[43] Es wur-

de zum Abdichten beispielsweise von Kanus oder zum Verkleben von Speerspitzen verwendet. Auch im alten Ägypten fand sich Birkenteer an einem Streitwagen, der eine Grabbeigabe eines Pharaonengrabes war.

Die Birke als vielseitige Apotheke

Birkenrinde enthält eine hohe Konzentration an Salicylsäure, dem natürlichen Aspirin. Einige Indianerstämme Nordamerikas verwenden einen Aufguss aus Birkenrinde und Blättern, der schmerzstillend, fiebersenkend und krampflösend wirkt.[44]

In der Kräutermedizin wird die Birke vielseitig verwendet. Rindenextrakt wird als Salbe bei Ausschlägen, Hautpilz und zur Wundheilung verschrieben. In vielen pflanzlichen Schmerzmitteln finden sich Birkenextrakte. Ein Tee aus Rinde und Blättern kann als reinigende Frühjahrskur getrunken werden. Er hilft auch bei Erkältungen und Lungenerkrankungen. Zerkleinerte Birkenblätter werden bei Schwitzbädern, in der Sauna, auf heiße Steine gelegt und reinigen die Lunge. Veganer schwören im Frühjahr auf Birkenblättersmoothies.

Birkenkräfte: Schmerzen loslassen

„Wenn ein Samenkorn sprechen könnte, so würde es klagen, dass der Schmerz im Aufkeimen liegt."

Multatuli (1820-1887)

Jede Geburt, jeder Neubeginn ist auch mit Schmerzen verbunden. Dort, wo wir uns weiter wagen, sind schmerzhafte Abschiede unausweichlich. Mal muss man sich aus ungesunden Beziehungen oder Freundschaften lösen, mal die alten Wünsche, festen Vorstellungen und Träume loslassen, damit der Weg für Neues frei werden kann. Dabei kann es schon einmal richtig im Gebälk rütteln und sich der Stress auch in körperlichen Symptomen zeigen. Bei körperlichen Schmerzen, die mit Lebensveränderungen einhergehen, dürfen wir immer auch an die Heilkräfte der Birke denken.

Baumkräfte nutzen: Klopfakupressur mit der Flasche

Wenn du eine schmerzende Stelle am Körper hast, nimm eine Flasche Birkenöl in die Hand (Daumen-Zeigefinger-Mittelfinger) und klopfe sanft, leicht und unregelmäßig die Stelle. Ich nehme dafür eine Kante der Flasche. Atme dabei tief und ruhig in den Schmerzpunkt. Klopfe fein und sanft bis zu fünf Minuten.

Man kann auch die sehr effektiven Techniken der Klopfakupressur gut mit einer Flasche ätherischen Öls durchführen. Dr. Roger Callahan entwickelte die inzwischen weltweit angewandte Methode der Energy Psychology, die bei posttraumatischem Stress, Angstanfällen und Anspannung allgemein sehr wirksam ist.[45] Heute hat diese Methode viele Namen (TFT; EMR) – das Prinzip ist fast immer das gleiche. In der Kombination mit ätherischen Ölen ist diese Technik noch effektiver.

Die Birke ermuntert dich:

Wage zu wagen.
Sei immer wieder ein mutiger Pionier.
Sei großzügig mit dem Aussäen von guten Ideen.
Wage zu wachsen – überall.
Wage über dich selbst hinauszuwachsen.
Nutze alle sich dir bietenden Möglichkeiten.
Schmiede Pläne und erinnere dich an deine Träume!
Beschütze deine Träume! Teile sie mit positiven Menschen!
Schaffe Raum für deine Ideen und deine Berufung!
Kämpfe nicht gegen Veränderungen, sondern gestalte sie.
Wähle weiche Wege.
Schmerzen dürfen gehen.
Lass Schmerzen immer wieder los.

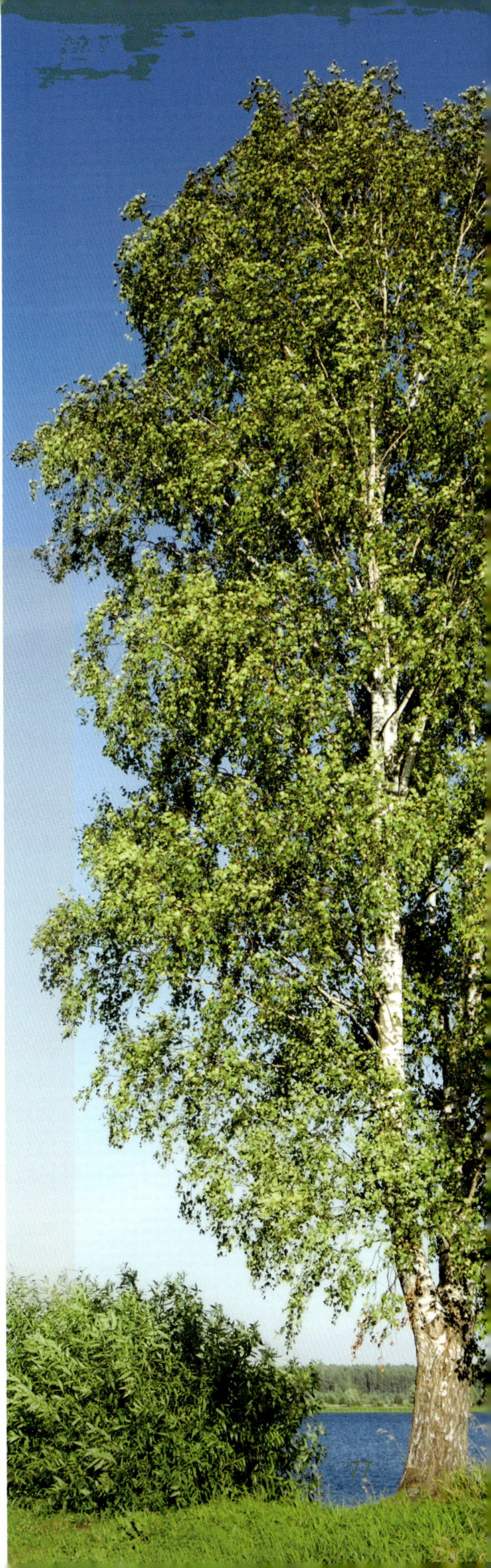

Birke – Neubeginn

Schlüsselthemen – Seelisch-geistige Wirkung

Einen neuen Anfang wagen – Integration des Neuen mit Achtsamkeit – mutige Offenheit

Das Öl begleitet, fördert und unterstützt: Gelassenheit; das Loslassen des Alten und das Eintauchen in das Neue; die notwendige Flexibilität und Lebensbeweglichkeit für alle neuen Situationen; auf Reisen in seiner Mitte zu bleiben; die Integration von Neuem im Leben; Aufmerksamkeit für andere Menschen; offene Achtsamkeit bei Umzügen, Jobwechseln und neuen Beziehungen; entschlussfreudiger zu werden; das Gute zu erwarten und anzunehmen; Unbefangenheit; Gradlinigkeit.

Die Birke ist der Regenbogen im Reigen der Bäume. Sie bringt immer Hoffnung. Sie schenkt Vertrauen in unübersichtlichen Situationen, in denen die Sonne hell scheint und es gleichzeitig heftig regnet. Sie ist das Symbol des Neubeginns. Sie ist das Licht der Zuversicht. Sie überwindet die Illusion der alten Störgefühle der Einsamkeit. Birkenkraft schenkt uns das Gefühl der Verbundenheit und des All-Eins-Seins. Aus diesem Bewusstsein können wir selbstbewusster neue Netzwerke aufbauen und nutzen.

Ergebnis: Wir bewegen uns neugierig und ruhig in neuen Situationen. Wir erleben unsichere, ungeplante Lebenssituationen als Chancen, die wir gestalten. Wir sehen positive Gelegenheiten und ergreifen sie. Wir können schnell und gleichzeitig geduldig handeln.

Wir lernen: Integration mit Achtsamkeit in neuen Lebenssituationen; das erlebte Gute zu bewahren und in neue Lebensabschnitte mitzunehmen; unseren Lebenslinien zu vertrauen; auf neue Arten unser Leben zu planen; gescheiterte Pläne als positive Lernhilfe zu sehen; unserem Herzen und unserer Intuition zu vertrauen; sich von der Meinung anderer nicht beeinflussen zu lassen; unsere Lebensaufgabe im Netzwerk der Schöpfung aktiv zu leben; Rhythmen im Alltag gesund zu gestalten; Unterscheidungsvermögen; unsere Sehnsüchte zum Ausdruck zu bringen.

Wird eingesetzt bei: Lampenfieber, Schwellenangst, Neigung zum Zögern, Weigerung, Veränderungen anzuschauen oder anzunehmen; Umzügen oder nach Jobwechseln; Hochsensibilität und daraus resultierendem sozialen Rückzug; Einsamkeitsgefühlen; Ablösungsprozessen vom Elternhaus; Angst, auf eigenen Füßen zu stehen; ungesundem Versuch, die eigenen Sehnsüchte kontrollieren zu wollen; sexuellen Erlebnissen, die sanft in einen schönen und gesunden Fluss gebracht werden dürfen; Reinigungsprozessen, die therapiebegleitend entstehen; Reinigung von energetischen Schlacken, die nach dem Loslassen alter Situationen entstanden sind; häufiger Ungeduld; Ruhelosigkeit.

Die ätherischen Öle der Birken

Birkenöle sind feine Integrationshelfer für alle neuen Lebenslagen. Sie sind gute Helfer überall im Leben, wo wir – symbolisch gesprochen – wieder neu laufen lernen müssen. Dort, wo wir vielleicht noch unsicher sind, beim Gehen öfter hinfallen, schwanken und uns blaue Flecken holen, machen sie uns heiteren Mut und schenken uns so viel Vertrauen im Voraus, dass alles Neue nur gelingen kann. Birkenöle sind Brückenbauer zu uns selbst. Sie verbinden unsere unterschiedlichen Seinsebenen. Sie führen uns zu dem, was wir wirklich sind.

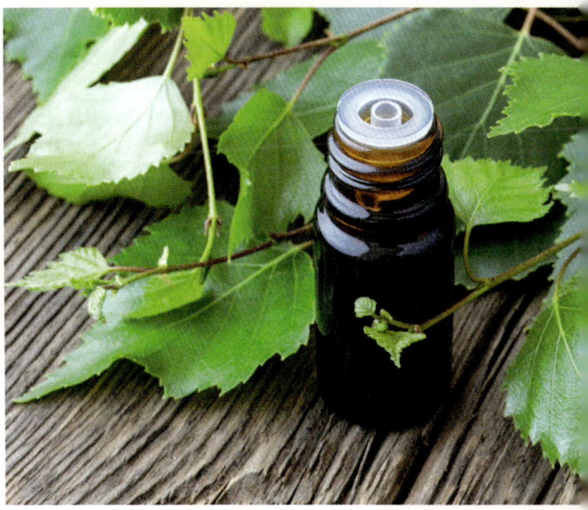

Herkunft: Deutschland, Norwegen, Kanada, Frankreich, USA

Gewinnung: Wasserdampfdestillation der Rinde der Zuckerbirke (Betula lenta). Etwa 35 kg ergeben einen Liter Öl. Außerdem ist das feine Öl der Gelbbirke (Betula alleghaniensis), das eine etwas würzigere Note hat, auf dem Markt. Birkenknospenöl, ein Öl, das mittels Wasserdampfdestillation aus den Blattknospen der Hängebirke (Betula Pendula) gewonnen wird, ist selten und kostbar. Eine Variante ist ein Öl, das mittels des moderneren Verfahrens der CO_2-Extraktion hergestellt wird. Es riecht weniger süßlich als die Birkenöle der Zuckerbirke und hat „eine angenehme eigene Duftnote nach Birke mit feinen herben Untertönen nach Gras, Holz und Wald“ [46].

Duftcharakter: Birkenöle haben eine süßliche Duftausstrahlung. Sie können uns an unsere Kindheit und den Geruch von Kaugummi erinnern. Kaugummi und auch andere Süßigkeiten wurden früher gerne mit Methylsalicylat, einem aus Birken gewonnenen Stoff, aromatisiert.

Besonderheit: Die ätherischen Birkenöle werden aus der frischen Birkenrinde mit belaubten Ästen trocken destilliert. Dabei entsteht in einem ersten Schritt eine schwarze zähe Masse, die Russisch-Leder-Öl genannt wird. Daraus gewinnt man in einem zweiten Schritt, durch Rektifikation, ein klares und leicht gelbliches Birkenöl, das angenehm süßlich-sanft, balsamisch riecht und bis zu 98% ein Methylsalicylat, eine Art natürliches Aspirin, enthält. Das Birkenöl der Zuckerbirke kennen wir von dem Geschmack des Kaugummis, das früher mit natürlichem Birkenöl aromatisiert wurde.

Birkenöle werden oft mit Wintergrünzweigen zusammen abdestilliert und verfälscht. Das liegt daran, dass Wintergrün (Gaultheria procumbens) fast die gleiche chemische Zusammensetzung aufweist wie Birkenöle. Wintergrün ist eines der Lieblingsöle des englischsprachigen Marktes. Es weist fast den selben hohen Gehalt an Methylsalicylat auf und ist, therapeutisch und geruchlich gesehen, dem Birkenöl sehr ähnlich. Wintergrünöl wird im großen Umfang hergestellt und ist deshalb so viel preisgünstiger. Es ersetzt fast ganz das reine Birkenöl. Birkenöle haben jedoch eine viel feinere und reichere Duftnote als Wintergrünöle. Energetisch gesehen, tragen Birken, als Lichtbäume des Neubeginns, ganz andere Informationen als Wintergrünöl. Deshalb bitte darauf achten, unverfälschte und reine Birkenöle zu kaufen.[47]

Verträglichkeit: Birkenöle nie in purer Form auf die Haut auftragen, da sie eine stark reizende Wirkung haben. Richtig angewandt, sind sie in Präparaten für Haut und Haare eine heilsame Unterstützung und gut im Handel zu kaufen.[48] Nebenwirkungen sind bei einer Überdosierung zu befürchten. In 1%igen Zubereitungen kann ein gut verträgliches Schmerzöl gemischt werden. Dennoch: Das Birkenöl für Hautölmischungen gehört in Hände von Naturheilärzten.[49] Birkenöle sind effektive Begleiter bei sehr vielen ätherischen Lösungsprozessen im feinstofflichen Feld.

Mischt sich gut mit: Immortelle, Minze, Oregano, Thymian, Ylang-Ylang, Narzisse, Akazie, und Vanille.

Vorsicht: Aufgrund ihres hohen Gehaltes an Methylsalicylat sollten Birkenöle nicht auf die Haut aufgetragen werden. Sie sollten nicht in die Hände von Kindern gelangen und nicht in der Schwangerschaft verwendet werden. Die Verwendung des milden Birkenhydrolats ist hier die Alternative der Wahl.

Feinstofflich-ätherische Mischungen: In feinstofflichen Mischungen kann das Öl uns die Kraft und den Vorwärtsdrang schenken, erste Schritte zu gehen, wenn wir Neuland betreten. Einerseits trägt die Birke den Frühlingsmut in sich. Deshalb mischt sie sich, feinstofflich gesehen, gut mit anderen Frühlingblütendüften, wie Narzisse, Magnolie, Akazie und Veilchen. Andererseits hilft sie dort, wo alte Schmerzmuster unsere Schritte ausbremsen wollen, diese sanft zu heilen, und stärkt uns, unbeirrt weiterzugehen. Aus diesem Grunde mischen sich Birkenöle auch gut mit anderen „Schwellenölen", so beispielsweise mit dem Wacholder oder der Zirbe und ihren Verwandten, den Kiefern.

Was die Seele braucht – Anwendungsformen im psychischen Bereich: In Alabasterlampen und im Diffuser; gut geeignet auch als „Erinnerungshilfe" um den Hals als Duftschmuck getragen; im Duftroll-On; als stabilisierendes Riechfläschchen für die Handtasche; als Raumspray, auf Salzlampen und Duftsteinen.

Traditionelle körperliche Anwendungen: Birkenöle gelten in der Medizin als harnsäurelösend und werden deshalb als unterstützendes Mittel gegen Gicht eingesetzt. Sie werden in der Alternativmedizin zur Behandlung von Wunden, bei Muskelschmerzen, Hautauschlägen und rheumatischen Beschwerden verwendet. Birkenölen wird eine schmerzlindernde Heilwirkung nachgesagt, insbesondere bei Nervenschmerzen. Aufgrund des hohen Gehaltes an Methylsalicylat findet es sich in Sportverletzungsalben und Massageölen. Wohltuend ist es bei Knochen- und Gelenkschmerzen. Birkenöl hat eine durchblutungsfördernde Wirkung. Außerdem befreit es die Atemwege. Vor allem in der Hautpflege werden sie aufgrund des Betulinols als Mittel gegen Hautkrankheiten und für den Haarwuchs in Shampoos und Haarwässern eingesetzt.[50] Man kann einfach seinem Haarschampoo oder der Pflegespülung Birkenhydrolat beifügen.

Das Birkenhydrolat – Wasser des Neubeginns: Das Birkenwasser (*Betula lenta/ Betula alba*) wird meist aus Birkenknospen, Blättern und dem Holz gewonnen und hat eine frisch-grüne, fast blumige Note. Ein wunderschönes Spray, um frisch gewaschene Haare zu pflegen. Es heilt Verletzungen in der Aura und bildet einen vorübergehenden Schutzfilm für unser Energiefeld.
Gut geeignet für Raumsprays und in Duftbrunnen. Mischt sich gut mit Linden- und Rosenwasser.

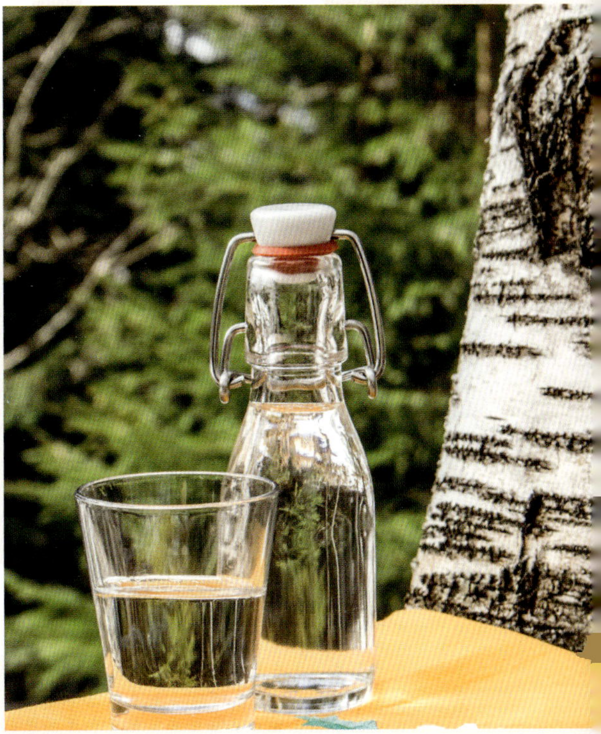

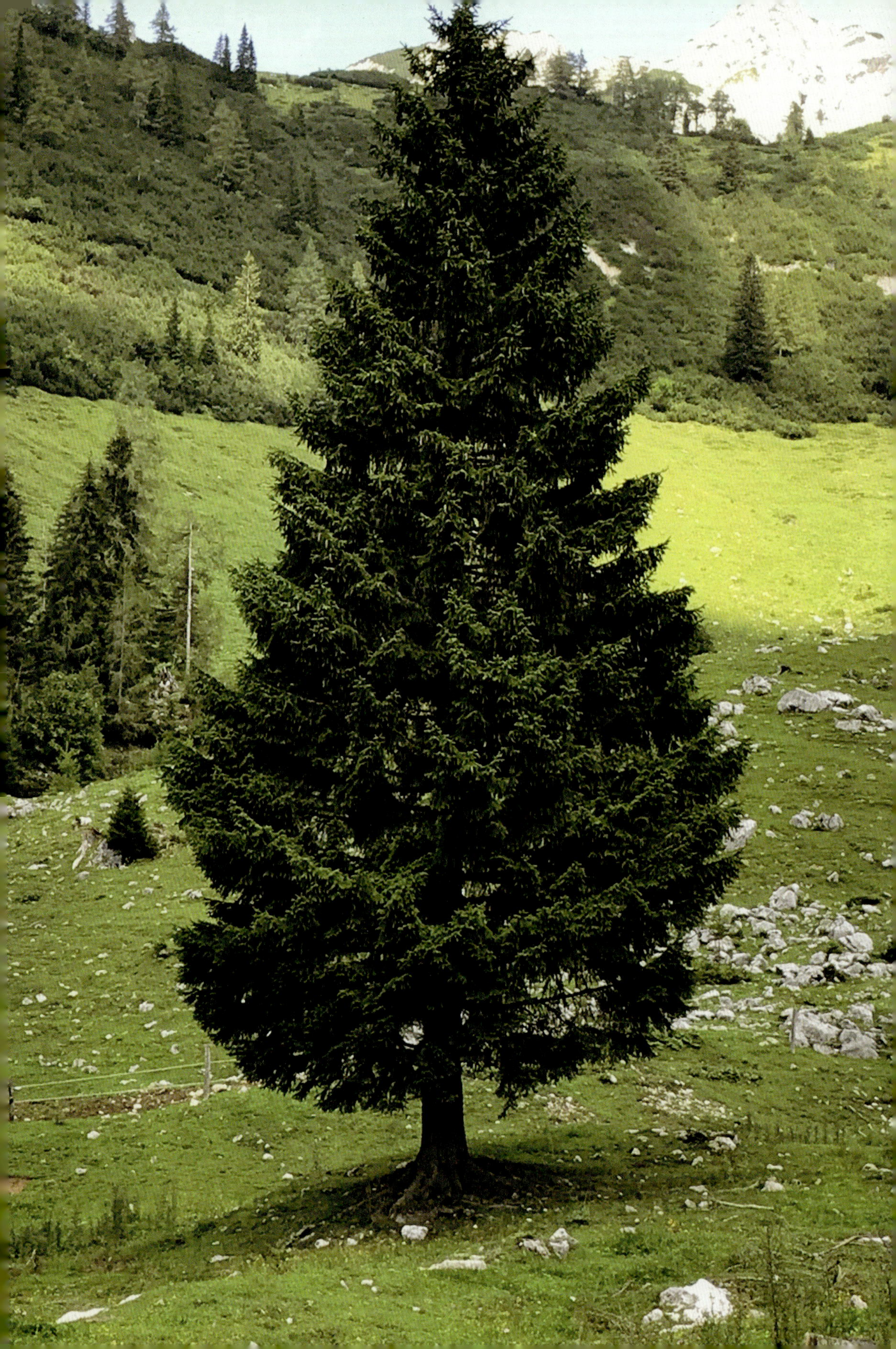

Die Fichte – Vertrauen trauen

Picea abies

„Binde deinen Karren an einen Stern."
Leonardo da Vinci (1452-1519)

Freistehend im Gebirge zeigt die Fichte ihre ganze Schönheit; denn als Solitär wächst sie zu einem majestätischen Baum heran, der als Kronenform einen harmonischen symmetrischen Spitzkegel ausbildet. Fichten können bis zu sechzig Meter hoch werden. Die Fichte ist ein Baum der Berge. Reinbestände mit Naturwaldcharakter finden sich nur noch wenige in den Gebirgswäldern, so in den Alpen oder in der Schweiz. Hier fühlt sich die Fichte wohl und kann bis auf zweitausend Metern gut wachsen. Die Fichte liebt kühle Sommer und wasserreiche Standorte. *„Im Frühling wollen Fichten an ihren Wurzeln von unterirdisch rauschendem Tauwasser der Schneeschmelze wach gekitzelt werden"*, erklärt mir meine Bergführerin Birgit.

Das natürliche Verbreitungsgebiet der *gemeinen Fichte* ist die nördliche Erdhalbkugel. Die Fichte wächst schon seit 300 Millionen Jahren auf der Erde und gehört somit zu den erfolgreichsten Lebensformen. Fichten können ein wahrhaft biblisches Alter von 600 Jahren erreichen. Und sie werden noch älter: Im Jahr 2008 untersuchte man in Schweden eine Fichte mit dem Namen *Old Tjikko*. Sie soll unglaubliche 9550 Jahre alt sein. Damit ist eine Fichte im Moment der älteste bekannte Baum der Welt.

Die Fichte hat viele Namen: Ihr botanischer Name *Picea* leitet sich von *Pix* und *picis* ab, was „Harz" oder „Pech" bedeutet. Das Wort Fichte bedeutet „Rot", vom althochdeutschen Wort *fiehta* oder *fiuthia* = „rot"; denn in ihrer Jugend haben Fichten einen rötlichen Stamm. Aus diesem Grunde heißt die Fichte auch Rottanne. In Österreich und Deutschland wird sie in der Mundart auch als *Feicht'n*, *Daxbaum*, *Taxen* und *Pechbaum* benannt. In der Schweiz kennt man sie unter dem Namen *Tschuppe* und *Grötzli*. Ihr unbeirrt grade nach oben wachsender Stamm gab ihr den Namen *abies*, was die „Hochgestreckte" bedeutet. Fichtenstämme wurden jahrhundertelang für die Masten von Segelschiffen verwendet und bis an die

Meere exportiert. Ein alter Försterspruch besagt: „*Jede Fichte hat ihr Gesicht.*" So spricht man je nach Wuchsart der Äste von Kammfichten, Plattenfichten oder Bürstenfichten. Wer am Fichtenwaldrand die Seitenäste der Bäume betrachtet, kann staunen: Jeder Baum zeigt ganz individuelle Astformen, die mal leicht hängend, horizontal stehend oder hoch stehend ausgebildet sind.

Fichtennadeln haben eine Lebensdauer von fünf bis sieben Jahren. Sie wachsen spiralförmig aus den Zweigen. Sie sind pieksig, kurz und hart – ein Vorteil, den die Fichten in der Waldgemeinschaft gegenüber den Tannen oder Laubbäumen haben; denn die jungen Fichten werden ungern von äsendem Wild angeknabbert. Die Fichte ist einhäusig, das heißt, weibliche und männliche Blüten befinden sich am selben Baum. Sie blühen nur alle drei bis vier Jahre. Die weiblichen Blüten erinnern schon an die spätere Zapfenform. Sie zeigen die Farben blassgrün, oft auch rosa bis purpurfarben. Die männlichen Blüten sind hellbraun.

Die Fichtenzapfen wachsen oft in Gruppen an den Ästen zu langen grünen Zapfen heran. Kurz bevor sie sich öffnen, sondern die grünen Zapfen ein besonders reines, durchsichtiges Harz ab. Es hat einen feinen Fichtengeschmack. Früher sammelte man es für Heilsalben. Auch legte man die grünen harzenden Zapfen für Tinkturen oder als Likör ein. Nachdem die reifen Zapfen ihre Flügelsamen entlassen haben, fallen sie ganz zu Boden. Die Zapfen wurden und werden gerne gesammelt als Anmachholz. Die Zapfensamen sammelten früher Heilkundige und Schamanen für Beigaben von Tinkturen und Räucherwerk.

Der Volksmund nennt die Zapfen der Fichte „Tannenzapfen". Das mag verwirren. Dabei ist die Unterscheidung zwischen Fichtenzapfen und Tannenzapfen ganz einfach: Die länglichen Fichtenzapfen hängen an den Ästen und fallen später als ganze Zapfen herunter. Die Tannenzapfen hingegen stehen hoch auf den Ästen. Sie zerbröseln am Ast, bevor sie in Stücken herunterfallen.

Räuchergeheimnisse der Fichten: Vertrauen für neue Wege finden

Fichtenharz bringt als Räucherwerk stille Stärke und Vertrauen in unsere Wohnräume und Rituale. Es richtet auf, reinigt und stellt einen freundlich-vertrauenden Schutzraum her. Eine Fichtenharzräucherung lädt Räume wieder mit Kraft auf, desinfiziert und ist gut geeignet auch bei Erkältungen, um die Räume zu reinigen. Fichtenharz ist auch unter dem Namen „Burgunderharz" bekannt. Im Mittelalter wurde das meist rotbraune Harz für Hausräucherungen und Heilsalben verwendet. Es hat einen kräftig waldigen Duft und entwickelt viel Rauch. Es ist gut über den Internethandel zu beziehen.[51] Außerdem findet man dunkles, ungereinigtes Fichtenharz, den sogenannten *Waldweihrauch*, im Handel. Er riecht kräftig waldig, herb bis bitter. Man kann ihn auf einem Brombeerblatt, die auch im Winter noch grün sind, in eine Räucherlampe legen.

Tipp

Ich sammele am liebsten das Harz von Zapfen. Die grünen Zapfen sondern ein klares Harz ab, das sehr flüssig ist und das man gut mit einem Holzschaber von den Zapfen abstreifen kann. Im Herbst und Winter sondern die reifen braunen Zapfen dann ein hellgelbes, sehr feines Harz ab, das eine kaugummiartige Konsistenz hat. Die frisch geernteten Harze kann man auf Butterbrotpapier geben und einige Zeit zum Trocken in die Wärme stellen. Im Glasbehälter dunkel aufbewahren.

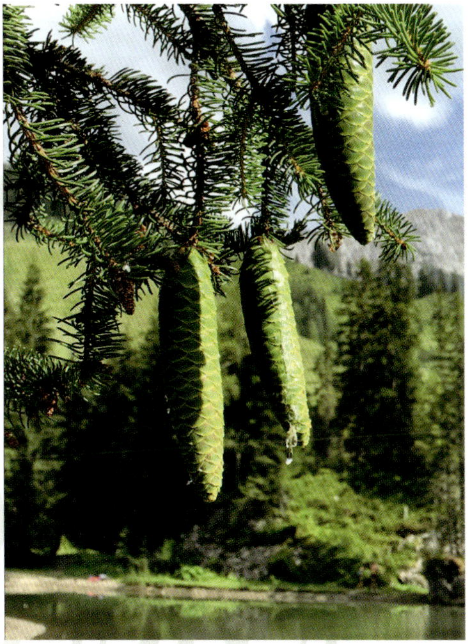

Fichtengemeinschaften: Im Tann

Natürliche Fichtenwälder mit alten Bäumen gibt es nur noch in hohen, schwer zugänglichen Lagen. Zu groß war der Hunger unserer Vorfahren nach dem begehrten Holz. Sie schlugen alles an Fichten, was irgendwie nur in der Nähe von Transportwegen lag.

Fichten sind erfolgreiche Überlebenskünstler und können sich gut an unterschiedliche Bedingungen anpassen. Dabei setzt sich diese Baumart nicht *„mittels Kampf und Verdrängung auf Kosten anderer Baumarten durch, sondern – ganz im Gegenteil – durch ihre zurückhaltende und kooperierende Art“*, so der Baumexperte Erwin Thoma.[52] Fichten gedeihen in einem Miteinander; auch gerne und gut mit Laubbäumen. Die schlanken Fichtenkronen lassen ausreichend Licht und Wärme für andere Mitbewohner durch. Ihre flachen Wurzeln erlauben anderen Bäumen, Nährstoffe aus den tieferen Bodenschichten zu ziehen. Oft folgt dann die Fichte mit ihren Wurzeln einfach dem tiefgreifenden Wurzelsystem der Laubbäume und gelangt so selbst weit hinunter zum Wasser und zu den Nährstoffen.

Wie sehr der Fichtenwald als eine Gruppe funktioniert, zeigt das Phänomen, dass die Fichten fast immer zur gleichen Zeit blühen. So besteht für die Bäume die Gelegenheit, von möglichst vielen fremden Pollen bestäubt zu werden. Diese Zeit hat ihre eigene Magie: Fein rieselt und weht der gelbe Pollen von den Bäumen und zaubert für uns glückselige Momente der Schönheit im Tann.

Die Baumkräfte der Fichte wollen uns lehren, wieder mehr auf Synchronizitäten zu achten. Es gibt immer wieder „sinnvolle Zufälle", die wir aufgreifen dürfen. Wir sind Teil eines großen Netzwerkes der Natur. Fichtenkräfte lehren uns zuzuhören und dann zu handeln. Wer lernt, die Natur und die Natürlichkeit seines Körpers und Daseins zu verstehen, findet das Vertrauen, das er sucht. So kann man mit dem Gefühl des Vertrauens, mit mehr Sicherheit, seiner Berufung folgen und positiv gruppenwirksam so manchen Stein ins Rollen bringen.

Ein natürlicher Fichtenwald bietet vielen Tieren Gastfreundschaft. Vor allem Vogelarten, wie dem Fichtenkreuzschnabel, Waldbaumläufer, Meise, Eule und Specht. Auch der seltene Auerhahn braucht wilde Fichtenwälder. Großwild, wie Rehe, Gämse oder Hirsche, findet vor allem im Winter hier Schutz und frisst die Flechten und Moose von Rinden und Ästen.

Dufttipp:

Gebirgsfichten als feiner ätherischer Trinkgenuss

Gib einen Liter Trinkwasser in eine Karaffe. Gib drei Tropfen Gebirgsfichtenöl auf einen Filzuntersetzer und lege ihn mindestens fünf Stunden über die Öffnung. Das ätherische Öl aromatisiert das Wasser auf eine sehr feine und schmackhafte Art!

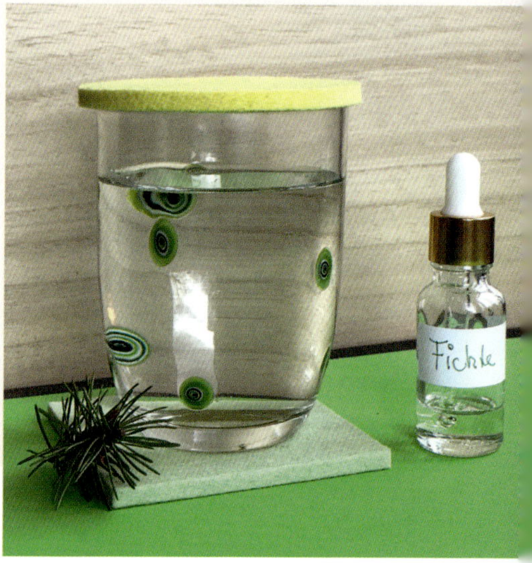

In der Ruhe liegt die Kraft: Fichtenkraft

„Über allen Wipfeln ist Ruh…", schrieb Johann Wolfgang von Goethe angesichts der weiten Fichtenwälder des Thüringer Waldes. Die Wälder, auf die er schaute, waren damals schon hauptsächlich Kulturwälder, die gepflanzt worden waren oder sich selbst ausgesät hatten. Unser Bild vom dichten, dunklen deutschen

Wald ist stark geprägt von den Fichtenwäldern. Diese weit verbreiteten Monokulturen täuschen. Die Fichten gehörten in die Hochlagen der Berge. Allerdings haben die Anpflanzungen im Flachland dazu geführt, dass Mensch und Fichte seit Jahrhunderten erfolgreich miteinander leben. Die Fichte ist ein Kulturfolger. Sie bleibt den Menschen fleißig seit Jahrtausenden auf den Fersen. Mensch und Fichte sind eine Erfolgsgeschichte. Unser Körper scheint sich an diese alte Freundschaft gerne zu erinnern. Der Baum tut uns gut! Neuesten Studien zufolge sind Büros und Klassenzimmer, die mit Fichtenholz ausgestattet sind, ideal für unseren Organismus.[53] Der Pulsschlag beruhigt sich, und der entzündungshemmende und herzstärkende Vagustonus zeigt signifikant bessere Werte. Wer sich mit Fichtenholz umgibt, lebt gesünder.

Naturnahe Fichtenwälder lassen uns beim Betreten durchatmen. Sie können uns beim Spazierengehen ein besonderes Gefühl der Ruhe und Geborgenheit schenken. Hier spielen die ätherischen Öle der Bäume eine besondere Rolle. Die Terpene der Fichten beruhigen tatsächlich unseren Herztonus. Wir atmen innerlich auf, und der Stresspegel sinkt. Schon Sebastian Kneipp wusste, dass die Luft der Nadelwälder eine ideale Heilluft ist. Er ermutigte seine Patienten, regelmäßige Spaziergänge in Nadelwäldern zur Heilung von Lungenleiden oder als körperliche Gesundheitsvorsorge zu unternehmen.

Die Baumart der Fichten darf neu im Reigen der Waldbäume gesehen werden. Fichten sind hochaufragende lichtbringende Bäume. Sie stehen für uns zwischen Himmel und Erde. Die weihevolle Ausstrahlung der hohen, schlanken Stämme darf uns wieder daran erinnern, dass auch wir Naturwesen zwischen Himmel und Erde sind. Fichten, ihr Duft und ihr Holz, dürfen Segen und Gesundheit in alle Bereiche unseres Lebens bringen.

Duftmischung: Waldruhe

5 Tropfen Gebirgsfichtenöl
5 Tropfen Lavendel fein
2 Tropfen Zirbelkieferöl
1 Tropfen Blauer Lotos abs.
in 10 ml Mandelöl in einen Roll-On geben.

Vor den Einschlafen rund um die Fußgelenke einreiben. Diese Mischung ist auch gut für die Handtasche in hektischen Zeiten, in denen man mit vielen nervösen Menschen zu tun hat, beispielsweise vor Weihnachten. Sie beruhigt uns und unsere Mitmenschen immer wieder.

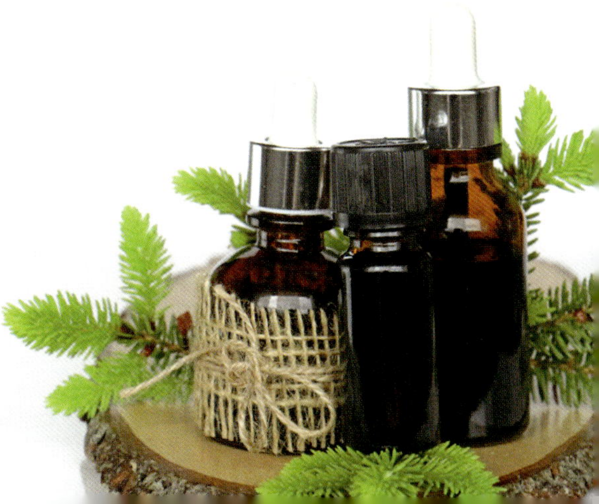

Von der freundlichen Fichte: Duldsam und verkannt

„Durch Liebe Leid verhüte."
Wolfram von Eschenbach (1160-1220)

Gehen wir in einen deutschen Wald, werden wir auf Fichten treffen; denn die Fichte ist die am stärksten verbreitete Waldbaumart in Deutschland. Man kann sagen, dass etwa jeder vierte Baum in Deutschland eine Fichte ist; in Bayern sogar jeder zweite. Die letzte Bundeswaldinventur (2014) benannte einen Fichtenanteil von 28,2% am gesamten Wald in Deutschland. Man spricht heute vom „Brotbaum der Forstwirtschaft", und tatsächlich ist die Fichte als wichtigster Holzlieferant wirtschaftlich nicht wegzudenken. Kaum ein Baum deckt eine solche Verwendungsbreite mit seinem Holz ab. Die Fichte reicht vom Bauholz über die Papierindustrie bis hin zum Waldrestholz, das für Heizungspellets verwendet wird. Im Jahr 2017 wurde die Fichte zum Baum des Jahres gewählt – das hat über achtundzwanzig Jahre gedauert. Zu sehr waren die Monokulturen der Fichten in die Kritik der Umweltschützer geraten. Erst langsam erkennt man, dass die Fichte in Zeiten des Klimawandels eine Baumart ist, die in den wenigen noch natürlichen Beständen gefährdet ist.

Da ihre Wurzeln in artfremden Standorten von Generation zu Generation flacher werden, fallen sie leichter Stürmen zum Opfer. Ein eindrucksvolles Zeugnis eines Windwurfes ist ein alter Gedenkstein im schwäbischen Breitental. Hier ließen zu Beginn des 20. Jahrhunderts Forstleute folgenden Spruch in einen Stein meißeln: *„Willst Du Deinen Wald vernichten, so pflanze nichts als Fichten!"*[54] Ein freundlicher Hinweis, der verhindern möchte, dass folgende Generationen an dieser Stelle noch einmal die gleichen Fehler begehen.

Duftmischung: Heiteres Herz

6 Tropfen Gebirgsfichtenöl
2 Tropfen Hyazinthen abs.
1 Tropfen Iris abs.
in 10 ml Mandelöl in einen Roll-On geben und vor Gebrauch schütteln.

Anmerkung: Diese Mischung ist nur für Menschen geeignet, die den Duft von Hyazinthen mögen. Die Griechen nutzen den Duft der Hyazinthe, um ein „ermattetes Gemüt" zu erfrischen und Freude und Lebenskraft wieder zu aktivieren. In Verbindung der Bergfichte und mit dem Iris absolue entsteht eine feinstoffliche Mischung, die Lebenskraft auf allen drei ätherischen Ebenen (Geist, Intuition, Wissen) erneuert. Die Mischung kann bei Müdigkeit auf die Fußsohlen und Handinnenflächen aufgetragen werden.

Fichtenlicht: Weihnachtsbaum und Maibaum

„Vertrauensselig – ein schönes Wort. Vertrauen macht selig den, der es hat, und den, der es einflößt."

Marie Freifrau von Ebner-Eschenbach (1830-1916)

Die immergrüne Fichte war unseren Ahnen in vorchristlicher Zeit ein Symbol des Lebens. Dieser Baum verkörperte für sie die sich immer wieder erneuernden Naturkräfte. Ähnlich der Tanne spielten geschmückte Fichten bei den Lichtfesten der Kelten, etwa zur Wintersonnenwende oder zur Tag- und Nachtgleiche, eine Rolle. Dort, wo Fichten wuchsen, waren sie Teil der Rituale, der Festlichkeiten und Prozessionen. Die nordischen Völker verehrten in den Fichten den Lichtgott Baldur.[55] Für andere Völker war der harzreiche Baum ein Symbol der Fülle, in dem man eine weibliche Wesenheit oder Göttin verehrte. Nach der Christianisierung wurde die Fichte ein Baum, in dem man die Kräfte der Jungfrau Maria wirken sah. Der Brauch, Rot- und Weißtannen zur Zeit der Wintersonnenwende als ein Zeichen der Hoffnung auf die baldige Wiederkehr des Lichtes zu schmücken, ist also uralt.

Unseren Eltern und Großeltern war die gemeine Fichte der typische Weihnachtsbaum. Bis Anfang der 1960er Jahre standen vor allem Fichten als Christbaum in deutschen Wohnzimmern. Der Baum duftete wunderschön, das Schmücken war allerdings mit etwas Pein verbunden, denn er piekste. Es gab allerlei Familientricks, wie man diesen Baum ordentlich lange davon abhalten konnte, zu nadeln; denn begannen die Nadeln erst einmal zu fallen, war kein Halten mehr. Sie rieselten und waren dann noch monatelang in Teppichen oder Bodenritzen zu finden. Heute hat vor allem die Nordmanntanne die Fichte als Weihnachtsbaum abgelöst. Die Nordmanntanne hat eine hohe Nadelhaltbarkeit, und die Nadeln stechen nicht – aber sie duftet kaum. Es fehlt etwas.

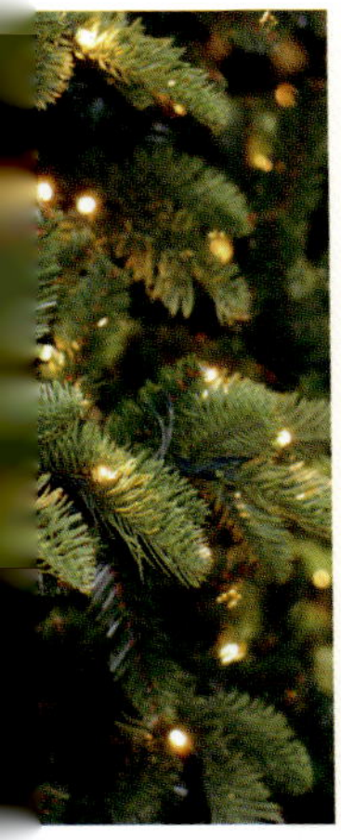

Dufttipp:

Den duftlosen Weihnachtsbaum etwas „aufduften"

Eine schöne Weihnachtsstimmung kann der Duft der Gebirgsfichten unseren duftlosen Nordmanntannen verleihen. Hänge dafür einige Filzanhänger als Schmuck in den Baum. Hier kannst du dann täglich etwas Gebirgsfichtenduft (wenn du magst auch mit Orangen- und Zimtöl) auftragen. Das schafft eine schöne Weihnachtsstimmung. Zudem beruhigen die Duftstoffe der Fichte die Nerven und den Herzschlag. So können sich unruhige Familienmitglieder entspannen und den Weihnachtsstress hinter sich lassen.

Auch die Tradition, die Wohnräume mit grünen Zweigen zu schmücken, ist uralt; denn wenn die dunkle Zeit im November begann, wollte man sich schützen. In dieser Zeit, so glaubte man, seien die Wände zur Anderswelt dünner. Man feierte Allerheiligen und gedachte der verstorbenen Ahnen. Heute findet sich dieser Glauben in der Halloween-Feier wieder. Um sich vor den herumirrenden Geistern und verirrten Verstorbenen zu schützen, gab es den Volksbrauch, überkreuzte Fichtenzweige über Türen und Fenster zu stecken. Eine Tradition, die nahtlos in die Weihnachtsgirlanden überging, die zudem oft mit Stechpalmen gebunden und so noch pieksiger werden. In den stacheligen Nadeln der Fichte sah man die Handschrift der Natur, die versprach, ein guter Abwehrzauber und Schutz zu sein.[56]

Die Fichte als Baum des Lebens und des Frühlings findet sich bis heute auch in der Tradition der Maibäume. Mit bunten Bändern geschmückt, sind sie ein Symbol für die Frühlingskräfte der Natur. In Bayern werden am 1. Mai auf den Dorfplätzen hohe Maibäume errichtet. In einigen Regionen nimmt man hierfür noch Fichten, die bis auf die Krone entästet werden.

Duftmischung: Vertrauen im eigenen Herzen finden

Für die Duftlampe oder den Diffuser:

2 Tropfen Gebirgsfichtenöl

1 Tropfen Rosenöl

Fichtenkraft: Traue dich zu vertrauen!

„Gnade kann man nur mit wahrem Vertrauen kaufen."

Maharaji (*1957)

Wenn es um Vertrauen geht, haben wir oft eine Einstellung, als warteten wir auf den Weihnachtsmann. Wir denken, erst wenn diese und jene Wünsche sich erfüllt haben, dann kann ich wieder vertrauen. Wir sind nicht mehr gewohnt, einfach so zu vertrauen. Wir wollen ein „Wenn-dann-Vertrauen". Wir wollen erst ganz sicher sein – dann wollen wir uns erlauben, wieder zu vertrauen. Dieses kausale Weltbild eines „Wenn-dann-Vertrauens" ist für unsere Geschäftsbeziehungen oder die Steuererklärung richtig und notwendig. Hier darf der Spruch gelten: „Vertrauen ist gut – Kontrolle ist besser."

Überall dort, wo es um Herzenswünsche geht und wir Neues erschaffen möchten, ist es genau andersherum. Hier heißt es: „Erst vertrauen, dann schauen, wie es gehen kann." So funktioniert die Matrix der Schöpfung. Hier herrschen die Gesetze der Resonanz. Es bedarf zuerst deines Vertrauens. Dieses Vertrauen zieht dann wiederum neues Vertrauen an. Wenn du Neues auf die Beine stellen möchtest oder nach einer Krise dich und deinen Lebensentwurf neu gestalten willst, dann ist dein Grundvertrauen gefragt. In der Welt der Schöpferkräfte ist dieses „bedingungslose Grundvertrauen" eine der Währungen, mit der man seine Erfolge bezahlt.

Oft sind es alte Ängste, die uns das Leben so schwer machen wollen. Es sind Urängste der Menschheit, wie beispielsweise die Angst vor der Einsamkeit, der Wertlosigkeit oder ein fehlendes Grundvertrauen. Diese Ängste sind meist noch nicht einmal unsere eigenen. Sie wurden häufig durch Prägungen in der Familie über Generationen hinweg weitergereicht. Diese alten Muster sind wie Schädlinge, die sich einen neuen Wirt suchen. Hier gilt es, ein gutes geistiges Immunsystem zu entwickeln. Auch hier sind die ätherischen Öle sehr wertvoll; denn ihre Schwingungsmuster weichen die negativen Energiefelder auf und können sie auch teilweise auflösen. So kann eine Transformation und Neubewertung von Ängsten stattfinden.

Neues Denken ist möglich, aber mit viel Arbeit verbunden. Es gehört zu den schwierigsten Aufgaben, mit denen wir in unserem Leben konfrontiert werden, unser Selbstbild zu einem gesünderen zu verändern. Wer möchte, dass sich etwas in seinem Umfeld verändert, sollte seine innere Welt und Einstellung verändern. Wer sich mehr Sicherheit und Vertrauen in seinem Leben wünscht, der kann damit beginnen, sich selbst Gefühle der Geborgenheit und des Vertrauens zu schenken. Wenn die innere Leere so gefüllt ist – verändert sich im Äußeren automatisch die Resonanz. So gelingt es, den Kreislauf der Warteschleifen zu durchbrechen. Hier kann der Duftimpuls der Gebirgsfichte den Willen zur Veränderung jeden Tag stärken.

Duftmischung: Vertrauen trauen

5 Tropfen Gebirgsfichtenöl
4 Tropfen Latschenkiefernöl
1 Tropfen Iris abs.
1 Tropfen Cajeputöl
auf 10 ml Mandelöl in einen Roll-On geben.

Von Herz zu Herz: Fichtensingen lauschen

„Erst wenn wir lernen, das zu sein, was wir uns wünschen, verändert sich unsere Resonanz mit der Matrix unserer Umwelt so sehr, dass wir wirklich das erleben, was wir uns erträumen."
Gregg Braden (*1954)

Dort, wo wir auf die Natur eingeschwungen sind, beispielsweise auf einem Waldspaziergang, können Intuition und Herzintelligenz uns mit vielen lebenswichtigen Informationen versorgen. Wenn aber hingegen unser Gehirn durch Stress auf *Angriffs-* oder *Fluchtmodus* geschaltet ist, ist intuitives, kreatives Handeln nicht möglich. Die Gehirnareale stehen bei Stress einfach nicht zur Verfügung.

Wir dürfen im Alltag Erholungszwischenräume neu entdecken. Kleine Kraftmomente in der Natur oder auch Bilder von schöner Natur und Naturgeräusche haben einen erholsamen Effekt, wie wir aus Studien wissen.[57] Die beruhigenden Baumdüfte unserer Heimat gehören dazu. Beginne dich mehr und mehr auf die Natur und die Bäume, die um dich sind, einzustimmen. Wenn du mit Bäumen reden möchtest – tue es. Du bist in bester Gesellschaft. Große Dichter und Denker wie Johann Wolfgang von Goethe, Heinrich Heine und Hermann Hesse hinterließen uns ihre „Baumgespräche". Sie lauschten, was die ganze Natur an Geheimnissen preisgab. Der Natur zuzuhören, tut auch uns gut. Naturgeräusche, wie das Rauschen des Windes in den Bäumen, das Plätschern eines Baches und singende Vögel, haben auf unseren Körper eine zutiefst beruhigende und heilsame Wirkung. Hierzu zählen auch die Naturdüfte. Wir dürfen uns im Arbeitsalltag den Duft des Waldes – als Refresher für zwischendurch – an die Nase halten.

Herz und Kopf verbinden: Vertrauensvoll leben

Unser Kopf mit seinem fleißigen Denken darf sich wieder mehr der Weisheit des Herzens unterordnen und ihr folgen. Es ist unsere Herzintelligenz, die uns klug durch das Leben führen kann. Unser Herz weiß: Vertrauen ist die Währung des großen JETZT. Von diesem Punkt aus ist alles beeinflussbar. Dort, wo wir uns lustlos, müde oder eingeengt fühlen, leidet unser Herz. Wenn wir routinemäßig mit einer sturen Beharrlichkeit und bürokratischen Enge unsere Tagesabläufe abarbeiten, wird unser Herz sich immer wieder melden. Es braucht Freude, Achtsamkeit und Mitgefühl. Die Wissenschaft der Psychokardiologie kann mit interessanten Ergebnissen aufwarten: Wer auf sein Herz hört und Mitgefühl Teil seines Alltags sein lässt – lebt gesünder.

Wer mit Düften arbeitet, ist hier auf dem richtigen Weg – denn Düfte sprechen unser emotionales System an.

Duftmischung: Das Lied des Waldes

4 Tropfen Gebirgsfichtenöl
4 Tropfen Himalaya-Kiefernöl
2 Tropfen Lärchenöl
auf 10 ml Mandelöl in einen Roll-On geben

Baumkräfte nutzen:
Die Herz-Kopf-Verbindung:
Ich bin das – und das bin ich.

Diese sehr einfache, aber effektive Übung aktiviert deine Willenskraft. Sie befreit deinen kreativen Fluss. Diese Übung lockert und löst ganz besonders den Halsbereich.

So wird's gemacht:

Gib einen Tropfen Gebirgsfichtenöl auf ein Taschentuch oder auf eine Filzbrosche. Klemme es dir in den Ausschnitt und beginne, tief und ruhig zu atmen.

Lege deine linke Hand flach auf dein emotionales Herz in der Mitte deiner Brust. Lege dann deine rechte Hand flach auf den Scheitel deines Kopfes. Denke an dein Projekt, an einen Wunsch oder ein Vorhaben, an dem du gerade arbeitest. Beobachte deine Körpergefühle. Wird eine der Hände wärmer? Wie fühlt sich dein Hals an, wenn du an dein Projekt denkst?

Sage laut: „Ich bin das und das bin ich."

Dann atme bewusst den klaren, reinigenden Duft durch die Nase ein und schicke beim Ausatmen die Kraft des Atems in den vorderen Halsbereich. Stelle dir vor, dass dein Hals freier wird. Stelle dir weiter vor, dass du viel Raum um dich herum hast. Erlaube, dass sich dein ganzer vorderer Hals mehr und mehr entspannt, weiter wird und sich freier anfühlt.

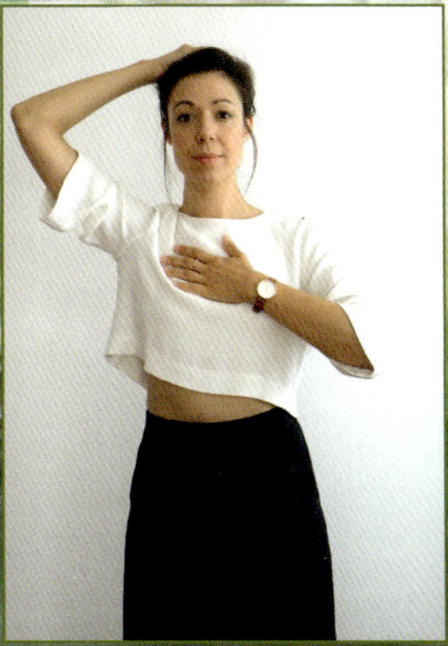

Wenn Fichtenkräfte für dich arbeiten

„Guten Morgen, Frau Fichte:
da bring ich dir die Gichte."
Alter Heilreim

Fichten sind einiges von uns Menschen gewohnt. Sie sind erfahrene Menschenbegleiter und helfen uns mit ihren Kräften gerne. Unsere Vorfahren glaubten, dass alte, eindrucksvolle Fichten uns Krankheiten abnehmen könnten. Das konnte mit einem Verslein in einem bestimmten Ritual geschehen. Oft knotete man ein Band mit einem Wunsch an den Baum oder begrub an den Wurzeln einen Gegenstand, der den „Krankheitswurm" symbolisierte. Heute wissen wir aus der Erfahrung verschiedener Therapieformen, dass allein der Akt des Abgebens eine heilsame Wirkung hat und sich langfristig entfalten kann.

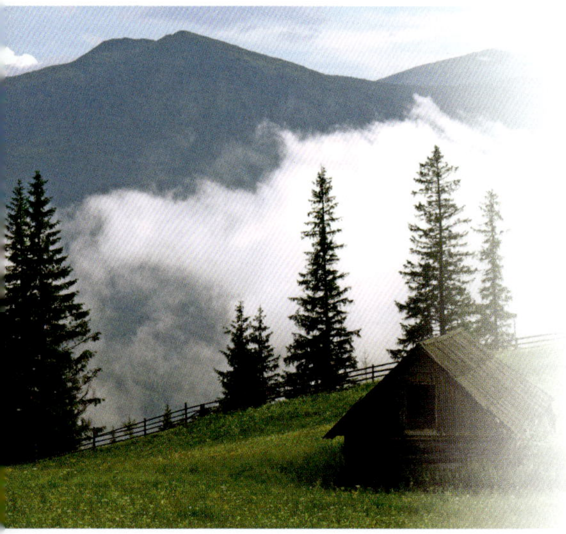

Fichtenklänge: Zuhören – und deinen authentischen Klang finden

Fichten umarmen uns mit ihren Klängen; denn ihr Holz ist im Musikinstrumentenbau das wichtigste Resonanzholz. Dieses Holz hat gute klangliche Eigenschaften. Man wählt hierfür die sehr langsam wachsenden Gebirgsfichten mit feiner Jahresringstruktur aus. Viele Geigenbauer ließen sich in der Nähe der Alpen nieder, denn von hier stammt ihr Werkstoff. Nicht jeder Fichtenstamm hat gute Klangeigenschaften. Es wird gesagt, dass während der Jahre der „kleinen Eiszeit", die vom 16. bis 18. Jahrhundert dauerte, die Fichten aufgrund der Kälte viel langsamer wuchsen und auf diese Weise besonders schöne Klangholzeigenschaften entwickelten. Dies ist auch die Zeit der berühmten Geigenbauer. Die Italiener Antonio Stradivari (1644-1737) und Guiseppe Guarneri del Gesu (1698-1744) sollen schon vor dem Fällen die Stämme der Fichten beklopft haben. Baumstämme mit hochliegenden Klangfarben nannte man *cantori*, das heißt Sänger. Sie wurden aussortiert und als wertvolles Klangholz verkauft.[58]

Die Fichten wollen uns lehren: Jeder Stamm hat seinen eigenen Klang. Auch du bist ein Sänger! Finde deinen ureigensten Ton, deine ganz spezielle Begabung und deine schönste Fähigkeit. Werde ein aktiver, klingender Teil des großen Liedes der Schöpfung.

Dufttipp:

Fichtenkräfte nutzen: Singe deine Welt!

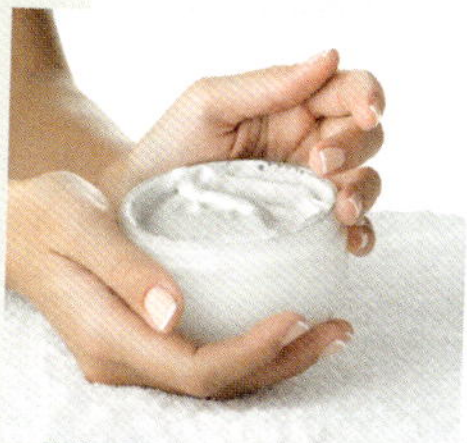

Wer selber singt oder mit Musikern, Schauspielern und anderen Menschen, die in Sprachberufen tätig sind, arbeitet, darf begleitend das Gebirgsfichtenöl immer hilfreich zur Hand haben. Es ist der ideale Anker für Gesangsübungen und befreit von Blockaden im Halsbereich. Es löst den Stress, den man mit der eigenen Stimme haben kann.

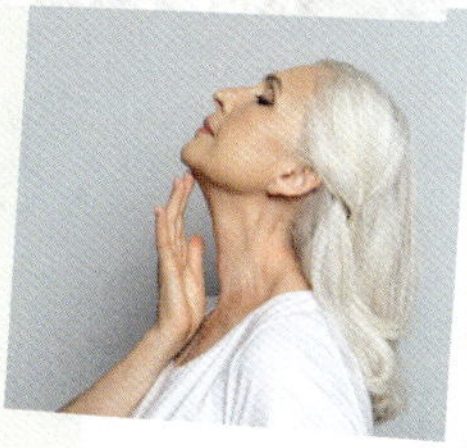

Einfach mit etwas Hautcreme oder Körpermilch einen kleinen Kreis auf eine Handfläche geben. In das „Creme-Nest" einen Tropfen Gebirgsfichtenöl geben und gut mit einem Finger mischen. Dann die Creme rund um den Hals auftragen. Das Öl wirkt wie ein warmer, heilsamer Halsschutz. Es stärkt das Hals-Chakra, das Ausdruck, Schöpferkraft und unsere Sprache regiert. Gleichgültig was man sagen, singen oder benennen möchte: So liebevoll aufgefangen, kann man in Sicherheit seine Stimme befreit tönen lassen.

Vertrauen trauen.
Die Fichte lädt dich ein:

Schenk dir selbst mehr Vertrauen.
Trau dich jeden Tag, dir, deinem Leben, deinem Atem zu vertrauen.
Setze auf Kooperation.
Gemeinsam geht es besser!
Erlaube ein gutes Miteinander mit Freiraum für dich und andere.
Achte auf „sinnvolle Zufälle" und Synchronizitäten in deinem Leben und nutze sie!
Lausche in die Natur hinein.
Höre auf dein Herz.
Es gilt: Erst zuhören und dann handeln.
Du darfst deinen Kummer und dein Leid bei Fichten „abgeben".
Werde, was du bist.
Finde deinen authentischen Ausdruck.
Singe dein Lied.

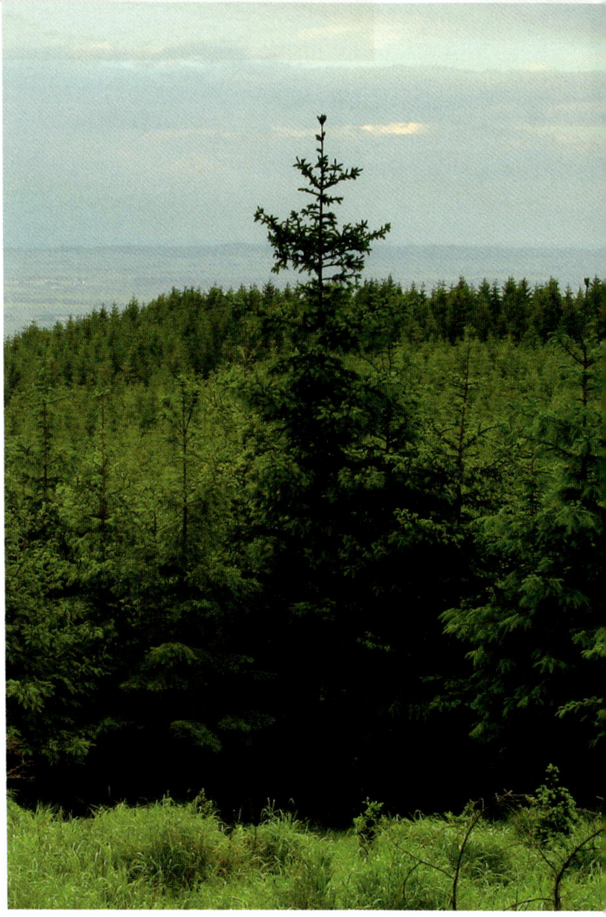

Fichte

Seelisch-geistige Wirkung

Vertrauen als Grundgefühl – im Leben annehmen – Verbindung mit der Natur – Kommunikation

Das Öl begleitet, fördert und unterstützt: Vertrauen als Grundgefühl entwickeln; dem Leben vertrauen; sich nach Krisen beruhigen und vertrauen; vertrauensvoller leben; Vertrauen in die Rhythmen des Lebens entwickeln; wieder auf die innere Stimme seiner Intuition hören; anderen Menschen zuhören.

Fichten sind uralte Menschenfreunde und können uns viel über Vertrauen lehren. Vertrauen ist wichtig, weil es wie eine Sprache funktioniert. Vertrauen ist eine tiefe Grundschwingung unseres Planeten. Es ist ein Gefühl, das unsere fühlende Mitwelt versteht. Tiere und Pflanzen und auch einfühlsame Menschen erkennen das Gefühl sofort. Wer sich und anderen Vertrauen schenkt, der kann belastende Situationen und verfahrene Beziehungen heilen. Vertrauen ist ein feines, hochschwingendes Gefühl, das weit über das „wenn-dann-Vertrauen" unserer Beziehungen im Alltag hinweggeht. Wenn du in einer Gruppe arbeitest und deinem Team Vertrauen schenkst, arbeiten alle effektiver. Wenn Ärzte ihre Arbeit mit einem Vertrauen – vielleicht in eine natürliche oder göttliche Ordnung – verrichten, sind die Heilungschancen ihrer Patienten wesentlich größer.

Es gilt, eine Grundsatzentscheidung im Leben zu treffen. Sie heißt: Ich vertraue! Ich vertraue mir selbst, meinen Lebenslinien und meiner inneren Führung. Vertrauen ist ein so natürliches Gefühl wie der nächste Atem, der kommt. Vertrauen möchte jeden Tag geübt und gelebt werden. Trainiere Vertrauen als Grundgefühl, so lange bis es ganz selbstverständlich Teil deines Alltags geworden ist. Dann kann uns das Grundvertrauen die notwendige Resilienz schenken, mit Belastungen und Veränderungen gut umzugehen. Bei Unsicherheiten und fehlender Orientierung dürfen wir immer wieder lernen: Jeder Tag ist anders, wie das Wetter. Mal gibt es Sonne und Wind, mal einen richtigen Sturm und dann wieder viel Regen. In diesen Wechseln leben wir unseren Alltag. Wir dürfen in der Flaute wie auch im Sturm das Steuerrad namens Vertrauen festhalten.

Ergebnis: Man lebt mit der Natur, seiner Gruppe und seiner Aufgabe in Verbundenheit; man ist klar orientiert; man kann mit Unsicherheiten umgehen; man hat ein tiefes Grundvertrauen in sich und seine Fähigkeiten.

Wir lernen: Grundsätzlich dem Leben zu vertrauen; uns auf gute Gefühle wie Vertrauen, Liebe, Mitgefühl, Schönheit, Freude und Glauben klar auszurichten; Vertrauen als Grundgefühl im Alltag bewusst zu trainieren; belastende Situationen neu zu sehen und sie immer wieder neutraler einzuordnen; Synchronizitäten und Zufälle effektiver zu nutzen; unsere ätherischen Netzwerke positiv zu bespielen; das geistige Immunsystem besser zu pflegen; mit Phasen der Müdigkeiten, Verwirrungen und Trägheit souveräner umzugehen; neue, positive Verhaltensschemata bei emotionalen Überreaktionen zu trainieren.

Wird eingesetzt bei: Fehlendem Urvertrauen; Vertrauensverlusten allgemein; Orientierungslosigkeit; gelähmtem Willen; Trägheit und Unlust, aktiv das Leben zu gestalten; tiefem Misstrauen; Ratlosigkeit, die Handlungen lähmt; festgefahrener Hoffnungslosigkeit; Starrheit; Angst vor Veränderung; Weigerung, sich Neuem und Schönem zu öffnen; Ängsten davor, wieder verletzt zu werden; Übernahme von Fremdängsten; starken emotionalen Affektmustern, die mit negativen Triggern gekoppelt sind.

Die ätherischen Öle der Fichten

Ein Schutzmantelöl, das uns mit den wärmenden Kräften ausstattet, die wir brauchen, um Vertrauen zu fühlen. Ein wirklicher Freund, der ausdauernd mit uns gehen kann und uns wärmende Nähe und Vertrauen so lange schenkt, bis wir wieder den Mut haben, Vertrauen selber zu fühlen, zu leben und weiterschenken zu können.

Herkunft: Südtirol, Österreich, Italien, Frankreich, Schweiz, Russland.

Gewinnung: Wasserdampfdestillation der frischen oder abgelagerten und gehäckselten Zweige und Nadeln. Man benötigt ca. 1000 kg Pflanzenmaterial für 1 kg ätherisches Öl.
Außerdem wird ein Fichtennadelöl (*Picea abies*) in einer CO_2-Extraktion angeboten, das ein breites, intensives Spektrum an Duftnoten aufweist.

Duftcharakter: Frisch, klar-grün, kann fein würzig-scharfe und grasige bis erdige Noten entwickeln.

Besonderheit: Fichtenöle gibt es in sehr unterschiedlichen Qualitäten. Dieses Öl ist erst dabei, in der Aromatherapie bekannter zu werden. Das Fichtennadelöl – des früher als Allerweltsbaum abgewerteten Baumes – galt nicht als besonders wertvoll.
Seit die Fichte an den japanischen Universitäten im Rahmen der Studien zur Waldmedizin untersucht wird, bekommt sie einen neuen Stellenwert. Die großen Hersteller hatten seit vielen Jahren ein „Fichtennadelöl" aus Sibirien im Angebot. Nur war es oft gar kein Fichtennadelöl, sondern in Wirklichkeit ein Tannenöl. Es kam so zu einigen Verwirrungen und Verwechslungen in der Deklaration. Die Düfte der sibirischen Tanne und der Fichte unterscheiden sich

stark voneinander. Fichte kann ein wunderbar weich-balsamischer Duft sein. Wohingegen Tannen oft würzig-streng riechen. Die Öle aus Sibirien hatten vielfach auch nicht die heilsame Duftqualität, denn auch die Fichte braucht für die Destillation viel Liebe.
Es gibt einige kleine Betriebe, die sehr feine Bergfichtenöle herstellen, so beispielsweise in den Sarntaler Alpen in Tirol. Hier bezieht die Maienfelser Manufaktur ihr Gebirgsfichtenöl (*Picea ssp.*). Dieses riecht wunderschön weich-würzig und schenkt Kraft und gute Laune. Wie alle ätherischen Öle von Gebirgspflanzen hat es einen besonders hohen Anteil an Wirkstoffen. Ein schönes Fichtennadelöl voller Chi fand ich im Taoasis-Shop in Berlin. Ich lief einige Stunden glücklich mit diesem kraftvollen grünen Duft den Kurfürstendamm rauf und runter, ohne erschöpft zu werden.
Weltweit bilden Fichtenöle einen bunten Reigen: Schwarz, Blau, Rot und Weiß. Aus Amerika kommen die Öle der Schwarzfichte (*Picea mariana*) und die der Blaufichte (*Picea pungens*). Aus Kanada stammen die Öle der Sitka-Fichte (*Picea sitchensis*), die nach der Stadt Sitka benannt ist, der Weißfichte (*Picea glauca*) und auch der Rotfichte (*Picea rubens*), um nur einige zu nennen. Mir gefällt vor allem die kanadische Weißfichte mit ihrem würzig-klaren Duft.

Verträglichkeit: Fichtennadelöl ist gut verträglich.

Haltbarkeit: Nach achtzehn Monaten das Öl einer bereits geöffneten Flasche nicht mehr direkt auf der Haut verwenden. Die Öle können bei Sauerstoffkontakt leicht oxidieren und auf der Haut dann zu Reizungen führen. Man kann das Öl aber noch sehr gut zum Putzen oder für die Wäsche in Waschmaschine verwenden.

Mischt sich gut mit: Allen Tannendüften, wie Ho-Holz, Rosenholz, Sandelholz, grünes Weihrauchöl, Ysop, Blüten- und Zitrusdüften.

Feinstofflich-ätherische Mischungen: In feinstofflichen Mischungen ist das Öl eine Säule der Klarheit und des Gegenwartsbewusstseins. Deshalb lässt es sich gut mit allen wärmenden und Liebe verströmenden Schwingungspflanzen mischen. So Iris-Absolue, Sandelholz, Rose, Akazien-Absolue, Lotos-Absolue und Weihrauch.

Was die Seele braucht – Anwendungsformen im psychischen Bereich: Da Fichtennadelöl so reich an Monoterpenestern ist, wirkt es entspannend. Gut geeignet in Duftbrunnen, für die Alabaster-Duftlampe, für Duftsteine, als Raumspray, Duftroll-On, als Halscreme, zur Massage, um das Schmerzgedächtnis zu erleichtern und als Ankeröl für Vertrauen und Schutz.

Traditionelle körperliche Anwendungen: Fichtennadelöle wirken antiviral, entzündungshemmend und antibakteriell. Sie haben schleimlösende Eigenschaften und werden daher häufig bei Erkältungen, Fieber, Husten und anderen Beschwerden der Atemwege, wie etwa Reizhusten, eingesetzt. Sie finden als Inhalationsöle und in Erkältungsbädern sowie bei Sauna-Aufgüssen Verwendung. In Massageölen können Fichtennadelöle Beschwerden von Muskelschmerzen lindern.[59]

Fichtenhydrolate – Waldwasser: Ein seltenes und wundervoll nach grünem Wald duftendes Hydrolat, mit leichten Harz- und balsamischen Holznoten. Schön für Duftbrunnen und Diffuser; für alle, die Wald-Yoga im Winter drinnen praktizieren.[60]

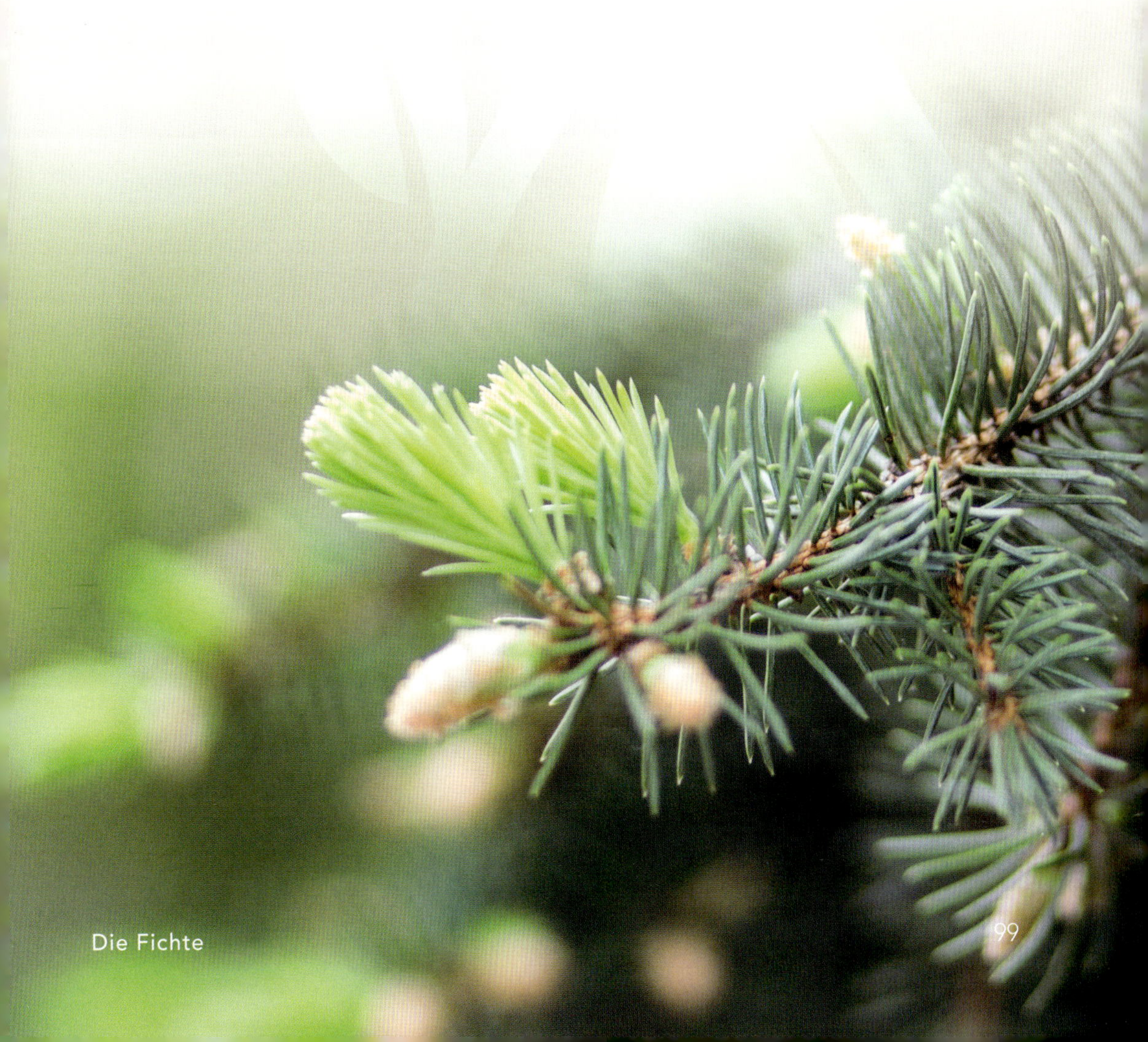

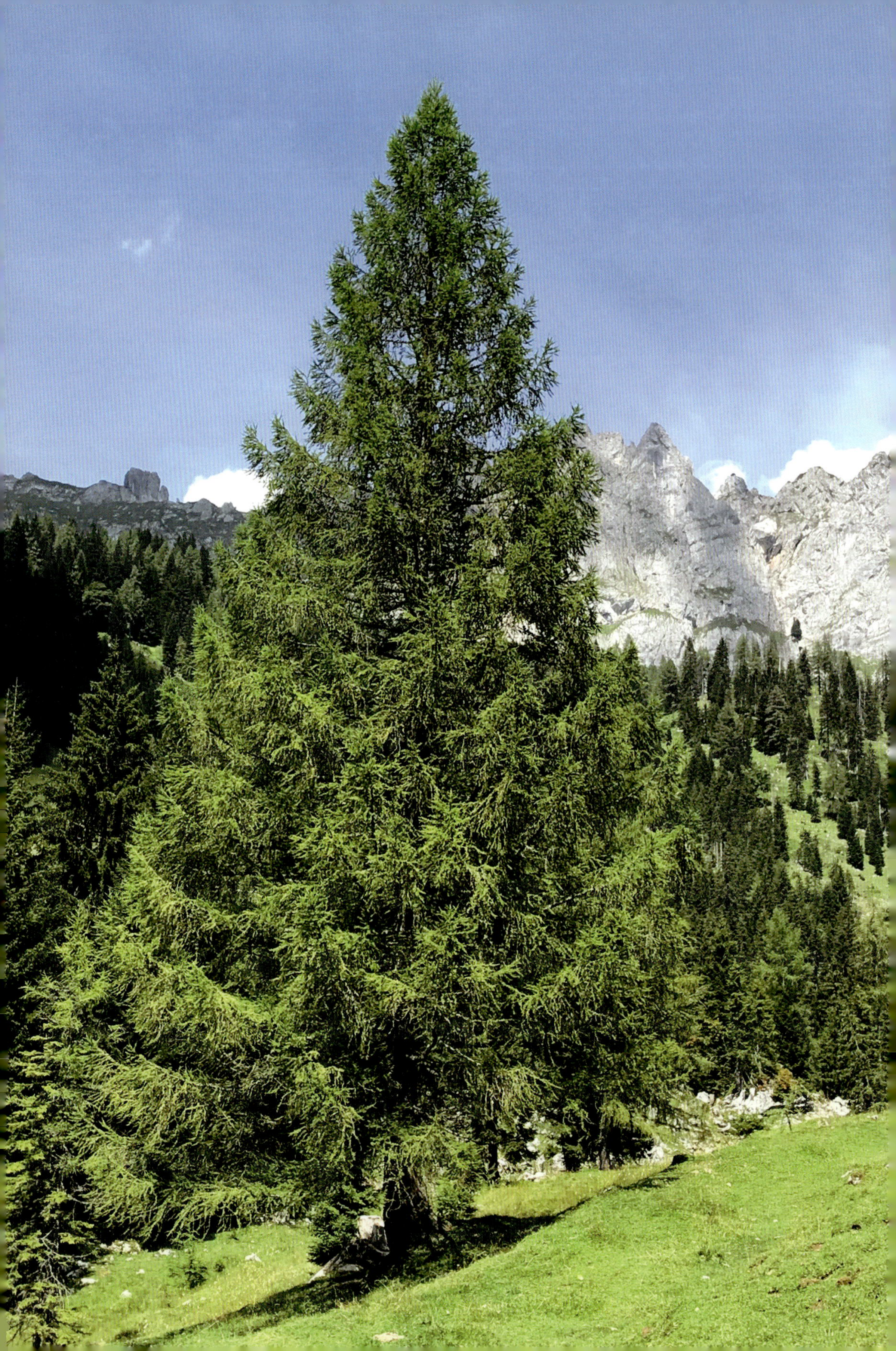

Wenn Lärchen leuchten – Ausdruck, Sein und Heiterkeit

Larix decidua

*„In dem dunkeln Bergwald eine Lichte,
Freut den Blick sie, kündend heit'res Leben."*
Johannes Trojan (1837-1915)

Die Lärche ist eine ausgesprochene Lichtbaumart und bevorzugt hohe Lagen. Die europäische Lärche ist ein typischer Hochgebirgsbaum und kommt bis zur Baumgrenze vor. Der Baum hat sich ideal an die Bergwelt angepasst und treibt sehr tiefe Wurzeln in die felsigen Böden.

Dieser Baum ist als Solitär eine eindrucksvolle Erscheinung mit einer schlanken, spitzkegelförmigen Silhouette und besitzt einen geraden Stamm, der bis zu fünfzig Meter hoch werden kann. Das macht die Lärche zu einem Blitzableiter – deshalb ist es besser, bei Gewitter nicht unter Lärchen Schutz zu suchen. Einzelne Bäume erreichen ein Alter von 800 Jahren. Die Lärche kann Stürmen gut widerstehen, gerade weil ihre Nadeln so fein sind und sie dem rauhen Wetter kaum Angriffsflächen bieten. Die feineren Lärchenzweige können einen wunderschönen tiefhängenden Schleier, fast wie bei einer Hängeweide, bilden. Da ihr Holz vielseitig einsetzbar ist, begann man im 17. Jahrhundert sie auch im Flachland anzubauen. In Mischwäldern mag die Lärche wachsen – als reine Monokultur dagegen hatten die Anpflanzungen keinen Erfolg. Heute finden wir Lärchen in vielen Wäldern Europas.

Im Rhythmus der Jahreszeiten

„Es sind die Bäume, die sich am stärksten im Herbst färben, die die Auferstehung im neuem Jahr feiern“, erklärt mir Schorsch aus dem Dachsteingebirge, als wir über die Lärche als Baum des Bergwaldes reden. *„Die Lärche wird so wunderschön im Herbst – sie hilft uns, im Herbst des Lebens in Schönheit und in Kraft zu leben“*, sagt Schorsch und zwinkert mir zu, selbst deutlich im Herbst seines Lebens stehend. *„Immer wieder loszulassen... Und vor allem: Ausruhen. Die Lärchen zeigen uns, dass wir Ruhezeiten brauchen. Im Winter ziehen die Bäume ihre Kraft nach innen und schlafen.“*

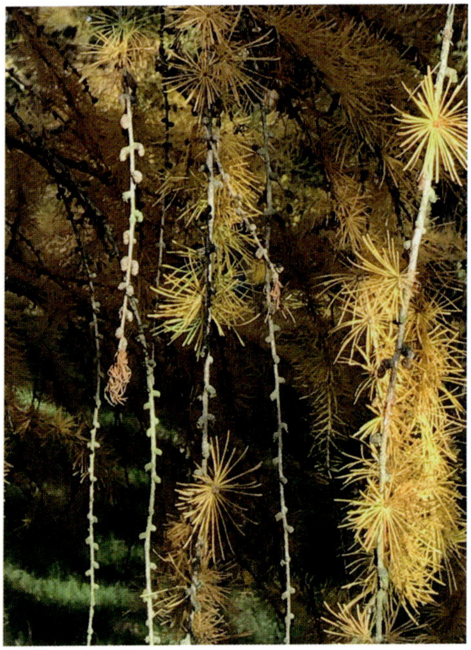

Die Lärche ist der einzige europäische Nadelbaum, der wie ein Laubbaum im November seine Nadeln abwirft. Kurz vorher färben sich ihre Nadeln wunderschön gold-gelb und zeigen all die Sonnenkraft, die sie im Laufe des Jahres gespeichert haben. Im herbstlichen Bergmischwald sticht dann die helle Lärche zwischen Tannen und Kiefern so goldenleuchtend hervor, dass man meint, die Sonne scheine, selbst wenn der Himmel bedeckt ist und Nebel oder Regen den Wald durchziehen. Auch im Frühling schenkt die Lärche den Wäldern durch ihre Farben Heiterkeit und Schönheit. Jetzt sprießen die kleinen Nadeln wunderschön in hellgrünen Büscheln heran, die wie kleine Sterne aussehen. Die Nadeln werden nur bis zu drei Zentimeter lang, sind sehr weich und duften fein, wenn man sie zwischen den Fingern zerreibt. Wer Nadeln sammeln möchte, tut dies am besten in der Zeit von Mai bis Juni. Fein gehackt, schmeckt das frische Lärchengrün gut in Salaten und auch im Kräuterquark.

Der Baum mit seinen anmutigen, wippenden, oft hängenden Ästen zeigt im Frühjahr all seine Feinheit und Eleganz, die ihm zu eigen ist. Die langen Zweige besitzen auf der Rinde kleine runde Knötchen, die den Ästen einen verspielten und heiteren Charakter geben.

Erst im Alter von dreißig Jahren beginnt eine Lärche zum ersten Mal zu blühen. Als Konifere ist die Lärche zweigeschlechtlich, das heißt, die weiblichen und männlichen Blüten entwickeln sich

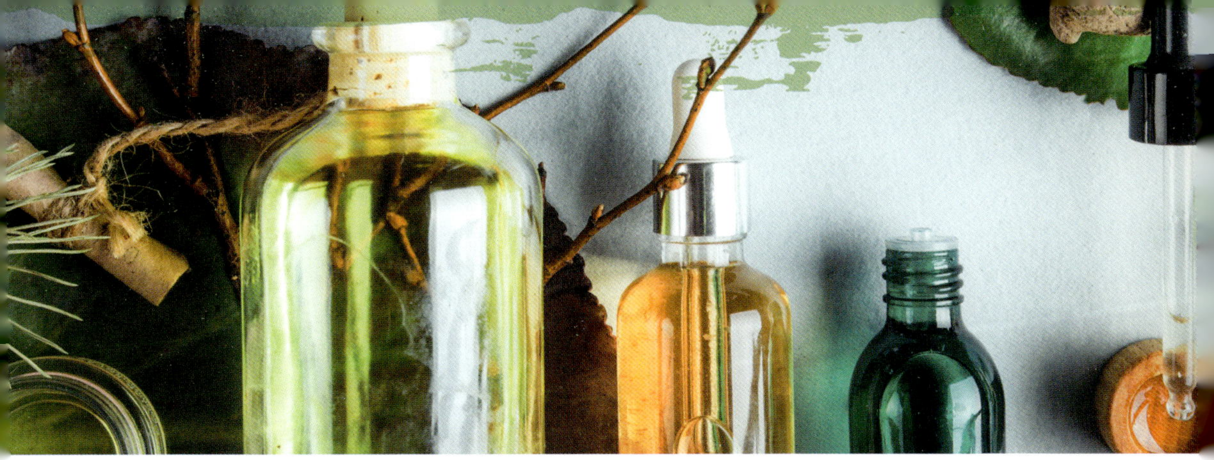

am selben Baum. Dabei blühen die weiblichen Blüten zwei Wochen vorher, damit sie von Pollen fremder Bäume bestäubt werden können. Dann mischen sich in das noch zarte Hellgrün der Nadeln Farbtupfer der weiblichen rosa bis purpurfarbenen, fast blumenartigen Blüten. Ein Farbenspiel, das uns glücklich machen kann. Sind es doch die Farben Hellgrün und Rosa, die nach der Farbtheorie unser Herz besonders stärken können. Die kleinen aufrechtstehenden Zapfen, die meist in kleinen Gruppen auf den Zweigen angeordnet sind, reifen noch im Herbst des gleichen Jahres und entlassen die beflügelten Samen. Sind die kleinen Zapfen leer, bleiben sie dennoch mehrere Jahre am Baum stehen und schmücken seine Äste.

Lärchen-Rezept:
Ein Vollbad für heitere Gelassenheit

Als Badezusatz für ein Vollbad:
Drei Tropfen ätherisches Öl gut mit etwas Sahne (ein Teelöffel) oder mit Shampoo als Emulgatoren verrühren, bevor man es in das einlaufende Wasser gibt.

Lärchenkraft – ein Glück bringender Baum

„Du bist zu schnell gelaufen für dein Glück. Nun, da du müde wirst und langsam gehst, holt es dich ein!"
Friedrich Nietzsche (1844-1900)

Lärchen bringen Glück – das ist eine uralte Weisheit der Alpenregion. Auch in Sibirien galt dieser Baum als heilig und glückbringend. Die Lärche war hier der Weltenbaum – der Urbaum – der den Menschen das Licht und das Leben brachte. Die Lärche ist ein Lichtbaum, der, ähnlich der Birke, den Kelten als Wohnort weiblicher Gottheiten oder Baumwesen galt. Viel später wurde er zum Baum der Maria erklärt. Man stellte Figuren auf oder hängte Bildtafeln mit dem Bild Mariens an den Lärchen auf, die seit Generationen als wundertätig galten.

Um die Lärche, die als geheimnisvoller Wunderbaum galt, ranken sich viele Legenden und Sagen. Hier, unter dem lichten, heiteren Lärchenbaum voller weiblicher und schöpferischen Energien, so sagte man, tanzen Waldfeen und Elfen. Unter Lärchen ließen sich die Waldfeen auch freundlich von Mensch und Tier besuchen. Oft halfen die Lärchenfeen verirrten Menschen und wiesen sie zurück auf den richtigen Pfad. Sie waren den Hirten bei der Suche nach verlaufenen Tieren behilflich; und sie wussten Bauer, Hirt und Vieh auf die richtigen Wege zu satten Weiden zu weisen. Dabei konnte sich ein Umweg als ein Weg zu kleinen Schätzen erweisen; denn die Lärchenfrauen schenkten frei und großzügig. Ein Zweiglein der Lärche mit Zapfen am Hut getragen, schützte die Hirten vor den unberechenbaren Gnomen und Zwergen, die gerne so manche Steine und Äste auf Hirt und Herde hinunterwarfen. Man glaubte im Alpenraum, wenn man Lärchenzweige über Fenster und Türen steckte, dann machten böse Geister und Hexen einen Bogen um das Haus. Lange Zeit hielt sich in der Walpurgisnacht der Brauch, die Häuser und Ställe mit Lärchenzweigen zu schützen.[61]

Die Lärchenfeen waren, wie die Bäume selbst, wunderschön anzusehen. Sie zeigten sich dort, wo Hilfe notwendig war. Oft kamen die Lärchenfräulein auch zu den Menschen in die Häuser, wenn diese in Not geraten waren. Der Allgäuer Sagenschatz erzählt von einer *Sälige* (süddeutsch für Waldfee), die bei einer Geburt einer in Not geratenen Frau zur Seite stand.[62] Es wird berichtet, dass die Waldfräulein manch armer Bäuerin auch beim Spinnen halfen. Wer gut zu ihren Bäumen war, den belohnten sie reich und beschützten sein Vieh und seine Familie.[63] Wohlgesinnte Waldfeen *„schenkten ihnen Geldsäcke, die nie leer wurden, Brotkasten, die am Morgen von neuem angefüllt waren, und immer wieder nachwachsende Käselaibe“*.[64]

Ihr Gefolge und ihre Spielgefährten sind die Tiere des Waldes und der Almen, die ihnen zur Hand gehen. Dort, wo sich heitere Gämsen, Murmeltiere oder Schmetterlinge auffällig zeigten, wurden die Hirten aufmerksam und schauten genauer hin. Es konnten ja Hinweise der Lärchenfeen sein.

Die Lärche kann uns lehren, wieder das Glück zu empfinden und uns an die kleinen und großen Wunder, die sich bereits in unserem Leben manifestierten, zu erinnern und sie anzunehmen. Die Heiterkeit der Lärchen ist ansteckend. Wer beginnt, mit dem Duft dieses Öles zu arbeiten, der kann erleben, dass die Heiterkeit, die Freude und eine kraftvolle Lebendigkeit der Lärche sich spürbar übertragen. Man wird spontaner und einfach glücklicher. Dieser feine weibliche Lichtbaum möchte dich auch daran erinnern, im Alltag wieder mehr zu spielen.

Ein Raumspray für gute Laune und Glücksmomente

Gute Laune und viele neue Ideen kommen dort, wo wir wieder zu spielen beginnen. Spielen ist gesund! Wir sollten mindestens eine Stunde am Tag spielerisch etwas tun. Das hält uns gesund und munter. Eine Art zu spielen darf es sein, schöne Düfte zu mischen. Mische dir heute deinen persönlichen Glücksduft:

Duftmischung: Friederikes Muntermacher

Meine Freundin Friederike arbeitet in der Jugendpsychiatrie. Sie gab mir dieses bewährte Rezept. Das Raumspray sorgt vor Beginn der Therapiestunden für einen positiven Start in neue Erfahrungen.

3 Tropfen Lärchenöl
4 Tropfen Bergamotte
25 ml Lindenhydrolat
und 5 ml biologischen Alkohol in eine 30ml Sprayflasche geben. Gut verschütteln und vier Tage durchziehen lassen.

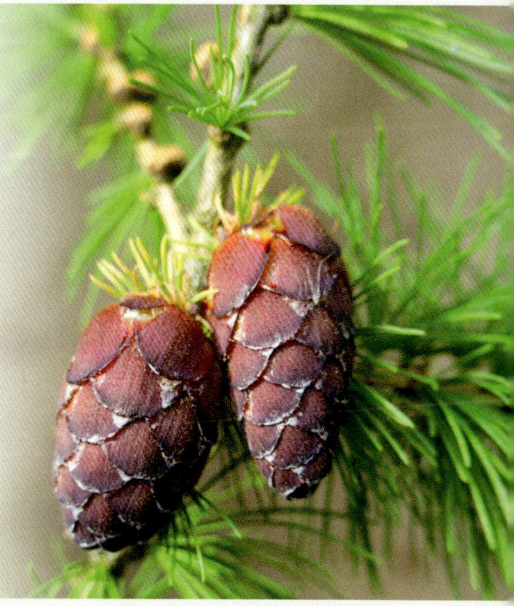

Freude an deiner Kreativität – „Ideen pflücken gehen"

„Lärchen, Birken, Erlen,
ein fraulicher Wald!"
Christian Morgenstern (1871-1914)

Früher gingen die Frauen, die einen Kinderwunsch hatten, zu einer Lärche. Hier bat man den Baum, die Lärchenfee oder betete zu Maria für ein Kind. In Tirol brachte nicht der Storch die Kinder, sondern eine Lärche. Einen berühmten Kindersegenbaum gab es bei Landeck, eine uralte doppelstämmige Lärche, die schon hunderte von Kinderwünschen erfüllt hat.[65] War der Wunsch bei dem Baum „abgegeben" worden, entspannten sich die Frauen. Sie waren so vielleicht aufnahmebereiter, tatsächlich ein Kind zu empfangen. Auch heute dürfen wir zu Lärchen gehen. Wir dürfen sie um Kinder oder um „geistige Kinder", also neue Ideen, bitten; denn die Lärche mit ihren weiblichen schöpferischen Kräften unterstützt gerne unsere Kreativität und Ausdrucksfähigkeit.

Lärchenkraft verbindet uns mit unserer sinnlichen Intuition. Wer zu Lärchen geht, sich hier ausruht, tief atmet und einfach sein Gemüt glücklich treiben lässt, der kann viel später mit guten Ideen belohnt werden. Dort, wo keine Lärchen stehen, kann man den Duft des ätherischen Öles zum „Waldbaden" auf einen kleinen Waldspaziergang mitnehmen. Nach dem Entspannen, langsamen Gehen und Auftanken können wir belohnt werden mit einer Fülle an guten Ideen. Auch in der Bachblüten-Therapie wird das Mittel „Larch“ zur Stimulation der Kreativität eingesetzt.[66] Die Öle der Lärche und der Linde fördern beide unsere Kreativität. Sie unterscheiden sich in ihren Energien:

Die Lärche: Starthilfe

Lärche: Lärchenöl führt dich in deine Ausdruckskraft.

Die Lärchenenergien helfen dir, deine Kreativität zu finden, sie dann zu entwickeln und ein neues Selbstbewusstsein aufzubauen.

Linde: Erneut den Flow finden.

Tagtäglich in den kreativen Flow kommen.

Kreativität ist ein bereits aktiv gelebter Teil des Lebens. Der süße Lindenduft legt täglich eine feine Spur, um dich erneut in die Kreativität zu bringen. Sie kann uns stets auf unserem Weg in den kreativen Flow begleiten.

Selbstbewusstsein – gut geerdet sein

„Man muss sicher auf festem Boden gehen können, bevor man mit dem Seiltanzen beginnt.“
Henri Matisse (1869-1954)

Meine erste Begegnung mit der Kraft der Lärche hatte ich an einem bedeckten Tag unterhalb der Bischofsmütze im Dachsteingebirge. Eigentlich suchte ich Zirben und war müde vom Aufstieg und Suchen und setzte mich an einen großen Lärchenbaum – einfach weil dort keine Kühe waren und eine Wurzel schön zum Sitzen einlud. Wie so oft, gab ich wenig später dem Baum zur Begrüßung die Hand, das heißt: Ich griff einen Ast und schickte freundlich dem Baum ein herzliches „Hallo“. Die ist übrigens ein uraltes Ritual zwischen Mensch und Baum.[67]

Als ich einen zart-wippenden Ast zu mir herunterzog und mich noch an der Schönheit des Baumes freuen wollte, bekam ich unerwartet einen starken Stoß, fast so, wie ich das von den unter Strom stehenden Weidezäunen kenne. Erschrocken fuhr ich zurück – da war ein wirkliches Gegenüber, das eine große Kraft besaß. Zu unerwartet kam das alles, so dass ich mir erst einmal einen anderen Platz zum Rasten suchte. Seitdem habe ich einen Heidenrespekt vor dem filigranen Lichtbaum, den ich besonders schätze.

Ich lernte: Der Baum war klar in seiner Kraft – ich dagegen nicht. Der Stromstoß glich ein Energiegefälle aus. Nämlich das von der natürlichen großen Lebensgegenwart der Lärche und meiner inneren Abwesenheit. Ich war an diesem Tag innerlich ganz woanders gewesen. Ich trauerte um einen geliebten Freund, der kürzlich verstorben war. Der Kontakt mit diesem Baum – wenn auch verbunden mit einem Moment des Schreckens – half mir unmittelbar, wieder in die Gegenwart zu kommen, Lebenskraft zu fühlen und mich gut zu erden. Die Wanderung danach wurde dann zu einem wirklichen Geschenk. Es war so, als ob mir plötzlich die Augen geöffnet worden waren.

Ich war angekommen im großen JETZT der Bergwelt. Ich traf endlich auf Zirben, Wacholder, Gämsen und einen pfeifenden Steinadler.

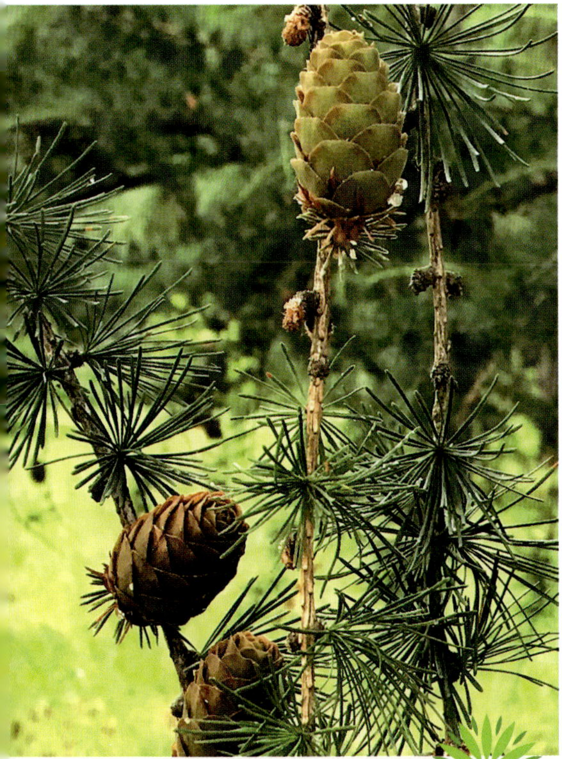

Dufttipp: Fußmassageöl – für eine schöne Fußmassage:

Nimm zwei Tropfen Lärchenöl auf einen großen Esslöffel Hautcreme oder ein sanftes Öl, etwa Mandelöl. Du kannst die Mischung auf einer Untertasse mit dem Finger verrühren. Massiere dir selbst oder deinen Liebsten die Füße langsam und ausführlich. Das Öl der Lärche erdet und beruhigt und macht gleichzeitig unsere geistigen Kräfte munter. Von dem schönen Duft des kräftigenden Baumöles haben dann beide etwas.

Aus hartem Holz geschnitzt: Das Selbstbewusstsein stärken

„Nur das, was einer wirklich ist, hat heilende Kraft."

Carl Gustav Jung (1875-1961)

Das zarte und lichte Aussehen der Lärche sollte nicht täuschen. Dieser Baum ist hart im Nehmen. Ganz oben, nahe der Sonne, wächst die Lärche am besten. Dabei wagt sich der Baum in die schwindelnde Höhe der Vegetationsgrenze, wo sonst nur noch Latschenkiefern und Zirben überleben können.

Lärchenöl hat besonders hoch konzentrierte Wirkstoffe, ein Charakteristikum, das alle Hochgebirgspflanzen aufweisen. Feinstofflich bringt uns der Baum die Kraft der Sonne verbunden mit der Stärke der Gradlinigkeit. Die Lärche lehrt uns, dass wir, geistig gesehen, bereits tiefe Wurzeln haben und diese beständig weiter in die felsigen Tiefen des Urgrundes wachsen dürfen.

Wer länger mit der Lärchenkraft arbeitet, wird erleben, dass sich ein feines Vertrauen einstellt. Man beginnt, nicht mehr so viel infrage zu stellen, lernt den Prozessen des Lebens mehr zu vertrauen und öfters wieder zu lächeln. Die Lärche ist ein seit Urzeiten den Menschen freundlich zugewandter Baum. Sie kann uns die Kraft schenken, uns zu erinnern, wer wir sind.

Der englische Arzt Edward Bach (1886-1936) entwickelte aus den Blüten der Lärche die Essenz „*Larch*“. Sie hilft Menschen, die ihr Selbstvertrauen verloren haben oder nie richtig entwickeln konnten und an Minderwertigkeitskomplexen leiden. Diese Menschen sind von vornherein von der eigenen Unfähigkeit überzeugt und fühlen sich gewohnheitsmäßig unterlegen. Statt zu handeln, erwarten sie schnell Fehlschläge und denken, es ohnehin nicht schaffen zu können. Die Angst zu versagen, wird fast als automatischer Vorgang erlebt. Oft werden diese Menschen als sehr vernünftig wahrgenommen, denn sie erklären nüchtern, weshalb sie sich selbst im Weg im stehen oder etwas nicht gelingen wird. Die Ursprünge hierfür können in einem Kindheitstrauma liegen, das ihr kreatives Tun und Handeln schon früh ausbremste. Hier lohnt es sich, aus dem Teufelskreis auszusteigen. Dafür braucht es viel Zeit, Beobachtungsgabe und die Geduld eines neugierigen Naturforschers und vor allem viel Humor! Das Öl der Lärche kann in diesen Trainingsphasen ein guter Türöffner werden. Dabei kann man Lärchenöl als Riechstimulanz gut mit Übungen der Verhaltenstherapie, des Achtsamkeitstrainings und der Gehirngymnastik einsetzen.

Lärchenöl kann uns dort, wo wir uns neu definieren müssen, wieder auf die Beine helfen. Wenn Stress, wie beispielsweise Mobbing, der Verlust des Arbeitsplatzes oder auch eine Scheidung, unser Selbstbewusstsein tief erschüttert haben, hilft es, sich die stärkenden Kräfte des Lärchenbaumes in den Rücken zu holen. Bewährt hat sich dieses Öl auch vor Prüfungen, etwa beim Abitur oder im Studium, hier vor allem bei Prüfungsängsten. Ideal für Prüfungsvorbereitungen ist die Kombination mit kinesiologischen Braingym-Übungen.[68] Hier kann das Öl als „kleine Schnupperhilfe“ das Gehirn stärken und zusätzlich helfen, das zu Lernende zu verankern.

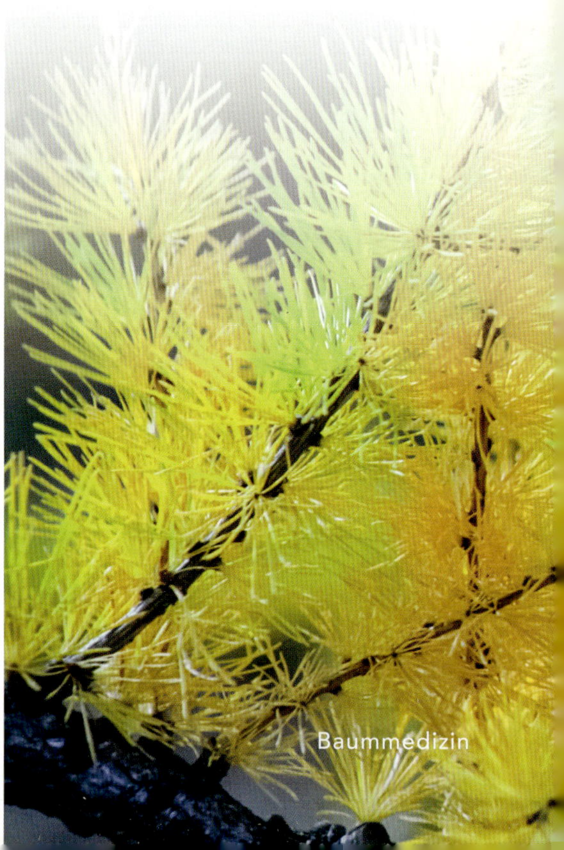

Baumkräfte nutzen: „Ich kann es – Ich will es – Ich tue es!"

Lärchenduft ist eine gute Trainings- und Aufbauhilfe, um sich fokussiert auf kleine und größere Ziele auszurichten. Dort, wo Duft, Bewegung und Sprache (Affirmationen) für Übungen in Therapien kombiniert werden, können sich Veränderungen schnell und nachhaltig einstellen.

Diese Übung ist ein Allrounder aus der Gehirn-Gymnastik.[69] Die Überkreuzbewegungen sind effektiv, um Langzeitblockaden vielerlei Art aufzulösen. Überkreuzbewegungen integrieren die Koordination der rechten und linken Gehirnhälfte. In ganzheitlichen Therapieformen wie Motopädie, Ergotherapie und Logopädie sind diese Übungen in Kombination mit Düften nachhaltig wirksam.

So wird's gemacht: Gib einen Tropfen Lärchenöl auf ein Taschentuch. Atme den Duft kurz ein und beginne dann, mit der rechten Hand das linke Knie und dann abwechselnd mit der linken Hand das rechte Knie zu berühren. Dabei werden die Knie kurz angehoben. Die Übung kann rhythmisch auf der Stelle tanzend oder marschierend durch das Zimmer durchgeführt werden. Mache diese Übung mindestens fünfunddreißig Mal. Sprich, während du die Bewegungen durchführst, laut den Satz: „Ich kann es – ich will es – ich tue es."

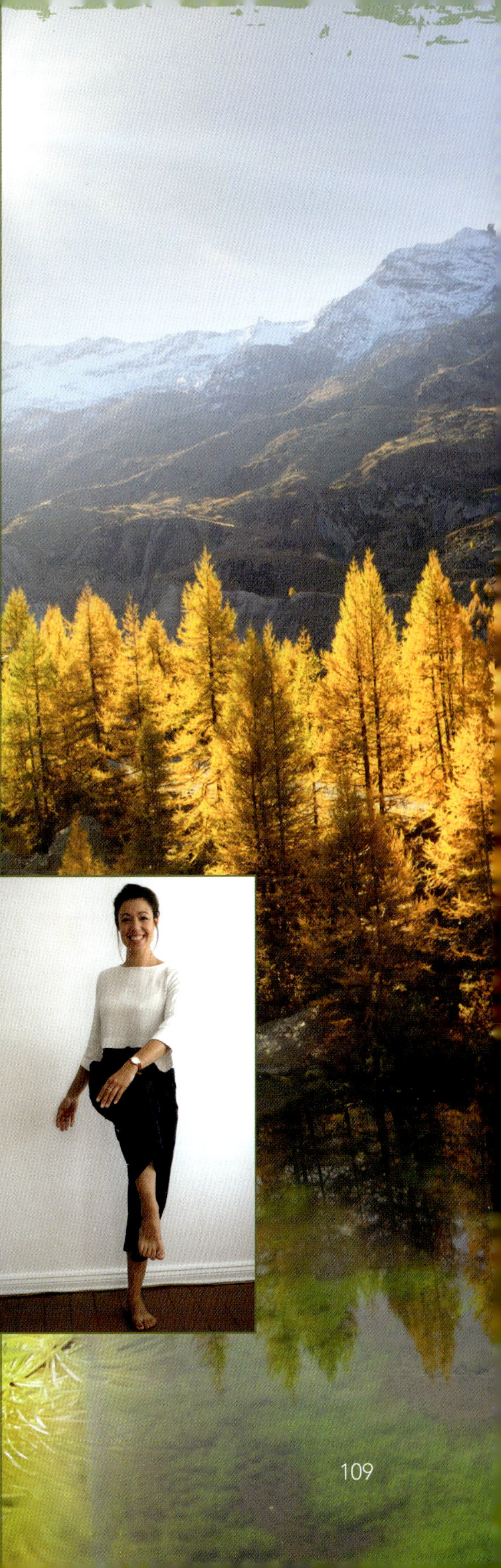

Kühnheit und Mut – Lärchen machen Lust auf Neues

„Wer etwas haben möchte, das er noch nie hatte, wird etwas tun müssen, das er noch niemals tat."

Nossrat Peseschkian (1933-2010)

Ein Lärchenzweig steht in der Symbolik der Blumensprache für Kühnheit und Mut.[70] Wir werden im Leben immer wieder aufgefordert, unsere Grenzen zu überschreiten. Dabei sind viele der Grenzen uralt und längst überholt. Es lohnt, Neues zu erkunden, Fremdes zu studieren und sich unbekannten Welten zu öffnen. Wir dürfen dabei klein anfangen. Es gibt eine alte Künstlerregel: Mache jeden Tag etwas Neues! Das hält unseren Inneren Künstler geschmeidig. Dies kann ein leicht anderer Weg zur Arbeit sein, ein neues Café ausprobieren oder etwas anderes zu Essen bestellen. Ein bewusster Schritt ins Ungewisse ist der richtige Schritt, um Mut und Kreativität zu trainieren. Seit jüngster Zeit untersucht die Kreativitätsforschung dieses Phänomen. Dort, wo wir auf Neues treffen, sind wir achtsamer, denn unser Gehirn ist kurzzeitig verwirrt. So verlassen wir für einen Augenblick unsere gewohnten Schemata. Das Gehirn springt darauf in einen hochaktiven Modus um. Es beginnt neue Reaktionsmuster auf Brauchbarkeit abzutasten.[71] Dann präsentiert es uns neue Ideen, wie wir mit der unbekannten Situation umgehen könnten.

Lärchen-Inspiration:

Lärchenduft macht kreativ und intuitiv! Er darf dich inspirieren, mit viel Freude neue Düfte miteinander zu mischen. Öffne dafür die Flasche mit dem Lärchenduft. Frage deine Herzintelligenz, mit welchem anderen Duft die Lärche heute für welchen Anlass gemischt werden möchte. Lasse das Lärchenfräulein dich leiten.

Duftmischung: Licht der Heiterkeit

5 Tropfen Lärchenöl
3 Tropfen Narzisse Absolue 10%
2 Tropfen Ho-Holz
2 Tropfen Fragonia
in 10 ml Mandelöl in einen Roll-On geben und gut verschütteln. Um die Handgelenke und auf die Unterarme auftragen.

Anmerkung: Das blumig duftende Narzissenabsolue (*Narcissus poeticus*) wurde in Indien in der Antike vor dem Gang zum Gebet im Tempel aufgetragen. Es verbindet uns mit unserem höheren Selbst und damit mit der Quelle, die uns zur wahren Freude führen möchte. In der arabischen Tradition gilt der Narzissenduft als Aphrodisiakum. Das noch relativ unbekannte Fragoniaöl (*Agonis fragans*) eines kleinen Busches, der in Australien beheimatet ist, wirkt in dieser Mischung als Blockadenlöser, während das Ho-Holz Ängste besänftigt.

Vom Licht der Lärchen

Unglaublich kraftvoll und unglaublich zart – so sind die Baumkräfte der Lärche, und genau so sind auch die Kräfte unseres höheren Selbst. Wie kein anderer Baum berührt die Lärche unser höheres Selbst und kann uns mit ihm verbinden. Sie gibt den Impuls, mangelndes Selbstwertgefühl in kühnes Selbstvertrauen zu verwandeln.

Unser wahres Selbst ist viel mehr als das, was wir im allgemeinen Sprachgebrauch unter Selbstbewusstsein verstehen. Wirkliches Selbst-Bewusstsein zu erlangen, heißt, auf die Geheimnisse des Lebens zu lauschen. Unser höheres Selbst ist die Instanz, die uns klug und sanft über die Straßen des Lebens führt. Verbunden sind wir mit ihr über unsere Intuition.

Dort, wo wir nicht mehr auf unsere innere Stimme hören und unseren Weg gegen unsere Natur und Lebensaufgabe wählen, greift unsere Führung ein und möchte uns auf den richtigen Pfad leiten. Das alte Indien hat für das höhere Selbst den schönen Begriff des „wahren Lenkers“ gefunden. Er lenkt weise unseren Körper, unsere Gefühle und Gedanken hin zu dem, was sich zutiefst entwickeln möchte – zum Wohle aller und der göttlichen Schöpfung.

Edward Bach nutzte die Lärchen-Essenz auch zur Stärkung von hochsensiblen und feinstrukturierten Menschen. Die Lärche trägt Kräfte der Struktur, der Ausrichtung und des Schutzes in sich. Sie gibt feinfühligen Menschen das notwendige Selbstvertrauen, sich in einem groben, lauten Umfeld behaupten zu können. Das Baumöl hilft inmitten der Unruhe, der Informationsüberflutung und des Lärms, sich nach innen auszurichten, sich seinem höheren Selbst anzuvertrauen und sich führen zu lassen.

Duftmischung: Ein klärendes Schutzöl für jeden Tag

5 Tropfen Lärchenöl
2 Tropfen Pfefferminzöl
1 Tropfen Cajeputöl
1 Tropfen Balsam-Pappelknospenöl
in 10 ml Mandelöl in einen Roll-On geben.

Anmerkung: Die feine Baumschwingung der Pappeln ist heilsam für alle, die in sozialen Arbeitsfeldern tätig sind. So kann man sich am Abend schneller regenerieren und Gedanken an die Arbeit loslassen. Eine Mischung, bei der sich der Geist schnell erholt und die zugleich das Energiefeld reinigt. Diese Mischung kann dort, wo man als hochsensibler Mensch sehr eng mit seelisch belasteten Menschen zusammenarbeitet, öfter am Tag rund um die Handgelenke als „energetischer Schutzring“ aufgetragen werden.

Die Lärche schenkt dir ihr Licht und ermuntert dich:

- Lerne deine starken Wurzeln kennen.
- Sei du selbst.
- Entwickle deinen eigenen Stil.
- Gehe mit Rhythmen deines Lebens.
- Gönne dir mehr Pausen und Ruhezeiten.
- Gute Ideen kommen nach Pausen, dann, wenn man sich mit etwas anderem beschäftig hat.
- Atme tief, bewusst und mit Offenheit.
- Zeige mit Freude die Schönheiten deines Wesens und Seins.
- Deine Feinheit und Sensibilität sind kraftvolle Gaben. Nutze sie.
- Erblicke all die kleinen und großen Wunder in deinem Leben, die sich bereits manifestiert haben.
- Mache jeden Tag etwas Neues.
- Genieße und feiere deine Fähigkeiten und dein Können.

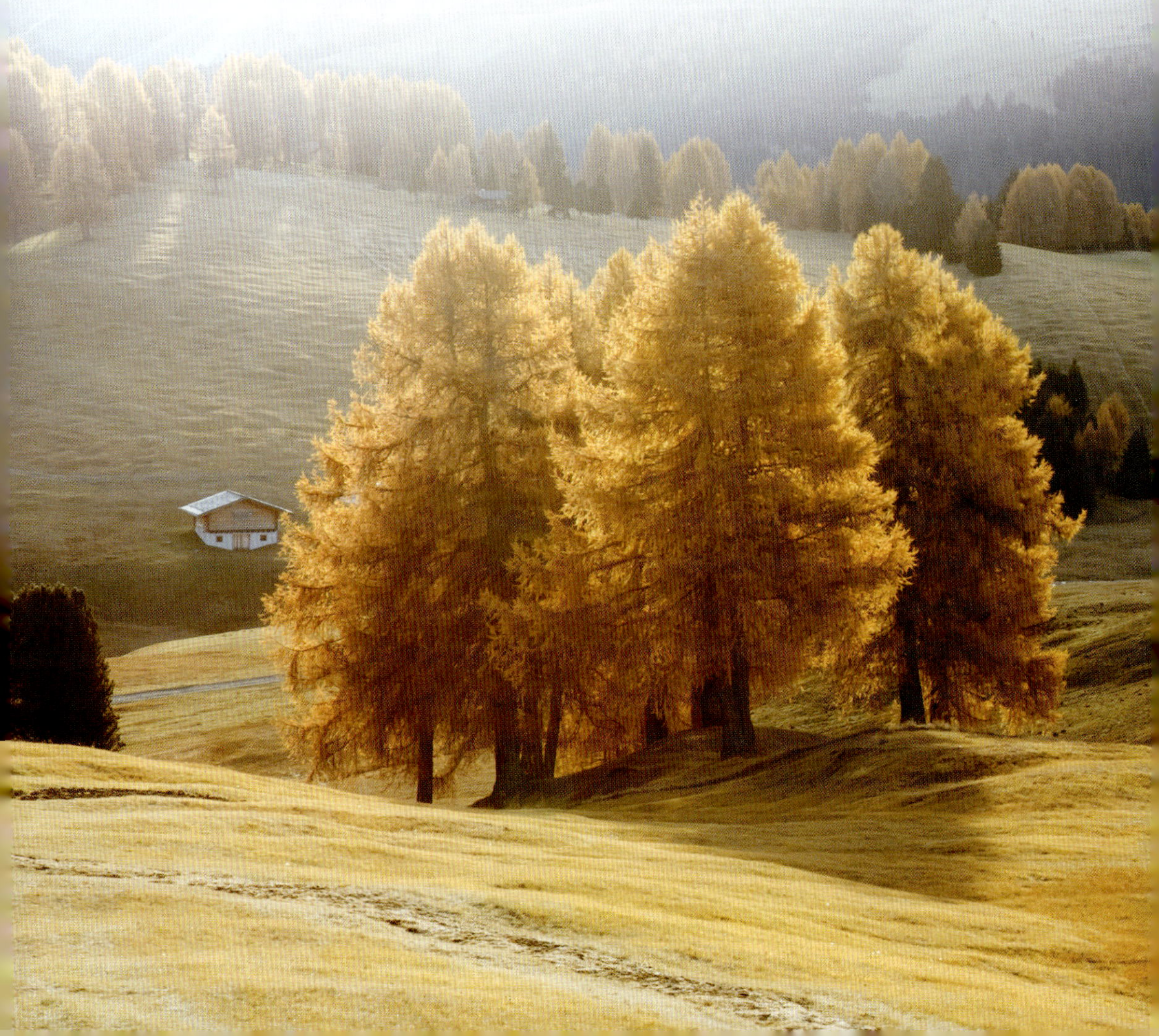

Lärche – Ausdruck, Sein und Heiterkeit

Schlüsselthemen – Seelisch-geistige Wirkung

Lebe deine Möglichkeiten – die eigene Kreativität finden – Heiterkeit und Spontanität entwickeln – Schönheit fühlen und verwirklichen – Vertrauen als Grundeinstellung im Leben spüren

Das Öl begleitet und unterstützt dabei: Selbstvertrauen zu entwickeln; sich seiner Kraft und seinen Möglichkeiten bewusst zu werden; den authentischen Ausdruck im Leben zu finden; sich aktiv für eine kreative Lebensgestaltung zu entscheiden; die eigenen Wurzeln zu fühlen; sich gut in der Gegenwart zu erden; die Rhythmen des eigenen Lebens zu verstehen und anzunehmen; die Verbindung zum wirklichen hohen Selbst aufzubauen, ihm zuzuhören und die Hinweise auch umzusetzen.

Ergebnis: Man ist mutiger, spontaner und freudiger; man nimmt seinen Platz in der Gesellschaft und im Alltag selbstbewusst ein; man stellt sich neuen Herausforderungen; man kann sich über neue Ideen und Aktivitäten freuen; man lebt aus seiner Mitte heraus und fühlt ein stabiles Grundvertrauen.

Wir lernen: Eine positive Neugier zu entwickeln; Projekte verspielter anzugehen; Scheitern und Fehlschläge als Teil des kreativen Prozesses zu verstehen, um aus ihnen zu lernen und es besser zu machen; sich nicht mehr über Äußerlichkeiten zu definieren, sondern Freude über sein inneres Leben, Wesen und Sein zu fühlen; Schönheit neu zu definieren und sich in Schönheit zu verströmen; die Kraft der Lebensrhythmen für uns zu nutzen. Das kann bedeuten, dem Tag- und Nachtrhythmus achtsam zu folgen, die Jahreszeiten bewusster zu beobachten bis hin zum Rhythmus des Steigens und Fallens des Atems; die inneren Stimmen klarer unterscheiden zu können – und hier auf die Stimme der eigenen Intuition zu hören und ihr zu folgen; sich Zeit für andere Menschen zu nehmen und ihnen geduldig zuzuhören.

Wird eingesetzt bei: Negativen Erwartungshaltungen; Kreativblockaden aller Art; Versagensängsten; Schüchternheit; Prüfungsängsten; Minderwertigkeitskomplexen; Angst, seine Kreativität auszudrücken; Ängstlichkeit in Situationen, in denen wir unsere Identität neu definieren müssen, etwa nach Scheidungen, Mobbingerfahrungen, Jobwechseln, schweren Krankheiten, tiefen Selbstzweifeln; Misstrauen; Angst vor anderen Menschen, die einen übervorteilen könnten; Angst, Verantwortung für seine Gefühle und seine Lebensgestaltung zu übernehmen.

Das ätherischen Öle der Lärchen

Lärchenöle sind Sonnenöle, die uns wieder Lachen, Heiterkeit und Spiel in unser Leben tragen. Sie schenken uns eine Verbindung zur Matrix der Schöpferkraft, der wirklichen Kreativität der Natur, die uns alle Türen öffnen möchte.

Herkunft: Südtirol, Österreich, Frankreich, Schweiz.

Gewinnung: Wasserdampfdestillation aus frischen Nadeln und Zweigen, die vorsichtig gehäckselt werden.

Duftcharakter: Grün, frisch-waldig, mit Kräuternuancen, zarter Limonennote bis hin zu streng holzigen Duftkomponenten.

Besonderheit: Lärchenöle sind kostbare Baumöle. Um einen Liter Lärchenöl zu destillieren, benötigt man ca. 600 kg Zweige und Nadeln. Die Zweige werden im Frühherbst geerntet, kurz bevor sich die Nadeln verfärben. Dann muss es schnell gehen, denn die Nadeln fallen nach dem Schnitt sehr bald von den Zweigen. Der Destillationsvorgang benötigt etwa acht Stunden. Das Lärchenöl gehört zu den kraftvollsten Baumölen, denn es enthält besonders konzentrierte Wirkstoffe; ein Charakteristikum, das alle Hochgebirgspflanzen aufweisen. So beispielsweise auch die für unser Immunsystem so wichtigen Monoterpene. Dort, wo wir uns die gesunden Duftstoffe der Bäume in unsere Wohnräume holen wollen, darf immer auch die Lärche mit dabei sein.

Verträglichkeit: Lärchenöl gilt als gut verträglich. Dennoch ist Vorsicht geboten, da es manchmal als unverdünntes Öl die Haut leicht reizen kann.

Mischt sich gut mit: Allen Tannendüften, vielen Baumdüften, Blüten- und Zitrusdüften.

Feinstofflich-ätherische Mischungen: In feinstofflichen Mischungen bringt es die weibliche Schwingungskomponente ein. Deshalb lässt es sich gut mit hochschwingenden Blütendüften und Absolues, wie weißer Lotos, Mimose, Magnolie, Rose, Narzisse und Akazie mischen.

Was die Seele braucht – Anwendungsformen im psychischen Bereich: Lärchenöle dürfen für hochsensible Menschen im Alltag ein häufiger Begleiter werden. Man kann sie in Form von Dufterinnerungsflaschen, als sogenannte Ankerflaschen, oder als kleines Schutzöl

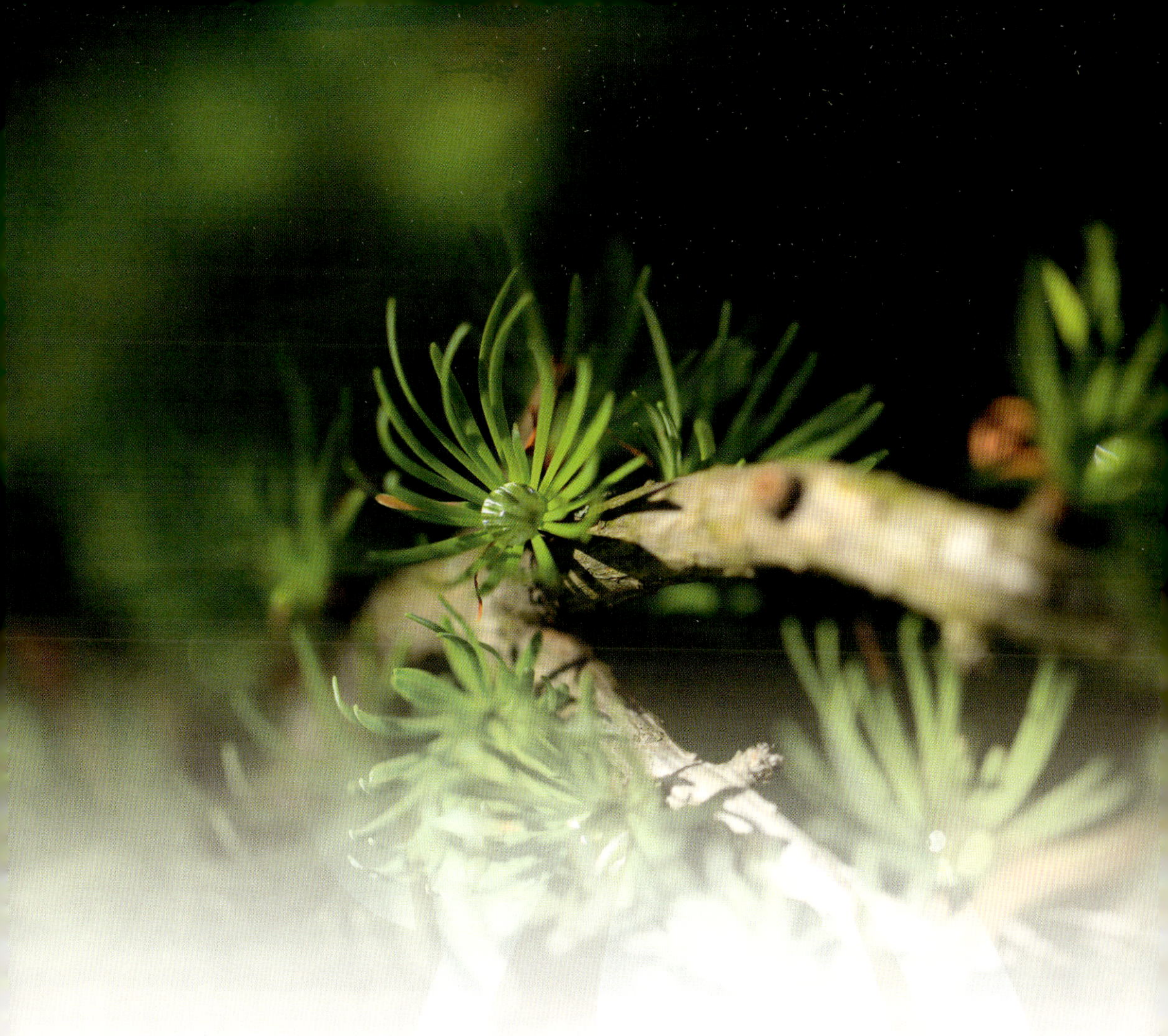

für die Handtasche bei sich tragen. Das Öl hat eine stark harmonisierende und beruhigende Wirkung. Es ist ein gutes Aufbauöl für Burn-out-Patienten. Lärchenöl kann harmonisierend auf den Hormonhaushalt wirken, Stress abbauen und Stimmungsschwankungen ausgleichen. Lärchenöl wird eine stimmungsaufhellende Wirkung zugeschrieben. Es gibt außerdem feine Balsamcremes mit Lärchenharz („Pechsalbe").
Ein schöner Duft auch für die Duftlampen, Diffuser, Duftsteine, Raumsprays und Duftroll-Ons. Gut in Massageölen für ganzheitliche Körpertherapien, um das Schmerzgedächtnis zu erleichtern.

Traditionelle körperliche Anwendungen: Lärchenöl hat sich gut in Hustenmischungen bewährt, da es eine schleimlösende und auswurffördernde Wirkung hat. Es wird in der Phytotherapie auch Rheumasalben beigemischt.

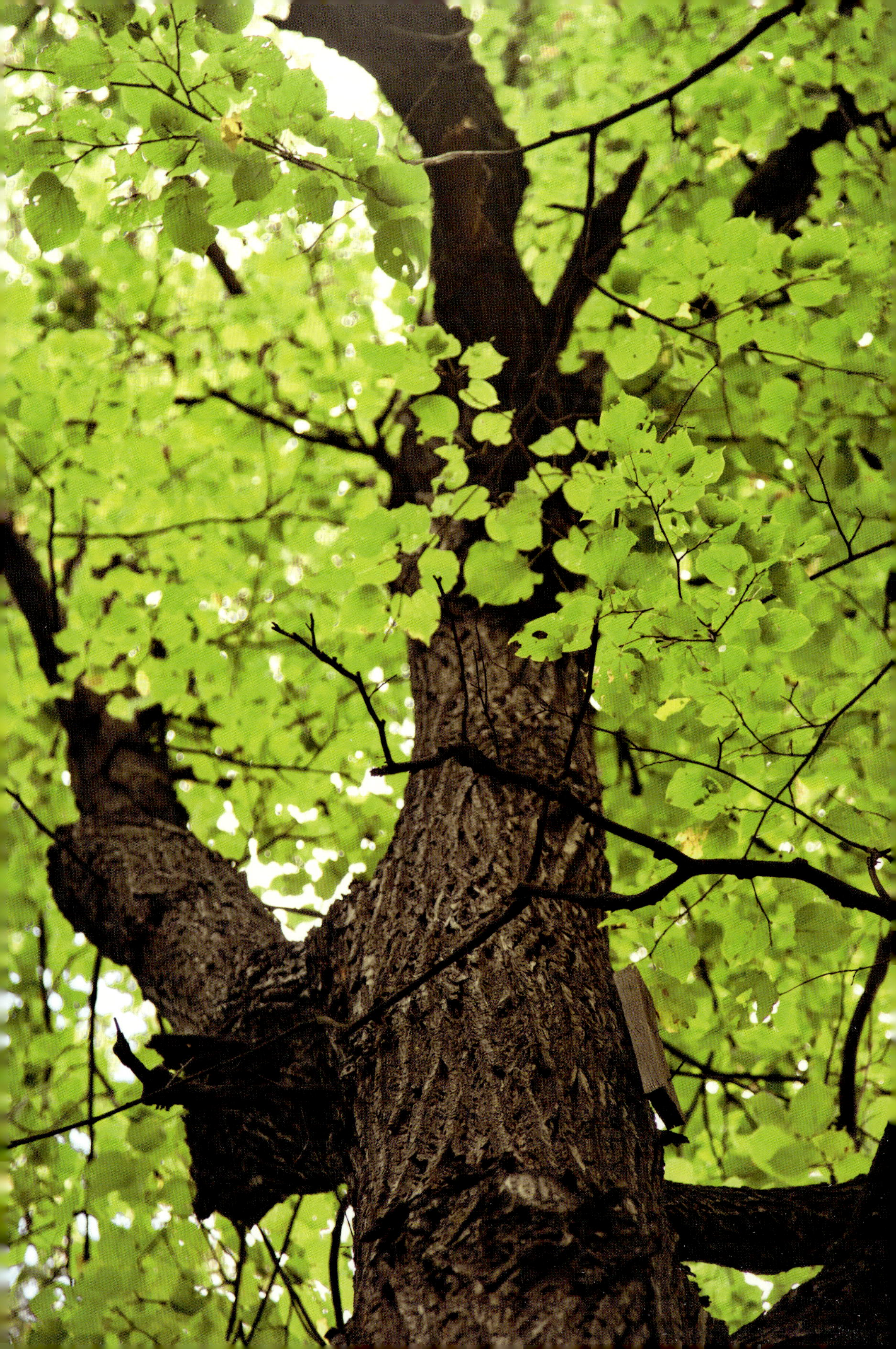

Die Linde – Wenn Frieden tanzt

Tilia cordata: Winterlinde
Tilia platyphyllos: Sommerlinde

„Und eine Linde ist mein Lieblingsbaum,
Und alle Sommer, welche in ihr schweigen,
Erwachen wieder in den greisen Zweigen
Und leben wieder zwischen Tag und Traum."
Rainer Maria Rilke (1875-1926)

Rauschende, süß duftende Lindenwälder gab es vor Urzeiten. Nach der Eiszeit war die Linde in unseren Breitengraden die vorherrschende Baumart. Heute ist die Linde eher eine seltene Perle im Laubmischwald. Kleinere Lindenwäldchen finden sich noch auf der fränkischen Platte, um Würzburg oder im oberfränkischen Triashügelland. Die Linde wächst im gemäßigten Klima der Nordhalbkugel, auch in Südasien und Amerika. Sie hat eine große Artenvielfalt entwickelt. Bei uns wachsen vor allem die Winter- und die Sommerlinde, die leicht voneinander zu unterscheiden sind. Die Winterlinde hat kleinere Blätter und eine feine rötlich-braune Behaarung auf der Blattunterseite. Die Sommerlinde hat große Blätter, deren Unterseite weißlich-silbern schimmert. Die Linde kann gut vierzig Meter hoch werden, besitzt eine breit gewölbte Krone und herzförmige Blätter. Diese Bäume können uralt werden: Einige Methusalems werden bis zu 1000 Jahre alt. Linden besitzen eine unglaubliche Zähigkeit und Überlebenskraft: Selbst wenn der mächtige Stamm schon weggefault und hohl ist, treiben sie noch jahrelang aus.[72] Ein altes Sprichwort sagt: *„Linden wachsen 300 Jahre, 300 Jahre stehen sie und 300 Jahre vergehen sie."*

Der Friede- und Freudenbaum

„Wenn wir Reiter sehen unter der Linde halten, wäre das ein Zeichen des Friedens, denn unter der Linde pflegen wir zu trinken, tanzen, fröhlich sein, denn die Linde ist unser Friede- und Freudenbaum."

Martin Luther (1483-1546)

Linden sind seit Urzeiten Orte der Zusammenkünfte und des Feierns. Sie wurden verehrt als Bäume der großen germanischen Göttin Freya und später der Maria. Unsere Ahnen pflanzten diese Bäume auf Dorfplätzen, am Brunnen und als Hof- oder Straßenbäume. Hier lädt ihr helles lebendiges Grün zu einer heiteren Kontemplation und einer kleinen Ruhepause ein.

Die Linde strahlt Freude, Geborgenheit und Heimat aus. Der Lindenbaum ist ein Baum der freundlichen Begegnungen; sie ist *der* Palaverbaum. Hier trifft man sich, um den Feierabend zu verbringen, und Verliebte finden sich zum Stelldichein.

Der Baum ist immer schön anzusehen. Im Sommer wippen seine gelben Blütenbüschel und später die kleinen Nüsschen im Wind auf und nieder. Die Linde besitzt lichtvolle Spiralkräfte, die sich im Drehen ihrer fallenden Samen zeigen. Jedes Nüsschen ist mit einem lanzettförmigen Flugblatt ausgestattet und fliegt, sich drehend, tanzend durch die Lüfte. Diese Lust am Drehen, an Bewegung in Leichtigkeit, kann uns die Linde schenken. So dreht man sich seit jeher auch gerne zum Tanze unter den Linden.

Der Name Linde kommt von *lind* (althochdeutsch lindi = mild, sanft, weich, biegsam und wohltuend). Das Volk der Slawen verehrte diese Bäume als *Librussa* (altslawisch l'ub = „lieb, lieblich").[73] Zahlreiche Gasthäuser heißen „Zur Linde". Dörfer und Städte tragen den Namen des Baumes, so Lindau, Lindenberg und Linz. Auch der Name Leipzig bedeutete „Lindenstadt" und leitet sich von slawisch *lipa* = Linde ab. „Friedenslinden" wurden häufig anlässlich von Friedensverhandlungen als Gedächtnisbäume gepflanzt.

Zu allen Zeiten hatten die Menschen eine besondere Beziehung zu diesem Baum. Unter der Linde traf man sich, um Verträge zu besprechen. Man handelte Hochzeiten sowie Friedensbündnisse aus oder hielt ein Lindenorakel ab.[74] Dabei wurde der Baum als heiliges Wesen angesehen und gleichsam als „Gastgeber" mit in den Verhandlungskreis einbezogen. Auch daher stammt die Sitte, Gastgeschenke an Bäume zu hängen, so beispielsweise Kränze, Bänder oder andere Opfergaben. Der Brauch, unter Linden auch Gericht zu halten, wurde nach der Christianisierung übernommen. Dabei hoffte man, dass unter einer Linde das Urteil „linder" ausfiel. Bis in die frühe Neuzeit tagten Gerichte und Verhandlungen im Freien unter Bäumen, man sprach dann von „der Gerichtslaube", ein Begriff, der später dann in die Architektur überging. Auch heute dürfen wir uns mit dem Lindenduft und diesem Baum verbinden, wenn wir Klarheit und ein lindes Urteil suchen, nachdem wir uns erschöpft haben an einem Zuviel an negativen Gedanken oder zerstörender Selbstkritik. Die Lindenenergie lindert die Schmerzen, die negative Gedankenkräfte schlagen können, und führt uns vom lärmenden Kopf direkt ins Herz.

Gut zu wissen:
Lindenblätter sind essbar. Am besten die jungen Blätter vor der Blüte ernten, denn sobald Linden blühen, kommen die Blattläuse und andere gefräßige Insekten. Die Linde lagert dann vermehrt Bitterstoffe in die Blätter ein, und die Blätter schmecken nicht mehr. Junge Blätter bieten sich gut für einen Salat an, beispielsweise mit gerösteten Pinienkernen, Granatapfelkernen und Avocadoscheiben.

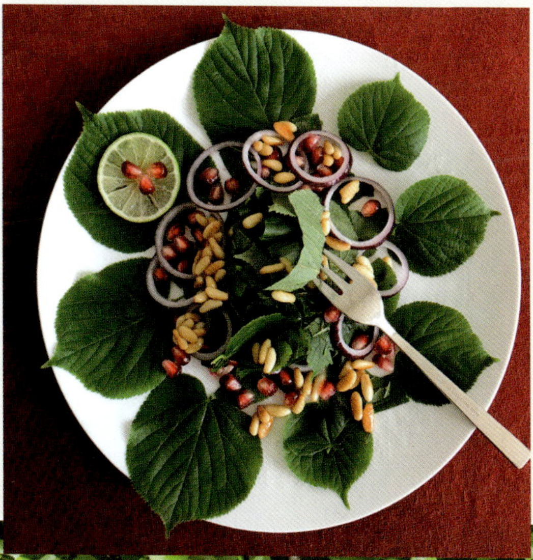

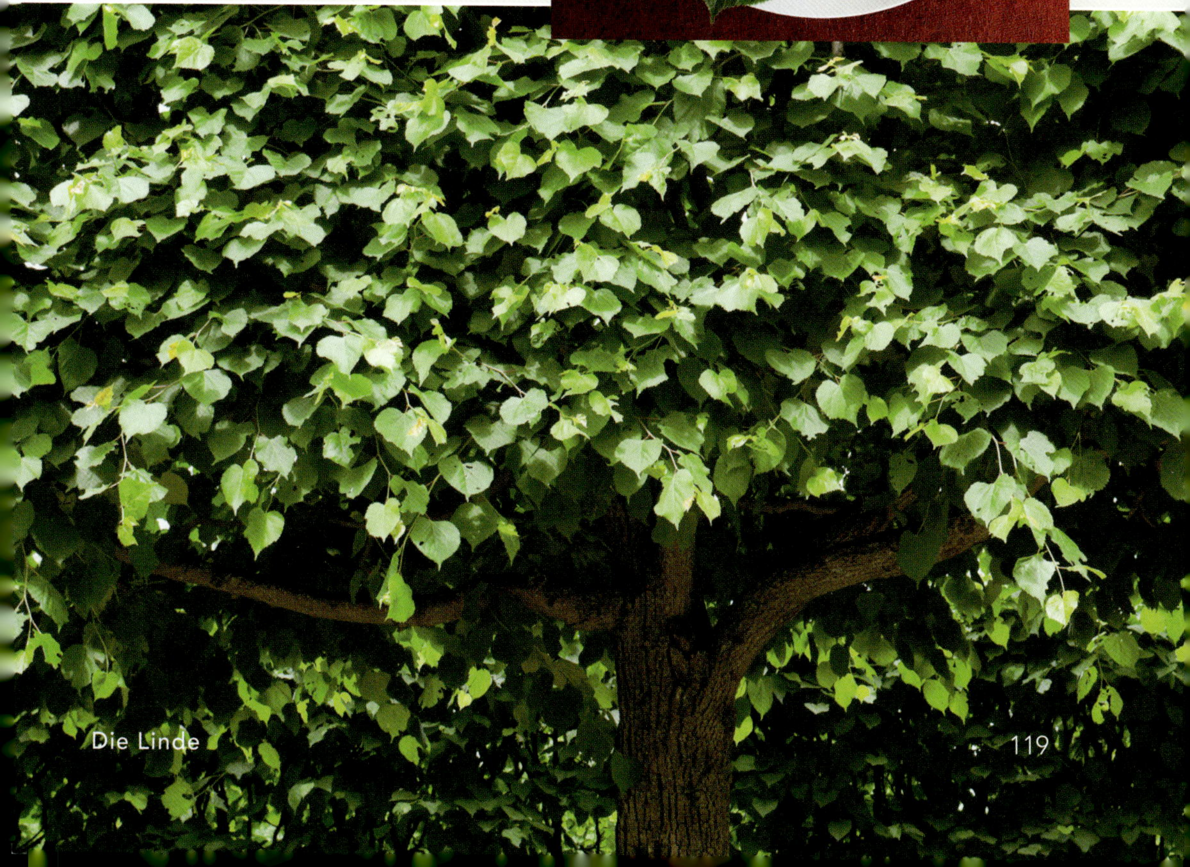

Lindenlust: Der Baum der Liebe

„Lieblich lässt es sich, Geliebter,
unter dieser Linde sitzen,
Wenn die goldnen Mondeslichter
Durch des Baumes Blätter blitzen. (...)
Sieh dieses Lindenblatt! Du wirst es
Wie ein Herz gestaltet finden;
Darum sitzen die Verliebten
Auch am liebsten unter Linden. ..."
Heinrich Heine (1797-1856)

Es ist eine uralte Liebesbeziehung zwischen diesem Baum und dem Menschen: Die Linde liebt die Menschen, und wir lieben die Lindenbäume. Es heißt, der honigschleckende Liebesgott Amor persönlich, Sohn der Liebesgöttin Aphrodite, sitze tief verborgen in den Ästen der Linde. Von hier aus verschießt er treffsicher seine Pfeile und schenkt uns neue Liebe.

Die Blätter der Linde formen lauter rund geschwungene, hellgrüne Herzen, die in der Spitze fein ausgezogen sind. Bis zu sechzigtausend gelbe Blütensterne können an einem Baum gleichzeitig blühen und einen betörend süßen Duft verströmen. Dann kommen Schwärme von Bienen und Hummeln. Ihr Gesumm umgibt den Baum mit einer besonderen Klanghülle. Die Bienen sind von alters her ein Symbol für die Süße der Liebe, der Fruchtbarkeit und der Fülle und gehören damit ins Gefolge aller Liebesgöttinnen. Aus der Herzform der Blätter, der Süße der Lindenblüten und der Bienen lasen unsere Vorfahren Botschaften der Liebes- und Schöpfergöttin, die sich hier in der Linde den Menschen offenbarte und damit auch ansprechbar war. Für die Balten zeigte sich in der Linde die Glücks- und Schicksalsgöttin Laima. Das Reitervolk der Skythen, eine uralte Hochkultur, die in den östlichen Steppen beheimatet war, suchte Linden auf, um hier Hilfe und Rat des Orakels der Göttin der Liebe zu finden. Dabei wickelten sie sich drei Lindenblätter um die Finger und verfielen in eine hellsichtige Trance.[75] Winkt uns die Liebesgöttin verheißungsvoll auch heute aus der Linde? Wir können und dürfen davon ausgehen, dass zumindest der Duft des Baumes der Venus uns in sanfte Liebes- und Glücksstimmung versetzen kann; denn der sehr süße Duft wirkt mit Sicherheit ähnlich aphrodisierend, wie wir es vom süßen Jasmin kennen.

Die Linde ist *der* beschworene Lust- und Liebesort der Minnesänger des Mittelalters. Ihre Dichtungen sind voller Wunderlinden, Lindengrün, Lindenduft und Lindenlaub. So wachten auch drei Linden über Tristan und Isoldes Liebesspiel. Der große Minnesänger Walther von der Vogelweide (1170-1230) beschreibt ein Liebesstelldichein mit einer schönen Fremden, bei der der Zauber des Liebesbaumes erfolgreich wirkte: *„Under der linden an der heide, da unser zweier bette was...“* Die Linde galt als beziehungsstiftender Baum; denn ihre Schnüre aus Lindenbast wurden seit alters her für Hochzeitsrituale, bei denen die Handgelenke zusammengebunden wurden, verwendet.

Eine Besonderheit unserer Heimat sind die alten Tanzlinden. Einige dieser alten

Bäume haben sich in Deutschland erhalten.[76] Hier wurden die Äste des Baumes so getrimmt und gezogen, dass sie eine Holzplattform tragen können. Bei Kirchweih, Märkten und anderen Festen wurde im blühenden Blätterdach getanzt, Brautschau gehalten und später auch die Hochzeit gefeiert. *„Schon um die Linde war es voll, / und alles tanzte schon wie toll"*, heißt es in Goethes *Faust*.

Viel später ließ der Bayernkönig Ludwig II. (1845-1886) auf seinem Lustschloss Linderhof sich einen großzügigen Hochsitz in einer Linde errichten und pflegte im Hellgrün des „Parzivalbaumes" zu frühstücken; denn die Linde war auch der Schicksalsbaum seines mittelalterlichen Lieblingshelden Parzival. Von dieser Lust, sich im Baum auf Plattformen im Blätterdach zu vergnügen, berichten schon römische Quellen.[77]

Es war Karl der Große (748-814), der in seiner *Capitulare de villis,* einer detaillierten Anordnung für die Verwaltung seiner Krongüter, vorschrieb, dass bei jedem Hof eine Linde gepflanzt werde müsse. Dass die Linde eine ideale Bienenweide darstellt, war damals schon bekannt – und Honig und Wachs waren begehrte Luxusgüter im Mittelalter.

Der Lindenduft und der Lindenhonig dürfen uns an weit mehr als die Sinnesfreude der Liebe erinnern. Seit jeher symbolisiert die Süße des Bienenhonigs in fast allen Kulturen auch die mystische Liebeserfahrung tiefer Gottverbundenheit. Daran erinnern uns Engelsbilder wie der „Honigschlecker" in der Wallfahrtskirche zu Birnau am Bodensee. Tatsächlich kann uns angesichts der Fülle der blühenden Schönheit einer Linde eine tiefe Dankbarkeit und Gottverbundenheit erfassen.

Wer oder was uns hier auch immer ergreift, „Gott Vater", „Mutter Erde" oder einfach ein Kuss eines Geliebten – wir dürfen uns im Frühsommer dieser schönen Lindenenergie ganz hingeben.

Trost und Hoffnung: Liebeskummer lindern

„Am Brunnen vor dem Tor
Da steht ein Lindenbaum
Ich träumt' in seinem Schatten
So manchen süßen Traum
Ich schnitt in seine Rinde
So manches liebe Wort
Es zog in Freud und Leide
Zu ihm mich immer fort."
Wilhelm Müller (1794-1827)

Die Linde, ihr betörender Duft und ihre Schönheit, kann und darf uns auch begleiten, wenn die Liebe uns Schmerzen bereitet und wir Liebeskummer haben. Hier ist das Lindenblütenöl die erste Wahl. Es dämpft den Schock von Trennungen, schmerzhaften Erkenntnissen, gebrochenem Vertrauen, Betrug und Enttäuschungen und hilft uns, weich bei uns selbst zu landen. Bei schwerem Liebeskummer sind vor allem die ersten zwei Wochen schwierig. Hier kann ein kleines „Erste-Hilfe-Duftfläschchen" ein wichtiger Halt werden. Der süße Duft hilft, sich von den quälenden Gedanken-

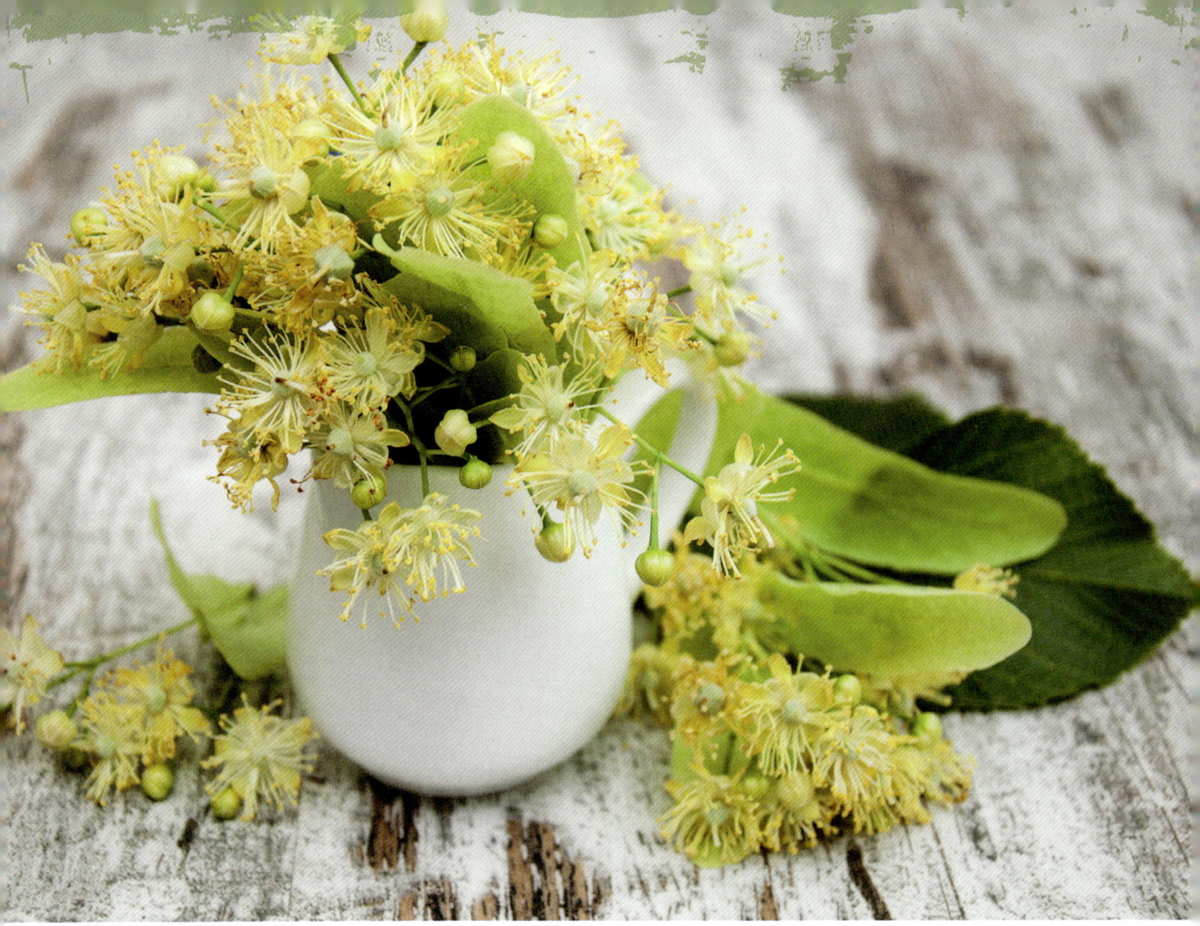

achterbahnen zu befreien und sich bewusst auf anderes zu konzentrieren oder einfach auszuruhen. Viele Naturspaziergänge oder Wanderungen, „Waldbaden" oder ein einfaches Sitzen im Park heilen sanft. Warum die Süße der Düfte bei Kummer, Trauer und Trennungen besonders hilfreich ist, beruht auf unseren Kindheitsmustern. Hier half uns die süße Muttermilch, so manchen Schock zu verdauen und die erforderlichen Anpassungen ans Leben zu meistern.

Die Linde, ein Baum, der Liebesleid und Herzkrankheiten heilt? In den herzförmigen Blättern sahen die alten Heilkundigen die sichere Signatur, dass die Linde ein Baum ist, der den Herzen gut tut, und sie wurde für Herzkrankheiten aller Art angewendet.[78] Der englische Arzt Culpeper (1616-1654) empfahl die Blüten „bei Herzklopfen, Drehschwindel" und als „ein gutes Kopfmittel".[79] Früher verstand man das menschliche Herz weniger als Pumpmuskel, sondern als Sitz der Liebe, des Mutes, der Freude und der Gottesliebe. Krankheit und Gefühl wurden mehr als Einheit gesehen: Als „herzkrank" verstand man auch psychische Symptome, sowie Gefühle der Mutlosigkeit, der Verzweiflung und des Trübsinns. Man glaubte, diese Leiden könnten allein durch Gegenwart der Linde gelindert werden.[80] Wir dürfen uns heute an diese alten Hinweise erinnern, die eine frühe Form der Natur- und Baumtherapie darstellen.

Duftmischung: Liebeskummer Ade

5 Tropfen Lindenblüten abs.
2 Tropfen blauer Lotos abs.
2 Tropfen Zirbelkieferöl
in 10 ml Mandelöl in einen Roll-On füllen.

Anmerkung: Der blaue Lotos hilft hier, in Verbindung zum höheren Selbst zu treten und sich seiner Lebensaufgabe zu erinnern. Die Zirbelkiefer reinigt immer wieder die belastenden Fremdenergien, die eventuell aus der Beziehung vorhanden sind.

Tipp: Bei nervösen Unruhezuständen und Stress gibt es in Frankreich seit Jahrhunderten die Tradition, die Kissen und Bettlaken mit Lindenduft zu parfümieren.[81] Das hilft vor allem gut bei stressbedingten Einschlafstörungen und hohen emotionalen Belastungen. Man kann zwei Tropfen Lindenblütenöl auf ein Taschentuch geben und einfach unter das Betttuch legen; oder den Duft auf einen feinen Wattebausch tropfen und diesen zwischen das Kissen und den Kissenbezug stecken.

Kreativer Flow – Die Linde als Künstlerbaum

„Die Linden blühen, Clemente, und der Abendwind schüttelt sich in ihren Zweigen. Wer bin ich, dass ihr mir all euren Duft zuweht, ihr Linden. Ach, sagen die Linden. Du gehst so einsam zwischen unseren Stämmen herum und umfasst unsere Stämme, als wenn wir Menschen wären, da sprechen wir dich an mit unserem Duft."
Bettina Brentano (1785-1859)

Die Linde ist – wie kein zweiter Baum – ein Künstlerbaum, eine Kraft- und Inspirationsquelle für alle schöpferischen Geister. Der süße Duft, ihr helles Grün, freundlich gepaart mit leuchtend gelben Blüten, schenkt müden Kreativen neue Kraft und Ideen. In Berlin, der Kreativhauptstadt Europas, säumen Tausende von Lindenbäumen Straßen, Alleen und Höfe. Sie bringen Heiterkeit, Schönheit und Großzügigkeit in die Stadt; und vielleicht den besonderen kreativen Kick, der hier manch zündende Idee entstehen lässt. Besonders berühmt ist die Prachtstraße „Unter den Linden". Schon im Jahr 1650 begann der große Kurfürst Friedrich Wilhelm von Brandenburg (1620-1688) eine sechsreihige Lindenallee anzupflanzen. Sein Nachfolger Friedrich I. (1657-1713) erließ ein Gesetz, das jedem Bürger die Pflege der Linden vor seinem Haus übertrug; und noch heute pflegen und gießen viele Berliner „ihre Hauslinden" mit viel Liebe und einem für Berlin typischen skurrilen Habitus.[82]

Die Linde ist der Kunst seit Jahrhunderten eine wunderbare Muse. Der Baum der Liebesgöttin, brachte Schwung in müde Pinsel; denn Kunst braucht Liebe, Lust und Lebensfreude, das wussten schon unsere Vorväter. Mit der ihr eigenen Blütenfülle und Üppigkeit erinnert sie alle Künstler daran, dass die Künste nur dort gedeihen, wo wir uns selbst und anderen Fülle frei schenken. Kunst braucht unsere Intuition, Aufmerksamkeit, einen gesunden Spürsinn und Glück – zu all diesen Gefühlsbereichen kann die Energie dieses Baumes als Türöffner dienen.

Die Linde lädt dich ein:

- Werde in allen Bereichen deines Lebens kreativer Gestalter.
- Nutze Spannungen aus Polaritäten und sieh sie als Teil des kreativen Prozesses.
- Stelle dir die Frage: *„Mit wem möchtest du Frieden schließen?“* Und tue das!
- Erlaube dir, tägliches Verzeihen zu praktizieren.
- Werde ein Ideenfänger!
- Wenn Ideen bei dir landen, die für andere bestimmt sind, gib sie großzügig weiter.
- Lebe ein großzügiges Leben: Verschenke Komplimente und Freundlichkeiten.
- Werde ein Liebender, verströme dich in Liebe.
- Und vor allem: Tanze mit der Schöpfung und deinen Schöpfungen!

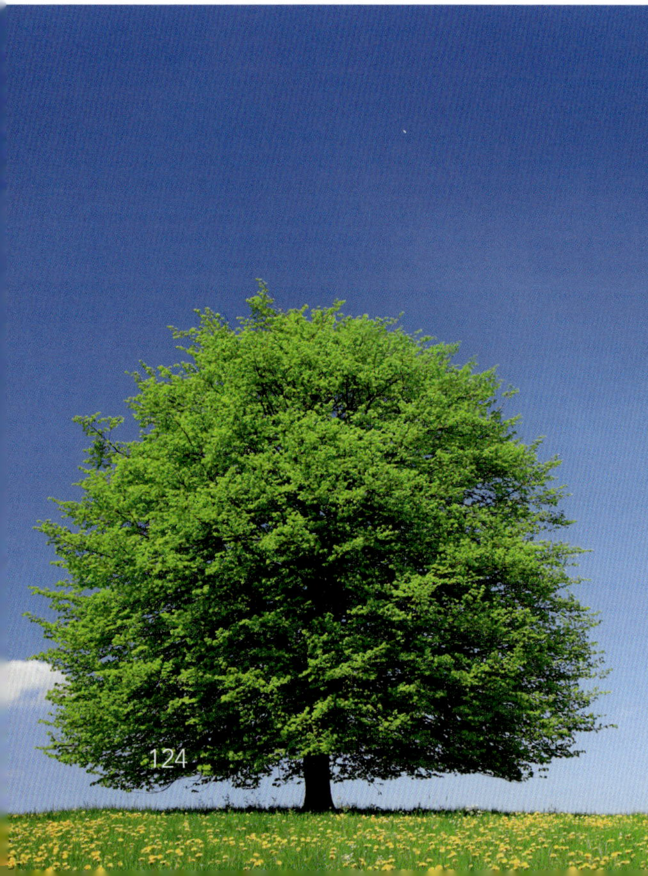

Airspray: Berlin Flow

Ein Duftspray, das über einige Wochen gut unterstützen kann, um kreative Projekte anzuschieben, durchzuhalten und abzuschließen.
10 Tropfen Linden abs.
8 Tropfen Akazien abs.
7 Körner ganzer Rosenpfeffer
in 45 ml Lindenhydrolat mit 5 ml Alkohol bio (96%) geben.
In eine 50 ml Sprayflasche abfüllen. Dreimal täglich vor sich sprühen und dann mit geschlossenen Augen kurz in die Duftwolke treten. Den Duft dabei einatmen. Wenn die Flasche durchsichtig ist, wirkt der Rosenpfeffer zusätzlich als dekoratives und spielerisches Schmuckelement, das es energetisch in sich hat.

Linde – Freude und Kreativität

Schlüsselthemen – Seelisch-geistige Wirkung

Schöpferische Lebendigkeit – aktiv werden, Lebensfreude fühlen – Kreativität in alle Teile seines Lebens bringen – empfänglich werden für neue Ideen – Gefühle der Liebe mutig wieder zulassen – die eigene Berufung annehmen und leben

Das Absolue begleitet, fördert und unterstützt: Lust auf Selbstausdruck und Erfolg; die eigene Kreativität wieder in den zu Fluss bringen; den Mut zu haben, größere Projekte anzugehen; die Angst vor Ablehnung zu überwinden und stattdessen der eigenen Kreativität Geduld, Ausdauer und Zielbewusstsein zu schenken. Scheitern als Teil des kreativen Weges zu verstehen und nach Erholungspausen die eigenen Projekte variiert und woanders weiter zu verfolgen; sich dem Licht der Öffentlichkeit entspannter zu stellen. Für sich selber, seine Wünsche und Fähigkeiten einzustehen; seine Meinung klar und mit Lebensfreude zu vertreten.
Lindenkraft lindert Liebeskummer. Sie bringt Linderung und Heilung in den Bereichen, in denen unser emotionales Herz leidet. Dieses Öl kann alte Herzensbrüche „auszuleiten" helfen. Lindenenergie löst Blockaden, die oft im ausweglosen Zorn vor langer Zeit entstanden sein können. Der Duft schenkt den Flow frischer Kraft, Bereitwilligkeit und Empfänglichkeit für wirklich Neues. Die Lindenenergie erlaubt, eine beobachtende Perspektive auf eine schwierige Situation einzunehmen, und lehrt: *Es gibt immer mehrere Wege. Du darfst weiche Wege wählen.* Die Kraft der Linde hilft in allen Lebensphasen, in denen wir einen großen Schritt auf uns selbst zugehen, unser Leben in die Hände nehmen und es selbst gestalten wollen.

Ergebnis: Wir sind wacher, positiv-neugierig, achtsamer und genießen den Augenblick. Wir stehen für uns selbst, unsere Ideen und Projekte mit Freude und Klarheit ein. Wir leben mit unserer inneren Führung verbunden; wir handeln aus dem inneren Bewusstsein, ein Geschöpf der Freude zu sein; wir werden großzügiger, liebevoller und halten den Fokus auf einem freundlichen, gemeinschaftlichen Miteinander.

Wir lernen: Kreativen Impulsen zu folgen; Freude als Indikator für gute Projekte, Ideen und Wege zu verstehen; uns Pausen vom Druck und Stress gezielt zu ermöglichen; unsere Intuition besser zu lesen und ihr zu folgen; Leichtigkeit als Qualität im Leben wahrzunehmen und sie bewusst zu trainieren; Frieden zu schließen; täglich uns und anderen zu verzeihen; den Mut zu finden, uns neu zu verlieben; mehr Liebe und Mitgefühl zu leben; mit dem kreativen Flow zu gehen; die Gesetze der Fülle der Natur zu verstehen und für unser Leben anzuwenden.

Wird eingesetzt bei: Ideenlosigkeit; Furcht vor Freude; Burn-out; hohem Stress; fehlender Selbstliebe; Traurigkeit; Hartherzigkeit; kreativen Blockaden aller Art; Halsproblemen, die mit Angst vor Selbstausdruck und Erfolg verbunden sind; Hartnäckigkeit, die aus einer tiefen Lebensangst vor Liebe und Kreativität stammt; altem, unverarbeitetem Zorn, der Erfolg blockiert; dem Gefühl einer unbestimmten Taubheit und Lähmung; dem Gefühl, sich nicht entscheiden zu können; um Herzensbrüche zu heilen; Liebeskummer allgemein.

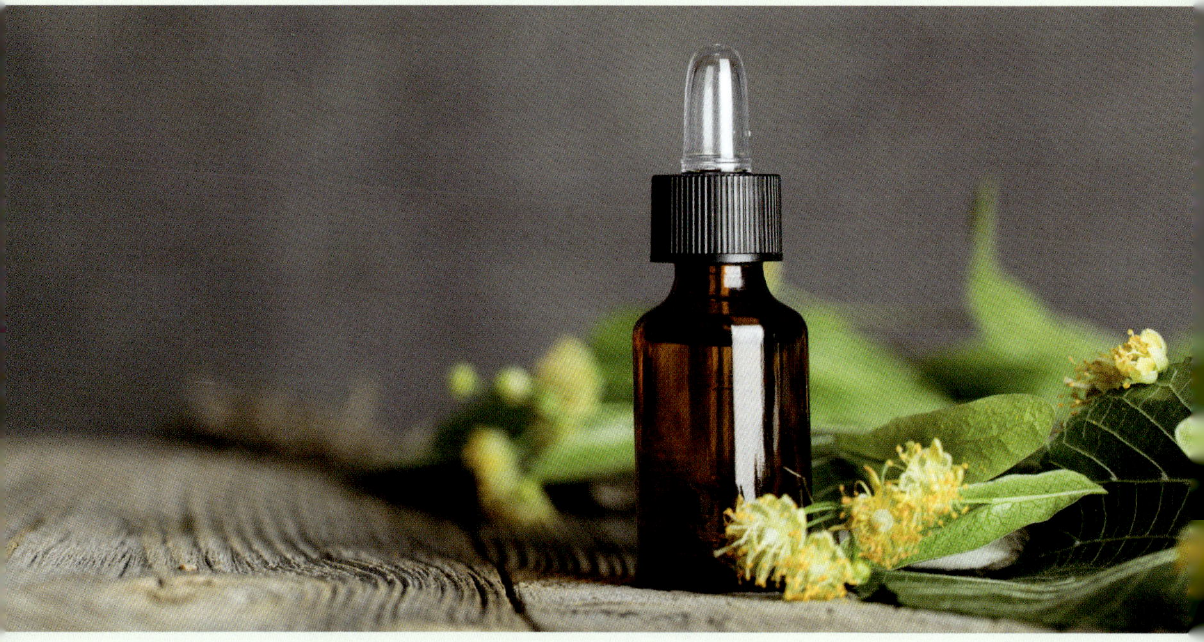

Das Lindenabsolue

Heilt Herzenswunden auf allen Ebenen – schenkt uns Verbundenheit mit der Schöpfung in Liebe – erinnert uns an unsere kreativen Möglichkeiten – bringt kreativen Flow in alle Bereiche unseres Lebens.

Herkunft: Bulgarien, Frankreich.

Gewinnung: Extraktion der Lindenblüten.

CO_2-Extraktion: Ein zart-süßes Lindenblütenöl-Absolue mit den für die Lindenblüte typischen lieblichen Noten. Das seltene Blütenöl hat ein reiches Duftbouquet und ist dazu noch relativ preiswert. Das Extrakt enthält noch wässrige Bestandteile und mischt sich nicht gut mit fetten Trägerölen. Deshalb ist es gut, eine Grundmischung mit biologischem Alkohol anzusetzen.

Duftcharakter: Blumig, honigsüß, fein nussig und warm.

Besonderheit: Es ist für uns Menschen ein sehr wertvolles Absolue, das in Europa in der Produktion leider sehr zurückgegangen ist. Zurzeit gibt es wenig Nachfrage nach diesem kostbaren einheimischen Produkt. Die Ernte ist mühsam, denn man muss zwischen Bienen und Blüten auf wackeligen Leitern eine ganze Menge pflücken, bis man überhaupt mit dem Destillieren beginnen kann, wie mir Herr Lindenmann erklärte, der ein feines Lindenabsolue anbietet. Ein bereits verdünntes Lindenblütenabsolue (10%) kann man über die Firma Neumond beziehen. Man sollte auf eine gute Bezugsquelle und eine biologische Qualität achten. Öle, die ich in Ungarn kaufte, hatten eine unschöne künstliche Geruchsnote.

Verträglichkeit: Lindenabsolue ist gut verträglich.

Mischt sich gut mit: Allen Baum- und Holzdüften, Immortelle, Manuka und Cajeput. Ein leicht zu mischendes Absolue, das in viele Mischungen Heiterkeit und kreative Momente hineinzaubern kann.

Feinstofflich-ätherische Mischungen: Lindenabsolue ergänzt sich gut mit allen Ölen und Absolues, die uns mit unserem Höheren Selbst und unserer Herzintelligenz verbinden, so Iris und blauer Lotos. Es ist *das* feinstoffliche Öl, um Kreativität auf allen Ebenen ins Fließen zu bringen.
Es mischt sich gut mit allen Ölen, die uns dabei helfen, schwere Traumata aufzulösen: So mit den Kiefernölen, vor allem auch mit den Ölen der Cistrose, Manuka und dem Zirbenöl. Hier bringt es eine feine Komponente an hochschwingender Lebensfreude und -kraft in die Mischungen.

Was die Seele braucht – Anwendungsformen im psychischen Bereich: In der Duftlampe, im Duftbrunnen, für Duftsteine, als Raumspray, Duftroll-On, als Halscreme, zur Massage, um sich zu entspannen oder auch um das seelische Schmerzgedächtnis nach Phasen großen Kummers zu erleichtern, als Ankeröl für kreative Projekte.

Traditionelle körperliche Anwendungen: Die Lindenblüten als Absolue oder der Tee sind ein bewährtes Anti-Stressmittel. Sie haben eine stimmungsaufhellende Wirkung. Eingesetzt werden getrocknete Lindenblüten, vor allem der Tee, zur Beruhigung bei stressbedingten Krämpfen, Magenverstimmungen, Leberschmerzen, Kopfschmerzen, Schlaflosigkeit und fiebrigen Erkältungskrankheiten. Hildegard von Bingen empfahl Lindenblätter als Augenheilmittel: „Im Sommer soll man sich, wenn man schlafen gehet, mit frischen Lindenblättern die Augen und das ganze Gesicht bedecken. Das macht die Augen rein und klar." Heute werden aufgelegte Kompressen aus Lindenblütenwasser oder Tee als mildes Augenerholungsmittel empfohlen.[83] Die Holzkohle ist ein altes Heilmittel der Volkmedizin, die bei Darmleiden wie Durchfall angewendet wird. Der Lindenduft wird gerne als Raumspray, auf Kissen und Bettzeug, als Roll-On-Duftmischung, im Aromadiffuser, in Duftlampen, als Kompresse, als Badezusatz und für Körpercremes verwendet.

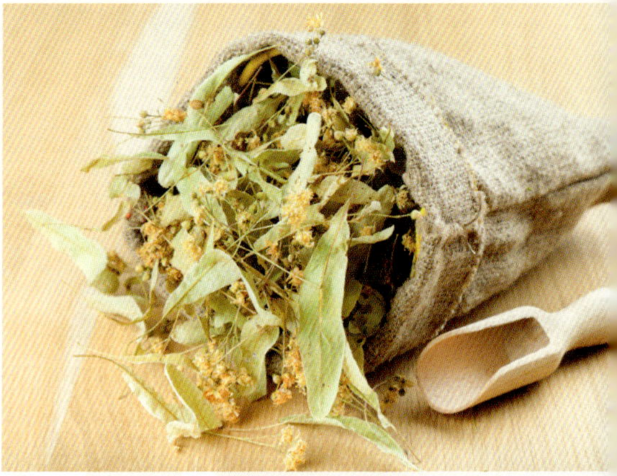

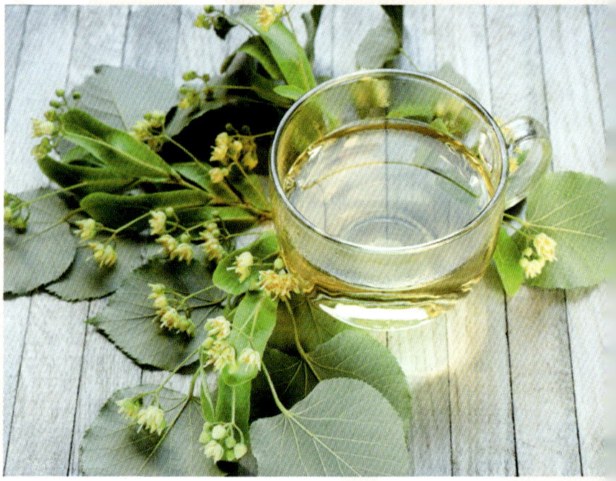

Das Lindenhydrolat – Wasser der heiteren Kreativität: Lindenwasser ist eine Kostbarkeit: Zehn Kilogramm reine Lindenblüten ergeben nur zehn Liter Lindenblütenwasser.[84] Lindenwasser eignet sich im Duftspray oder Duftbrunnen für kreative Räume. Es hebt die Laune, putzt die kreativen Kanäle frei, sodass die Musen uns wieder küssen und neue Ideen einfliegen können. Es hat sich in Berlin gut in Duftbrunnen kreativer Start-ups als Refresher bewährt.

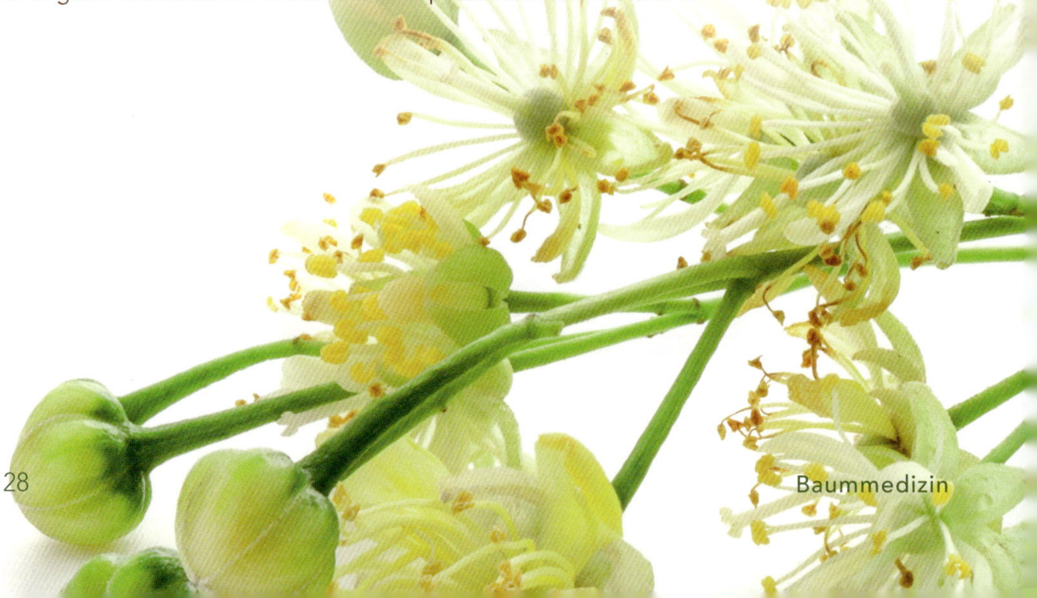

Tipp: Lindenblütentee – Sonnenkraft für unsere Nerven!

„Und da war meine ganze Kindheit wieder da! Dieser ganz eigene Geschmack von einem Stückchen Madeleinebiskuit, das mir jeweils meine Tante Leonie am Sonntagmorgen in den Mund schob, nachdem sie es in ihrer Tasse Lindenblütentee getaucht hatte."

Marcel Proust, *Auf der Suche nach der verlorenen Zeit*

Noch heute wird Lindenblütentee sehr gerne in Frankreich getrunken. Er besänftigt nervöse Gemüter. Schon in der Antike galt der Lindenblütentee als Beruhigungsmittel für Nerven und Herz. Er hat eine leicht krampflösende, blutdrucksenkende Wirkung und kann bei stressbedingten Krampfzuständen, Herzschmerzen und Schlafstörungen eine sanfte Hilfe sein. Mehr bekannt ist der Tee als schweißtreibender Erkältungstee, vor allem aber bei fieberigen Erkältungen. Gesüßt mit einem Löffel Lindenblütenhonig bringt er in der Erkältungszeit die Sonnenkraft des Frühsommers und wärmt uns sanft von innen. Lindenblütentee wirkt zudem entgiftend. Die in den Blüten enthaltenden Schleimstoffe lindern Hustenreiz und Halsschmerzen, und die Glycoside wirken entzündungshemmend.

Ein schönes Teegeschenk:

Um müde Geister fit zu bekommen, hat sich die Mischung Lindenblüte mit eingestreuten Kornblumenblüten bewährt (30% Kornblumenblüten). Diese Mischung Blau-Gelb galt seit Jahrtausenden als besonders heilig. Man sah im alten Zweistromland in den Farben Blau-Gelb die Farben des Himmels und der Erde. Ein Heiltee für alle kreativen Geister, der uns Intuition und Lebensfreude schenkt.[85]

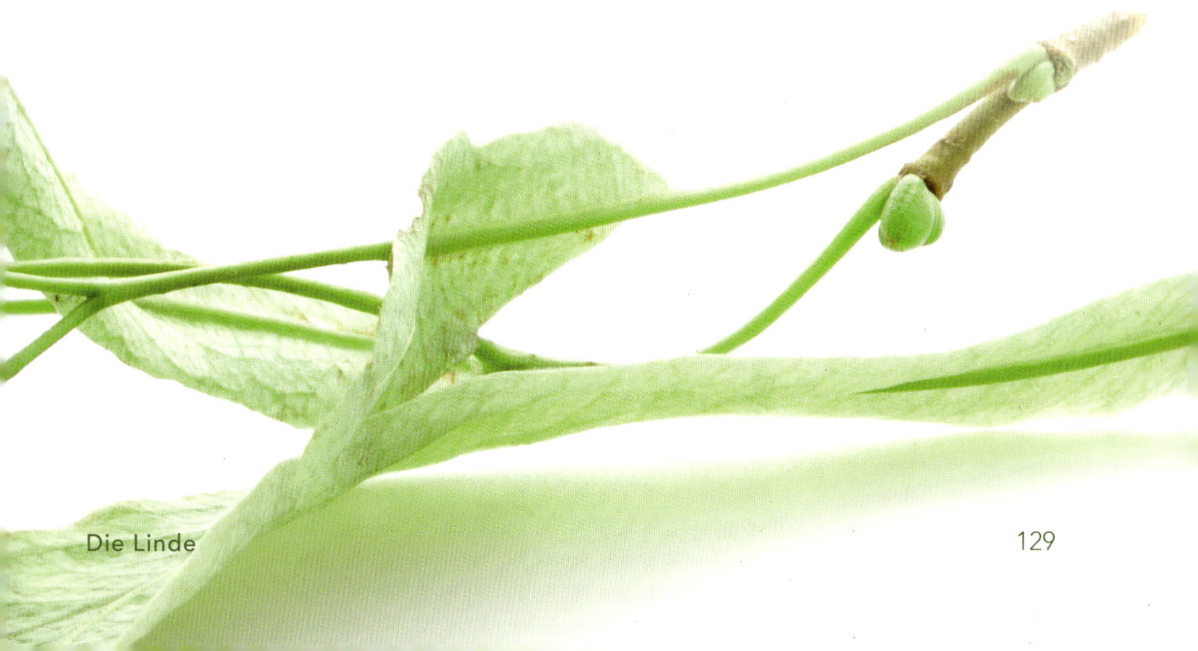

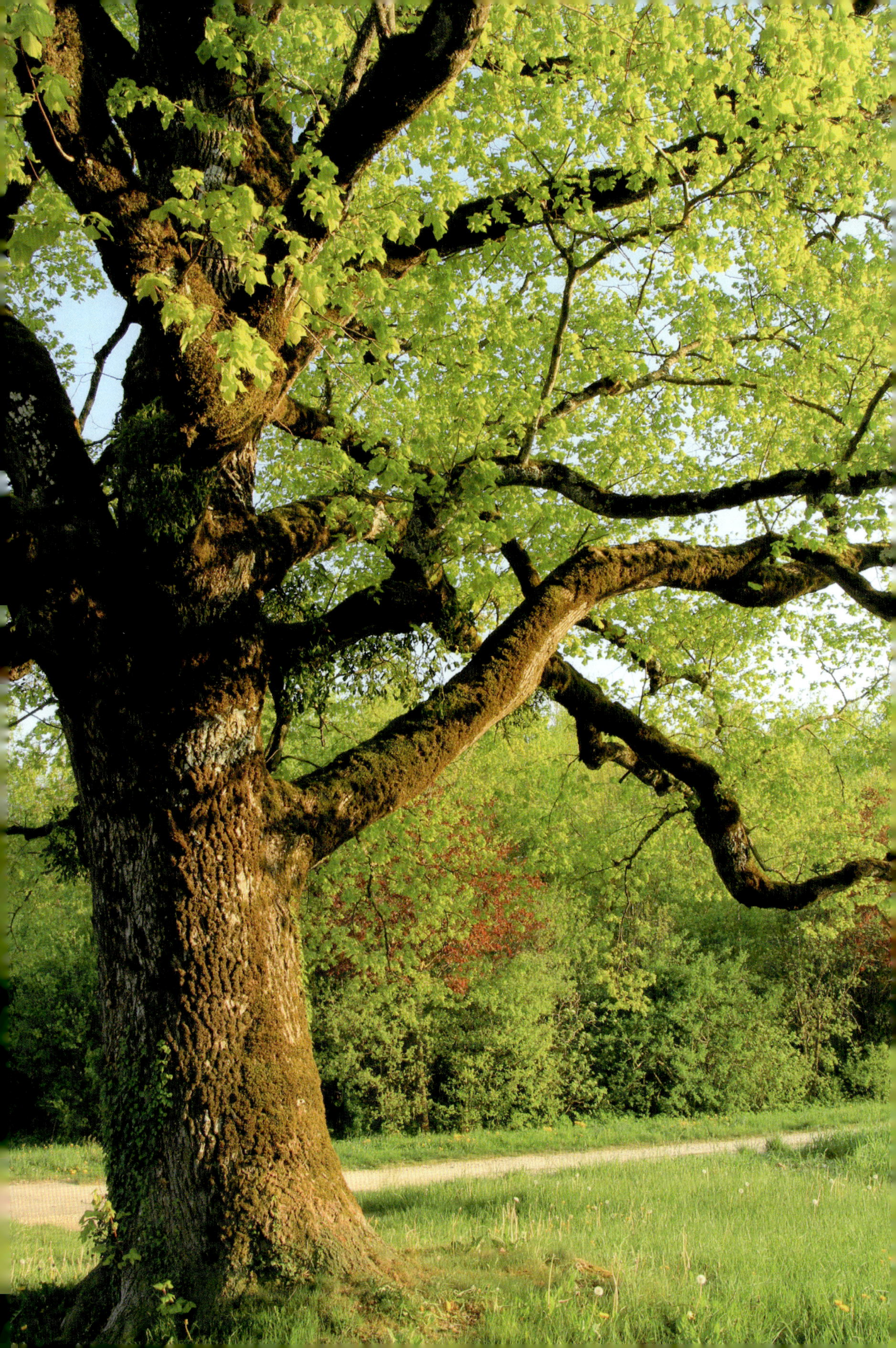

Die Eiche – Kraft für deine Heldenreise

Quercus robor

„Wir verfügen über alle Kraft, die wir brauchen,
um die Veränderungen herbeizuführen,
die wir uns wünschen."
Gregg Braden

Die Eiche ist der König des Waldes. Eichen gehören zu den imposantesten Bäumen in unseren Breitengraden. Sie strahlen Stärke und Beständigkeit aus. Ihr Name *robor* bedeutet Kraft. Früher bedeckten große Eichenwälder ganze Regionen Europas. Heute finden wir größere Eichenbestände noch im Spessart und im Pfälzer Wald. Eichen vertragen so einiges – gleich ob Sand, Nässe oder Trockenheit: Die robusten Eichen kommen mit fast allen Böden zurecht. Dort, wo Buchen es schwer haben, können sich die Eichen durchsetzen. Deshalb gehören Eichen zu den wichtigsten einen Wald bildenden Laubhölzern. Sie werden zwischen fünfundzwanzig und vierzig Meter hoch und können einen Stammdurchmesser bis zu drei Metern erreichen. Ihre graue Rinde wird von tiefen Rissen durchfurcht. Der Stamm teilt sich früh und bildet starke, waagerecht weit ausladende Äste. Eichenkronen bilden oft schöne kreisrunde Formen aus. Eichen erreichen ein Alter von 400 bis 700 Jahren, seltene Exemplare von bis zu 1000 Jahren.

In Europa sind vierundzwanzig unterschiedliche Eichenarten heimisch. Am meisten verbreitet sind die Stiel- und die Traubeneichen. Eigentlich sind sie leicht zu unterscheiden: Die Eicheln der Stieleiche (auch Sommereiche genannt) wachsen an kleinen Stielen, die dieser Art ihren Namen gaben. Die Eicheln der Traubeneiche (auch Wintereiche genannt) wachsen wie Weintrauben direkt an den Ästen. Die Wintereiche hat ihren Namen auch daher, dass sie im Winter ihre Blätter sehr lange hält. Da sich viele Eichenarten munter über die Jahrhunderte durchmischt haben, treffen wir vor allem auf Bastarde, an denen sich gut einige der charakteristischen Merkmale der Eichen studieren lassen.[86] Junge Eichen werden gerne von äsendem Wild gefressen. Deshalb sagt eine Redeweisheit: Es braucht Glück, dass eine kleine Eiche groß wird.

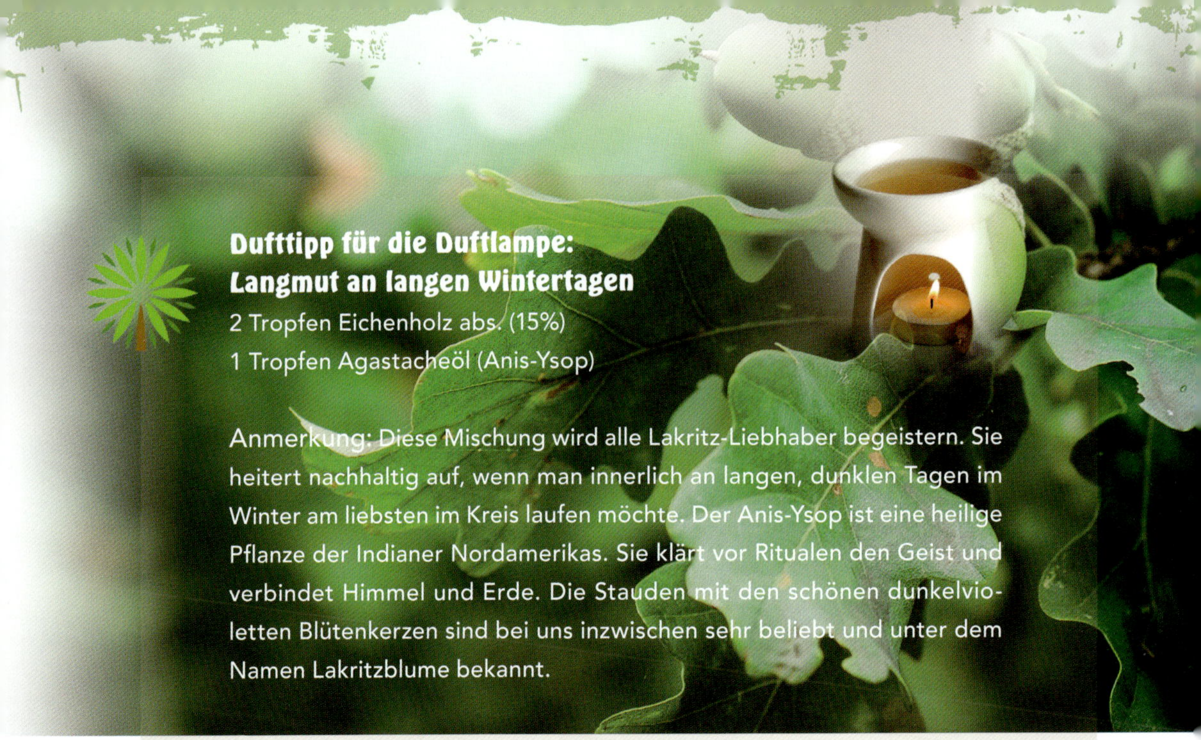

Dufttipp für die Duftlampe:
Langmut an langen Wintertagen

2 Tropfen Eichenholz abs. (15%)
1 Tropfen Agastacheöl (Anis-Ysop)

Anmerkung: Diese Mischung wird alle Lakritz-Liebhaber begeistern. Sie heitert nachhaltig auf, wenn man innerlich an langen, dunklen Tagen im Winter am liebsten im Kreis laufen möchte. Der Anis-Ysop ist eine heilige Pflanze der Indianer Nordamerikas. Sie klärt vor Ritualen den Geist und verbindet Himmel und Erde. Die Stauden mit den schönen dunkelvioletten Blütenkerzen sind bei uns inzwischen sehr beliebt und unter dem Namen Lakritzblume bekannt.

Eichenkräfte sind Lichtkräfte: Der Sonnenbaum

Die Eiche ist sehr lichtbedürftig und steht am liebsten im vollen Sonnenlicht. Wird sie von anderen Bäumen zu sehr beschattet, kann sie nicht richtig wachsen. Aus diesem Grunde finden wir viele der mächtigen Eichen an Waldrändern oder auch als freistehende Solitärbäume. Hier prägt ihre eindrucksvolle Erscheinung die Landschaft. Alte Eichen wurden so zu landschaftlichen Orientierungspunkten und Wegweisern für unsere Vorfahren, wie wir aus Wegbeschreibungen der Römer wissen. Auch pflanzten unsere Vorfahren Eichen gezielt als Markierungspunkte an Wegkreuzungen, Grundstücks- und Landesgrenzen.

Alte Eichenbäume sind wichtige Stabilisatoren für das biologische Netzwerk des Waldes. Sie sind Netzhalter der ätherischen Matrix in Naturlandschaften. Wer alte Eichen einfach so fällt, kann einen ganzen Wald aus dem Gleichgewicht bringen. Das müssen die Menschen zu allen Zeiten schon gewusst haben – denn Eichen galten immer schon als heilige Bäume. Um sie zu fällen, bedurfte es in alten Zeiten einer Rücksprache mit dem baumkundigen Priester.

In einem alten griechischen Mythos wird die Erschaffung des Menschen aus Eichen erzählt. Eichen sind heilige Bäume, die als uralte Ahnen verehrt wurden. So fragt in Homers Odyssee Penelope den heimgekehrten Gatten: *„Woher kommst du? Du entstammst doch nicht einer fabelhaften Eiche oder einem Felsen?“* Ein Epigramm aus dem 1. Jahrhundert v. Chr. aus der „Anthologia Graeca" ermahnt den Menschen, die Eichen zu schützen:

„Hüte dich sorgsam, oh Mann, die Mutter der Eicheln zu fällen!
Hüte dich! Schlag den Stamm älterer Pinien dafür,
schlage die Kiefer, den Christdorn mit seinem vielen Geranke,
trockenen Erdbeerbaum oder die Ilex dafür.
Nur von der Eiche halte ferne das Beil! Denn es stellen die Eichen,
wie man seit alters erzählt, unsere Urmütter dar."[87]

Eichenbäume sind heute auch noch Waldwächter und Standortbestimmer. Sie wissen eine Menge über die Lebensaufgabe und die Position eines jeden Wesens im ätherischen Naturnetz. Sie können für uns in orientierungslosen Zeiten gute Freunde und Vermittler sein. Sie können uns ein herzliches *„Weiter so"*, *„Da geht's lang"* oder ein geruhsameres *„Schritt für Schritt"* mit auf den Weg geben.

Duftmischung: Orientierungshilfe in ungewissen Zeiten

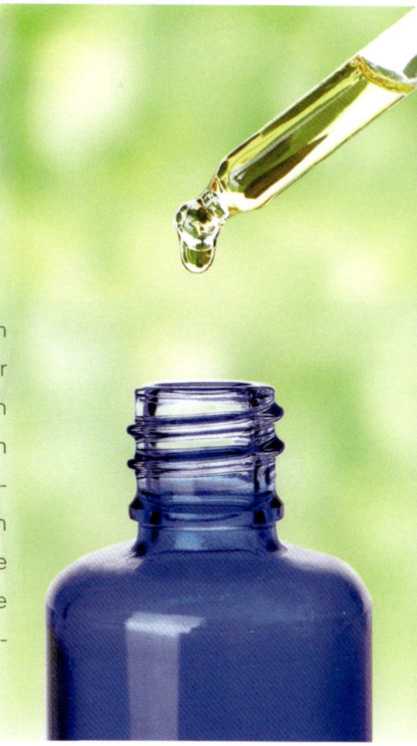

7 Tropfen Eichenholz abs. (15% Verdünnung)
5 Tropfen Fragonia
In 10 ml Mandelöl geben und in eine Blauglasglasflasche füllen.

Als Riechanker für Zeiten, in denen man durch hohe Belastungen oft die Orientierung zu verlieren scheint. Die Flasche viel in der Hand bewegen, in die Handfläche klopfen und bei Bedarf auch daran riechen. Fragonia (Agonis fragans) ist eine hierzulande noch wenig bekannte Heilpflanze, die einen wunderschönen zitrusartigen Duft hat, der süß bis blumig ist und einen balsamischen Zimtton besitzt. Diese Pflanze hat es in sich: Ihre antimikrobielle Eigenschaft ist bis zu achtmal stärker als Tea Tree.[88] Die Heilpflanze schenkt eine sehr feine Struktur für unsere Gefühlswelt und ein gutes Fundament für alles, was neu entstehen möchte.

Die deutsche Eiche: Heimat ist ein Gefühl

„Heimat ist do, wo's Gefui is."
Sir Quickley

Die deutsche Eiche ist ein feststehender Begriff. Eichen gelten als der deutscheste aller Bäume. Jede Epoche nutzte die Eichensymbolik für ihre Zwecke. In der Zeit der Romantik, vor allem aber im späteren 19. Jahrhundert, entdeckte man die alten Heldenmythen, so wie die *Edda*, wieder neu. Richard Wagner (1813-1883) brachte den *Ring des Nibelungen* und *Parzival* als erfolgreiche große Opern auf die Bühnen. Immer erhielt die symbolträchtige Eiche ihren Ehrenplatz in der Bühnendekoration.

Eichenholz gehört zu den härtesten Hölzern. Es ist sehr belastbar und schädlingsresistent aufgrund des hohen Gerbsäureanteils. Die Eiche wurde als Synonym für gute deutsche Charaktereigenschaften gesehen: Stärke, Durchhaltevermögen und Ehrlichkeit.

Wir dürfen uns von dieser Deutschtümelei nicht täuschen lassen, denn auch für die Engländer ist die Eiche *der* englischste Baum. Unter Eichen kämpfte schon Robin Hood für Gerechtigkeit, und auch der englische Königsthron ist natürlich aus englischer Eiche geschnitzt. Auch für die Franzosen ist die Eiche *ihr* Baum. In der Französischen Revolution pflanzte man Eichen bei zivilreligiösen Festen, dem so genannten *Kult des höchsten Wesens*. Hier stand der Baum im Mittelpunkt und sollte der Bevölkerung als Ersatz für die Kirchenfeste dienen. Die Eiche ist heute überall dort als Schmuck zu finden, wo es um nationale Symbole geht. So ist die Eiche vor allem ein *europäischer* Baum.

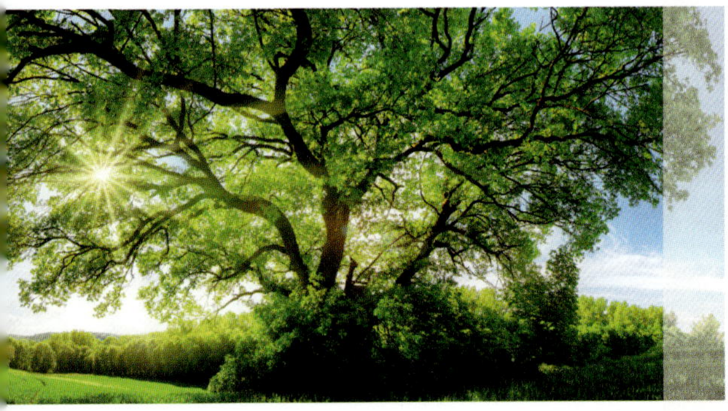

Baumkräfte nutzen: Heimat fühlen

Lehne dich öfter an Eichenstämme. Eichen helfen uns, das Gefühl der Heimat wiederzufinden. Gefühle der Heimat sind Gefühle der Sicherheit und der tiefen Geborgenheit. Im Erwachsenenalter darf sich das Gefühl der Heimat weiten: Unsere Heimat ist diese wunderschöne Erde. Eichen können uns das Gefühl der Verbundenheit mit der Natur in jedem Moment neu schenken. Der Standort, auf dem du stehst, möchte genau in diesem Moment deine Heimat sein.

Duftmischung: Ruhe und Sicherheit atmen

4 Tropfen Eichenholz abs. (15%)
2 Tropfen Orangenöl
2 Tropfen Kamillenöl
2 Tropfen Vanille abs.

in einen Duftbrunnen, Vernebler oder in die Duftlampe geben. Diese Duftmischung erdet und stärkt nach kleinen seelischen Erschütterungen.

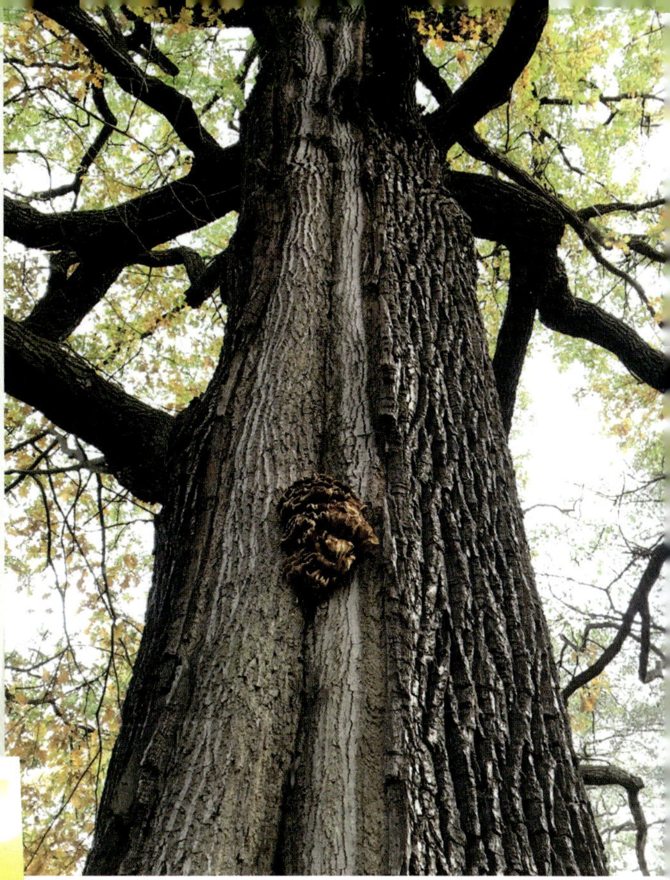

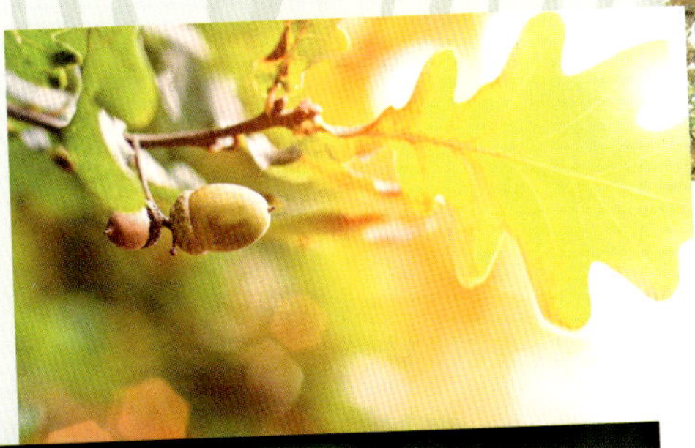

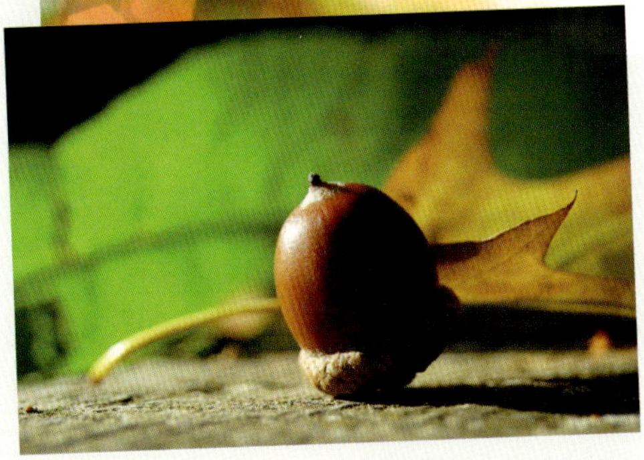

Blitzbaum Eiche – Wenn der Blitz einschlägt

„Eichen sollst du weichen,
Buchen sollst du suchen,
Kannst du Linden nicht grad finden."
Volksweisheit

Eigentlich sollte man sich bei Gewitter generell besser nicht unter Bäumen aufhalten, da alle Bäume zu einem Blitzableiter werden können. Eichenbäume wachsen häufig dort, wo Wasseradern sich kreuzen. Sie treiben ihre langen Pfahlwurzeln in große Tiefen, bis sie Wasser gefunden haben, und bilden so mächtige Blitzableiter. Deshalb schlägt der Blitz häufiger in Eichen ein als in andere Bäume.

Die Eiche galt immer als wilder Baum, denn kein Mensch wollte den Baum des Blitzgottes in der Nähe seines Hauses haben. Eichen verfügen über einen erstaunlichen Willen, nach diesen Blitzeinschlägen einfach weiterzuleben. Sie können mit den Narben noch Jahrhunderte gut überleben. Während anderen Bäumen Blitzschläge zum Verhängnis werden und sie zu faulen beginnen, stecken Eichen selbst großflächige Verletzungen aufgrund ihres natürlich imprägnierten Kernholzes gut weg. Einige Eichen können sogar mehrfach von Blitzen getroffen werden. Blitzbäume galten unseren Vorfahren immer als besonders heilig. Hier hatte der Blitzgott sein Zeichen gesetzt. Misteln oder Eicheln dieses Baumes wurden als besonders heilkräftig angesehen.

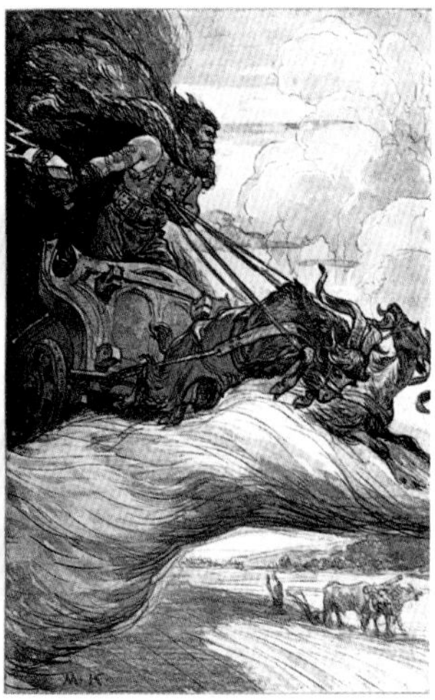

Blitzbäume dürfen uns auch heute noch ihre Heilkräfte schenken. Sie helfen nach den Gewittern des Lebens, uns wieder gut zu erden. Sie sagen: *„Richte deine Aufmerksamkeit auf das, was in deinem Leben gut und stabil ist.“* Aus der Kraft der Dankbarkeit heraus findet man schneller die Kräfte, die Wunden heilen.

Eichenbäume sind Königsbäume

„Wer einst den Blitz zu zünden hat, muss lange Wolke sein.“
Friedrich Nietzsche

Eichen waren seit Urzeiten die Bäume, unter denen der König thronte und seines göttlichen Auftrags waltete. Im alten Griechenland galt die Eiche als *der* Baum der Bäume. Die Eiche war hier dem wichtigsten Gott Zeus, dem blitztragenden Götterkönig, geweiht. Er war der Eichengott schlechthin. Damals wuchsen noch viele Eichen rund um das Mittelmeer. Eines der bedeutendsten Zeus-Heiligtümer befand sich in einem Eichenwald bei Dodona, im Nordwesten Griechenlandes. Hier lauschten die Priester des Zeus dem Rauschen der Blätter der Heiligen Eichen, um daraus die Zukunft zu prophezeien. Eichenblätter galten als heilig und waren wichtiger Bestandteil bei Ritualen.

Auch den Römern war die Eiche ein heiliger Baum und dem blitzschleudernden Götterkönig Jupiter geweiht. Der mächtige Adler war das heilige Tier des Jupiters. Dort, wo der Adler als Feldzeichen der Legionen diente, wurde er oft mit einer Eichel im Schnabel dargestellt. Die Römer unterschieden Glücksbäume, die *arbores felices*, von Unglücksbäumen.[89] An erster Stelle der guten Glücksbäume standen gleich vier unterschiedliche Eichensorten. Eichenhaine galten auch hier als heilig und waren

Teil von Ritualen. Hier wurden Gelübde abgelegt, Recht gesprochen und andere Beschlüsse verkündet. Der Baum war Symbol der Anwesenheit des Gottes Jupiter. Die Eiche hatte gleichsam Ohren. Wer hier die Unwahrheit sprach, lud den Zorn der Götter auf sich. Heilige Eichholzscheite nährten das „ewige" Feuer im Tempel der Vesta auf dem Forum Romanum, der das Herz Roms verkörperte. Aus Eichenlaub wurde auch die Bürgerkrone, die *corona civica,* eine Art Bundesverdienstkreuz, gewunden. Sie war die höchste Auszeichnung der Römer, die nur dem verliehen wurde, der Menschenleben gerettet hatte. Es wurde gesagt, der schlichte Kranz aus Eichenlaub sei mehr wert als alles Gold der Welt.[90]

Im keltischen Kulturkreis wachte der Donnergott *Thor*, auch *Donar,* über die Eichen. Auch er war ein Götterkönig, und zu seinen Waffen gehörte ein Blitzbündel. Die Kelten gaben ihm den Namen *Tanaris,* und bei den Slawen hieß er *Perun*.[91] Der Donnergott war die mächtigste Gottheit, brachte er doch Fruchtbarkeit für Mensch, Acker und Vieh. Thor wurde für das richtige Wetter angerufen und im Kampf gegen feindliche Volksstämme. Unter so genannten *Thing-Eichen* hielt man Gericht oder handelte Verträge aus. Eichen waren die Bäume der Druiden, und Baumfrevel wurde mit dem Tode bestraft.

In Zeiten der Not oder größerer kriegerischer Vorhaben opferte man hier Tiere, die man bei den Bäumen ausbluten ließ, sodass sie die Bäume stärkten und düngten. So hoffte man von den Baumgöttern Rückenwind für den Sieg zu erhalten. Der römische Chronist Lucan (um 60 n. Chr.) schildert anschaulich einen solchen heiligen Hain: Als Julius Caesar 49 v. Chr. für die Belagerung von Marseille Bäume fällen wollte, streikten seine Soldaten; denn die Baumstämme waren mit Blut bestrichen, und die Legionäre überfielen Angst und Schrecken. Da griff Caesar eigenhändig zur Axt und fällte eine himmelhohe Eiche. Erst als die Soldaten sahen, dass Jupiter auf ihrer Seite war, begannen sie, die unheimlichen Bäume zu fällen.[92]

Wenig später waren es christliche Missionare, die erneut die Beile schwangen. Sie wollten die alte Naturreligion ausrotten. Hand in Hand mit den Machtansprüchen der Eroberungen der neuen Herrscher fielen die alten Heiligtümer. Der Heilige Bonifazius, der Apostel der Deutschen, besaß einen Freibrief von Karl Martell. Mit dieser Befugnis ausgestattet, ließ er unter dem Schutze fränkischer Truppen im Jahr 724 die berühmte Donar-Eiche zum großen Entsetzen der heimischen Bevölkerung fällen. Doch Donar schwieg. Der Baumfrevler wurde nicht vom Blitz erschlagen.[93] So entwurzelt, sollten die Heiden zum wahren Glauben finden und sich ins Reich besser eingliedern. Aus dem Holz der Donar-Eiche wurde eine Kapelle für den Heiligen Petrus, den Schutzpatron der Kirche, errichtet. Petrus übernahm teilweise die Stellung des Gottes Thor. Petrus wurde nicht nur der Schutzpatron des Wetters:

Als „Donnersohn“ der Kirche bezeichnet, wachte er mächtig und kriegerisch über den neuen Glauben. Der Petersdom in Rom entstand im Hain *Mons Caelius*, einem ehemals dem Jupiter geweihten Eichenwald. Als Karl der Große sein Riesenreich gründete, ließ er weiter Eichen fällen und zwang den unterworfenen Völkern die Taufe auf. Eine Integration des alten Glaubens duldete er nicht: *„Wer an Quellen oder Bäumen oder in Hainen ein Gelübde macht oder nach heidnischem Brauch Opfer darbringt oder zu Ehren böser Geister Speisen zu sich nimmt, hat als Adeliger 60, als Freigeborener 30, als Abhängiger 15 Schillinge zu zahlen. Kann er es aber nicht sogleich leisten, so soll er in den Dienst der Kirche treten.“*[94]

Gut zu wissen: Eicheln haben starke reinigenden Kräfte

Eicheln eigenen sich sehr gut, ähnlich wie auch Salz, um Gegenstande energetisch zu reinigen. Im Herbst können wir in manchen Jahren viele Eicheln sammeln. Man kann die gesammelten Baumfrüchte auf einen großen Teller geben; dann die zu reinigenden Gegenstände, wie beispielsweise Kristalle oder Steinschmuck, einfach auf die Eicheln geben und kühl mehrere Tage stehen lassen. Die Eichlen neutralisieren alte, müde und belastenden Energien und laden die Steine und anderen Materialien erneut mit Baumenergie auf.

Blitzbaum Eiche: Narben sind Spuren deiner Kraft

„Tiefer ins Innere der Erde als der Weinstock wurzeln Bäume, insbesondere die Wintereiche, die ihre Wurzeln ebenso tief in den Orkus hinabtreibt, wie sie ihren Wipfel in den Äther emporhebt. So bricht sie kein Winter, kein Sturm und kein Regen.“
Vergil (70 v. Chr. – 19 v. Chr.)

Eichen haut so schnell nichts um. Ihr riesiges Wurzelwerk hält diesen Baum. Eichen sind sehr gute Begleiter für all jene, die ein Stück ihrer Wurzeln durch Traumata und Krisen verloren und vergessen haben. Eichenkräfte können Menschen gut unterstützen, die in ihrer weit zurückliegenden Vergangenheit einen schweren Schock erlitten haben.

Oft scheint bei ihnen äußerlich alles in Ordnung zu sein; die Knochenbrüche sind gut verheilt, aber dennoch fehlt irgendwo Kraft und Energie. Erfahrungsgemäß ist es dann notwendig, noch einmal genauer hinzuschauen. Es kann sein, dass man damals vor Schreck ein paar ganz wichtige Dinge am „Unfallort“ verloren oder vergessen hat. Das können, symbolisch gesprochen, ein gesundes Selbstvertrauen, eine positive Erwartungshaltung oder ein grundsätzliches Lebensvertrauen sein. Oft bleiben auch das Gefühl von Sicherheit, Lebensfreude sowie der Mut zu träumen und Träume zu verwirklichen auf der Strecke. All dies sind Eigenschaften, die durch einen schweren Schock verloren gehen können.

Eichen sind Bäume der Erinnerung. Ihre Präsenz, beispielsweise in Form ihres Holzduftes oder des Rindenabsolues, hilft effektiv in der Trauma-Bewältigung. Jetzt kann man sanft durch die Erinnerungen gehen und Verloreneres wieder einsammeln. So können mit Sanftheit Schicksalsschläge neu bewertet werden. Das Erinnerungsnetz darf so neu geknüpft und Löcher und Lücken geflickt werden.

Wer hauptsächlich mit Formen der Gesprächstherapie arbeitet, kann die Flasche mit dem Eichenabsolue einfach offen auf den Tisch stellen; oder etwas verdünntes Absolue auf ein Filzpad oder einfach auf ein Taschentuch als Riechbegleitung geben. Das Thema eines stärkenden Gespräches kann sein: *„Wo sind Ihre/deine Wurzeln? Welche vergessene positive Kraft, altes Wissen und persönliches Können möchte jetzt wieder in Ihren/deinem Leben aktiv werden?“*

Früher gab es den Brauch, an wichtigen Momenten der Geschichte eines Landes oder einer fürstlichen Familie Eichen zu pflanzen. So gab und gibt es Friedenseichen, Hochzeitseichen, Eichen für runde Geburtstage und viele andere Gedenkbäume mehr. Wir dürfen nach überstandenen Lebenskrisen neue Lebensbäume pflanzen; und wenn du weder Garten noch Balkon hast, dann kannst du auch eine neue Topfpflanze als Mitbewohner in dein Leben einladen.

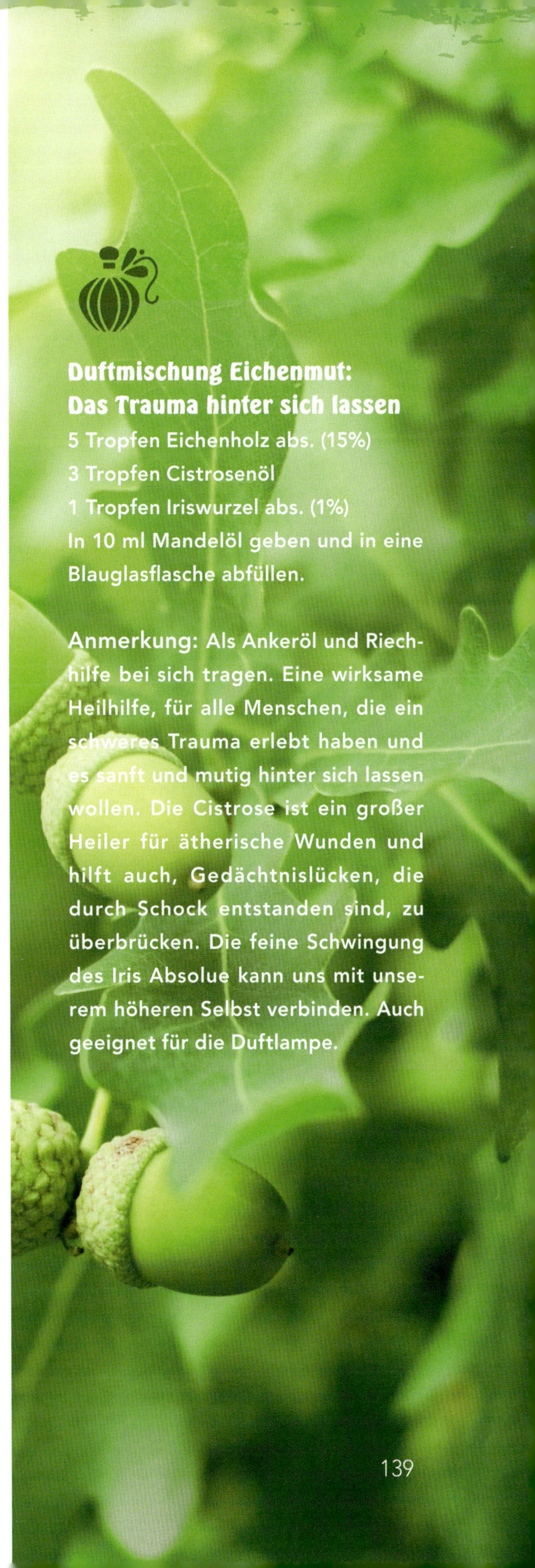

Duftmischung Eichenmut: Das Trauma hinter sich lassen

5 Tropfen Eichenholz abs. (15%)
3 Tropfen Cistrosenöl
1 Tropfen Iriswurzel abs. (1%)
In 10 ml Mandelöl geben und in eine Blauglasflasche abfüllen.

Anmerkung: Als Ankeröl und Riechhilfe bei sich tragen. Eine wirksame Heilhilfe, für alle Menschen, die ein schweres Trauma erlebt haben und es sanft und mutig hinter sich lassen wollen. Die Cistrose ist ein großer Heiler für ätherische Wunden und hilft auch, Gedächtnislücken, die durch Schock entstanden sind, zu überbrücken. Die feine Schwingung des Iris Absolue kann uns mit unserem höheren Selbst verbinden. Auch geeignet für die Duftlampe.

Die Heilkräfte der Eiche: Den verwundeten Helden heilen

„Wenn man eine Eiche pflanzt, darf man nicht die Hoffnung hegen, nächstens in ihrem Schatten zu ruhen."
Antoine de Saint-Exupéry (1900-1944)

Eichen wissen mehr über Zeit als wir. Sie können gute Vermittler sein, die uns sagen: Auch deine Wunden werden heilen. Ein wenig mehr Ruhe, liebendes Mitgefühl und Geduld sind hilfreich. Eichenkräfte helfen, unseren verwundeten friedvollen Krieger zu heilen. Vielleicht kämpft sich unser innerer Held erschöpft an Dingen ab, die überhaupt nicht mehr notwendig und aktuell für seinen Lebensweg sind. Verwundete Kämpfer haben oft vor Schmerzen, Leid und Wunden den Überblick verloren.

Für den englischen Arzt Edward Bach war die Eiche ein Heilmittel für all jene erschöpften Kämpfer, die tapfer immer weiterkämpfen. Manchmal sind Kämpfe verloren, und man sollte einfach das Schlachtfeld räumen. An dieser Stelle werden positive Eigenschaften wie Ausdauer, Beharrlichkeit und Konzentration oft falsch eingesetzt. Der heutige Held steht oft auch im Berufsalltag auf Kampffeldern. Wer zu einer fremdbestimmten Leistungsmaschine ohne Empathie wird und unter Dauerleistungsstress steht, riskiert einen psychischen Zusammenbruch.

Eichen-Energie verbindet uns mit unseren wirklichen Wurzeln. Wir beginnen wieder, uns spielerische Pausen zu gönnen. Wir lernen, uns von unserem Höheren Selbst führen zu lassen. Unser innerer Held erwacht, erinnert sich an die ihm gestellten Aufgaben und hat den Mut, den Weg des Herzens zu gehen. Jetzt kann er die im Unbewussten eingeschlossene Lebenskraft befreien. Wir beginnen dort „Ja" zu sagen, wo wir wirklich gebraucht werden. Der erlöste Held ist ein Diener des Lichtes. Er kämpft mit Rückenwind und zapft neue Urkräfte an, die ihm aus seinen eigenen Wurzeln zufließen.

Freiheitsbaum Eiche: Sich aus Co-Abhängigkeiten befreien

„Freiheit! Freiheit! Hörst du tönen, aus dem alten Eichenhain."
Christian Friedrich Schubart (1739-1751)

Freiheit! Das ist eine der Eichenkräfte, die dieser Baum uns immer wieder vermitteln möchte. Je weiter wir auf unserem Weg voranschreiten, umso mehr Freiheit brauchen wir. Nur wer frei ist, der kann sein Leben in den Dienst einer höheren Sache stellen. Deshalb dürfen wir die geistigen Begrenzungen, mit denen wir so lange gefüttert wurden, weit hinter uns lassen. Lebenskrisen, die als kleine und größere Blitzschläge erlebt werden, helfen uns, dort genau hinzuschauen, wo wir uns von ungesunden Verstrickungen lösen dürfen.

Die Energie dieses Baumes hat die perfekte Kraftmischung, die notwendig ist, um sich aus Co-Abhängigkeiten zu befreien. Das können Themen wie ein altes Suchtmuster sein, das von den Eltern übernommen wurde und sich hartnäckig halten will; oder sehr versteckte Muster, die über einen Lebensgefährten oder Ehepartner kommen, der als Kind und späterer Partner unwissend co-abhängig war. Im Handgepäck einer neuen Liebe schleicht sich plötzlich ein ungewolltes Suchtmuster in deinen neuen Beziehungshaushalt ein. Oft dauert es dann Monate oder Jahre, bis dieses Gefühl des Unwohlseins, der Unruhe oder einer Unzufriedenheit ausbricht. Dann beginnt es, die Beziehung zu gefährden. Diese Muster, die oft mit tiefer Traurigkeit, Wut, Kummer, Schuld und Erniedrigung gepaart sein können, sitzen überall; nicht nur im Gehirn, sondern auch im Körper-, in unserem Zellbewusstsein und in unserer Aura. Hier konfrontieren uns diese reaktiven Muster mit immer wieder ähnlichen Sichtweisen. Wir reagieren auf diese Schemata dann unfrei, fühlen uns wie in einem Hamsterrad.

Wer als Körpertherapeut oder auch in Gesprächen sich diesen festen, ja oft verkapselten Schemata oder Schmerzpunkten nähert, kann sich Eichen-Energie in Form des Duftes als wirksame Therapiebegleitung an die Seite holen.

Ich beziehe beim Umlernen und Neulernen ganz praktisch auch die Bäume mit ein. Mal lege ich ein Stück Holz, Rinde oder ein paar Eicheln zum Anfassen und spielerischen Erkunden einfach auf den Tisch. Ein anderes Mal – je nach Klient – werden Eichenbäume besucht. Hier wird neues Erleben, Sicherheit und Selbstwahrnehmung trainiert. Eichen sind wunderbare Lehrer, um gesunde Gefühle und neue Bewältigungsstrategien nachhaltig im Körperbewusstsein zu verankern. Waldbaden und Waldtherapie sind in Finnland seit Jahren ein anerkannter Teil der Therapie. Eine Mindestdosis Natur wird hier Suchtkranken von führenden finnischen Medizinern verordnet, so von Kalevi Korpela, Professor für Psychologie an der Universität von Tampere.[95]

Vor allem in der Nachsorge, nach erfolgtem Entzug, spielt die Begegnung mit Wald und Bäumen eine wichtige Rolle; denn Suchtmuster und alte Co-Abhängigkeiten sind hartnäckig und verlangen mehrere Sitzungen, oft über Monate. Hier sind ganze neuronale Gefühlsautobahnnetze anzuschauen und sanft neu zu gestalten. Oft haben Süchte hartnäckige Koppelungen an die großen Gefühle des Lebens, wie Liebe, Vertrauen oder Gerechtigkeit. Ein geduldiges Entfilzen und Entgiften sind hier notwendig.

Die Eiche ist ein Baum, der überall in Deutschland leicht zu finden ist – auch in Großstädten. Ein kleiner Spaziergang kann helfen, das Neugelernte zu verankern. Man kann auch dem Patienten eine kleine Flasche Eichenmischung als hilfreichen Einstieg mitgeben. Die Eiche trägt in sich die Informationen der Sonne, des Nährens und der Kraft.

Ein indisches Sprichwort sagt: „*Wende dich der Sonne zu – und die Schatten fallen hinter dich.*" Suchtmuster lassen sich am besten ablösen, wenn der Klient mit seiner Berufung in Kontakt kommt. Dieser Kontakt kann alle Selbstheilungskräfte mobilisieren. Meiner Erfahrung nach ordnet sich das meiste dann von alleine und fällt auf seinen Platz. Jetzt verabschieden sich automatisch ungesunde Situationen oder unpassende Partner, und auch körperliche Belastungen verlieren ihre Dominanz im Alltagserleben.

Eichenkraft: Standhaft in den Stürmen des Lebens

„Auch die größte Eiche ist einmal eine Eichel gewesen, die jedes Schwein verschlucken konnte."
Arthur Schopenhauer (1788-1860)

Nicht aufgeben! Eichen sind gute Lehrmeister, wenn wir heldenhaft mit den scheinbar unbesiegbaren Widerständen des Lebens ringen. Der Baum mit seiner weit verzweigten Krone bietet Wind große Angriffsflächen. Eichen wiegen sich unsichtbarer im Wind als andere Bäume. Wer sich bei starkem Wind an eine nicht ganz so alte Eiche mit dem Rücken lehnt, wird das Bedächtige Hin- und Herwiegen ihres Stammes fühlen. Wir dürfen so manchen Sturm unseres Lebens ertragen und dabei ratlos unsere Kronen schaukeln. Manchmal greifen uns Widerstände und Widrigkeiten im Alltag regelrecht an. Wir führen einen stillen Kampf, der uns plagt und erschöpft. Ein Weg, der uns Ruhe im Sturm schenken kann, heißt, *eine Wahl zu treffen*. Du darfst wählen zu wählen. Wenn du nicht mehr weiter weißt – lege eine kleine Pause ein. Du darfst wählen, einige Zeit ratlos zu sein. Viele Widrigkeiten bäumen sich wie kleine Scheindämonen kurz auf. Wenn man wählt, sich hinzusetzen oder etwas anderes zu machen, sind sie oft nach einiger Zeit von alleine verschwunden.

Eichenbäume lehren uns die Kraft des Überlebens in Notzeiten und nach Windbrüchen. Die Eichen können gut noch Jahrhunderte lang weiterleben, selbst wenn ganze Äste der Krone wegbrechen. Auch wir dürfen nach Lebensbrüchen, also dort, wo plötzlich alles anders aussieht, als wir es planten, in Stärke und Schönheit einfach weiterwachsen. Du trägst in deinem Herzen ein Stück Ewigkeit, flüstert uns die Eiche zu. Lasse es außen doch stürmen und wettern. Deine innewohnende Weisheit wird dich führen. Vertraue!

Zwischen allen Fronten: Widerstand umarmen

Leidgeprüfte Helden wissen: Um Widerstand zu umarmen, braucht es Liebe, Ausdauer und Mut. Eichen sind Experten im Ausgleich von unterschiedlichen Kräften. Im Holz sind diese Gegensätzlichkeiten ablesbar: Das Eichenholz schwitzt alkalischen Kalk in die dicke Rinde aus – gleichzeitig enthält die Rinde viele Gerbsäuren.[96] Auch die Blätter der Eiche legen in den Aus- und Einbuchtungen ihres Randes Zeugnis vom Ringen zwischen Ausdehnung und Zusammenziehen der Baumkräfte ab. Nach der Signaturenlehre *„zeigt die Mandel der Eiche, die einen strengen, sehr bitteren Geschmack hat und in der Eichel eingeschlossen ist, dass dieser Baum eine große Kraftanstrengung gegen den Widerstand hat aufbringen müssen, um sich von diesem nicht auslöschen zu lassen"*.[97] Wenn dein Leben dich phasenweise mit zu vielen Widrigkeiten, scheinbaren Blockaden und Verzweiflung konfrontiert, erinnere dich: *Widerstand möchte umarmt werden. Gegensätze wollen beobachtet werden.* Die Gesetze der Anziehung und des Abstoßens erzeugen Energien. Sie können positiv wie ein kleines Energiekraftwerk in deinem Leben eingesetzt werden. Vor allem für alle Kreativhandwerker sind diese Kräfte sogar notwendig. Dort, wo scheinbar Unüberbrückbares sich auftut, genau dort laufen kreative Köpfe zur Höchstform auf. Widerstand ist also zweckdienlich – er hat die Aufgabe, uns neue und bessere Wege finden zu lassen. Eichenkräfte wurden uns in der Schöpfung mitgegeben, um mit Pfiffigkeit, Fülle und Ausdauer Widerstände zu umarmen.

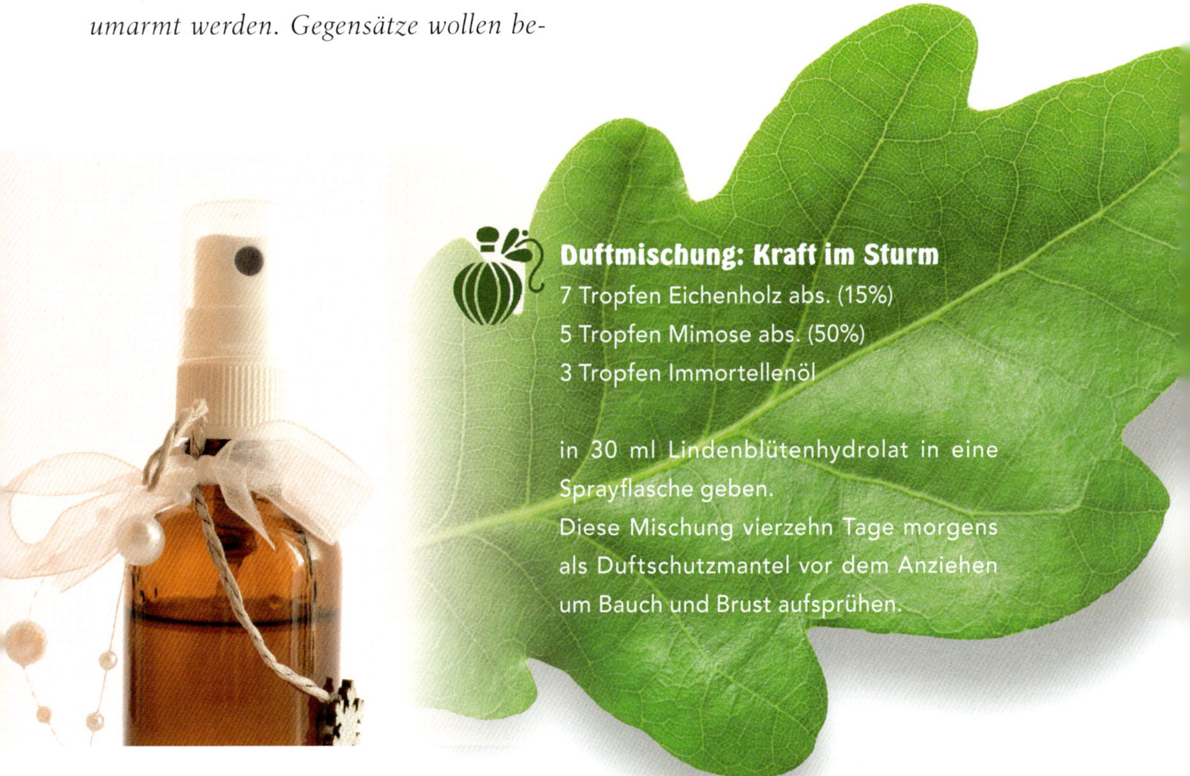

Duftmischung: Kraft im Sturm

7 Tropfen Eichenholz abs. (15%)
5 Tropfen Mimose abs. (50%)
3 Tropfen Immortellenöl

in 30 ml Lindenblütenhydrolat in eine Sprayflasche geben.
Diese Mischung vierzehn Tage morgens als Duftschutzmantel vor dem Anziehen um Bauch und Brust aufsprühen.

Eichenwissen nutzen: Was ist deine Aufgabe hier?

„Liebe das Leben Gottes im Menschen, diene dem Licht Gottes im Menschen und werde zu Gottes vollkommener Vollkommenheit hier auf der Erde."

Sri Chinmoy (1931-2007)

Der Weg des friedvollen Kriegers führt zu erwachter Schöpferkraft. Du beginnst, dein Leben und Umfeld aktiv zu gestalten. Gleichzeitig ist dir bewusst, dass du Teil von etwas Größerem bist. Der Krieger ist immer auch ein Diener der Schöpfung und Natur.

Wenn du dir erlaubst, deine erwachte Kreativität zu leben, wirst du erfahren, dass die Welt nicht mehr *gegen* dich, sondern *für* dich arbeitet. Synchronizitäten sind dann an der Tagesordnung. Carl Gustav Jung, der Begründer der analytischen Psychologie, beschrieb den Fluss der Synchronizitäten als Situationen, in denen etwas wie ein „Zufall" erscheine; in Wahrheit aber stecken Lebenssinn und Kraft dahinter. Das Auftreten von Synchronizitäten ist ein gutes Zeichen. Es bedeutet, dass wir aus unserer kleinen persönlichen Welt ausgestiegen sind – und uns an das kollektive *Flow*-Bewusstsein unserer Mitwelt angeschlossen haben. Wir handeln ganzheitlicher. Ergreife die Zufälle, die als eine wunderbare Begegnung oder angenehme Überraschung in dein Leben treten. Wenn sich aus heiterem Himmel neue, aufregende Wege eröffnen – gehe sie.

Duftmischung: Deiner Berufung folgen

Eichenduft und blauer Lotos: Rückverbindung mit deinem Höheren Selbst

Ich gebe jeweils einen Tropfen Eichenabsolue in einer 10%igen Verdünnung mit einem Tropfen Lotosöl auf ein Papiertaschentuch und streiche damit das Energiefeld rund um den Körper aus. Das Taschentuch kann der Klient dann als Duftanker mitnehmen.

Diese Duftmischung ist eine der kraftvollsten und schönsten Brücken, die es gibt. Die Kombination hilft allen Menschen, die durch Krisen weit von ihrem Weg abgekommen sind.

Diese Duftmischung schlägt eine Brücke zwischen West- und Ost, sprich der Eiche und dem Lotos. Die Eiche spricht unseren Körper an, der Lotos die Seele. Diese Mischung bewirkt etwas Erstaunliches: Die Lebensfreude wird vom Lotosduft angesprochen. Zusammen mit dem Eichenabsolue kann der physische Körper wieder intuitive Impulse des Höheren Selbst empfangen.

Ich selbst habe sieben Jahre das Absolue des blauen Lotosöls gesucht. Es ist überaus selten und kostbar und für die Achse unserer Gehirn- und Herzverbindung ein machtvoller heilender Alchimist. Es ist ein großer Heiler für alle Gehirntraumata. Die blaue Lotosblüte wird in Indien nur im Zusammenhang mit heiligen Ritualen destilliert. Wenn dabei ein wenig übrig bleibt, kann ein Händler es kaufen. Die blaue Lotosblüte ist dem Gott Vishnu geweiht, dem Erhalter der Menschheit, der uns von all den bösen Dämonen immer wieder befreit. Mal kommt er als der blaue Gott Krishna, mal als Buddha oder Christus. Er hat die göttliche Stärke, alle Belastungen wegzunehmen und unseren Seelen wieder Freiheit zu schenken. Alternativ kann man auch rosa, gelbes oder weißes Lotosblütenabsolue verwenden.

Duftmischung: Seelische Nahrung für unser inneres Kind

7 Tropfen Eichenholz abs. (15%)
4 Tropfen Vanille abs.
2 Tropfen Tonka abs.
1 Tropfen Ho-Holzöl
45 ml Kornblumenhydrolat und 5 ml Alkohol 96%. In eine 50ml Sprühflasche geben und bei seelischer Erschöpfung vor allem das Energiefeld rund um Beine und Bauch einsprühen.

Die Eiche schenkt dir neuen Mut und ermuntert dich:

Dort, wo du genau jetzt stehst – das ist der richtige Ort, um alles in deinem Leben zum Besseren zu verändern.
Wenn du Ruhe und Orientierung suchst – tanke ein Stück Gelassenheit in der Natur.
Sei großzügig mit Freundlichkeit, Mitgefühl und guten Ideen.
Bei Schicksalsschlägen vertraue stärker auf deine Selbstheilungskräfte.
Erinnere dich an deine vergessenen Begabungen und Fähigkeiten und nutze sie zum Wohle aller.
Verbinde dich mehrmals am Tag mit deiner inneren Führung. Bitte sie, dir heute den richtigen Weg zu zeigen.
Denke an deine wahren Wurzeln. Du bist ein herzensstarker und liebender Mensch. Immer.
Werde jeden Tag innerlich ein Stückchen freier.
Umarme Widerstand. Vertraue und glaube. Deine innere Führung weiß viel mehr, als du denken kannst. Schon morgen kann es ganz leichte Lösungen geben.
Deine Berufung möchte jeden Tag ein kleines Stück Ausdruck finden.
Bitterkeiten des Lebens können süße Heilungen und gute Möglichkeiten bringen.

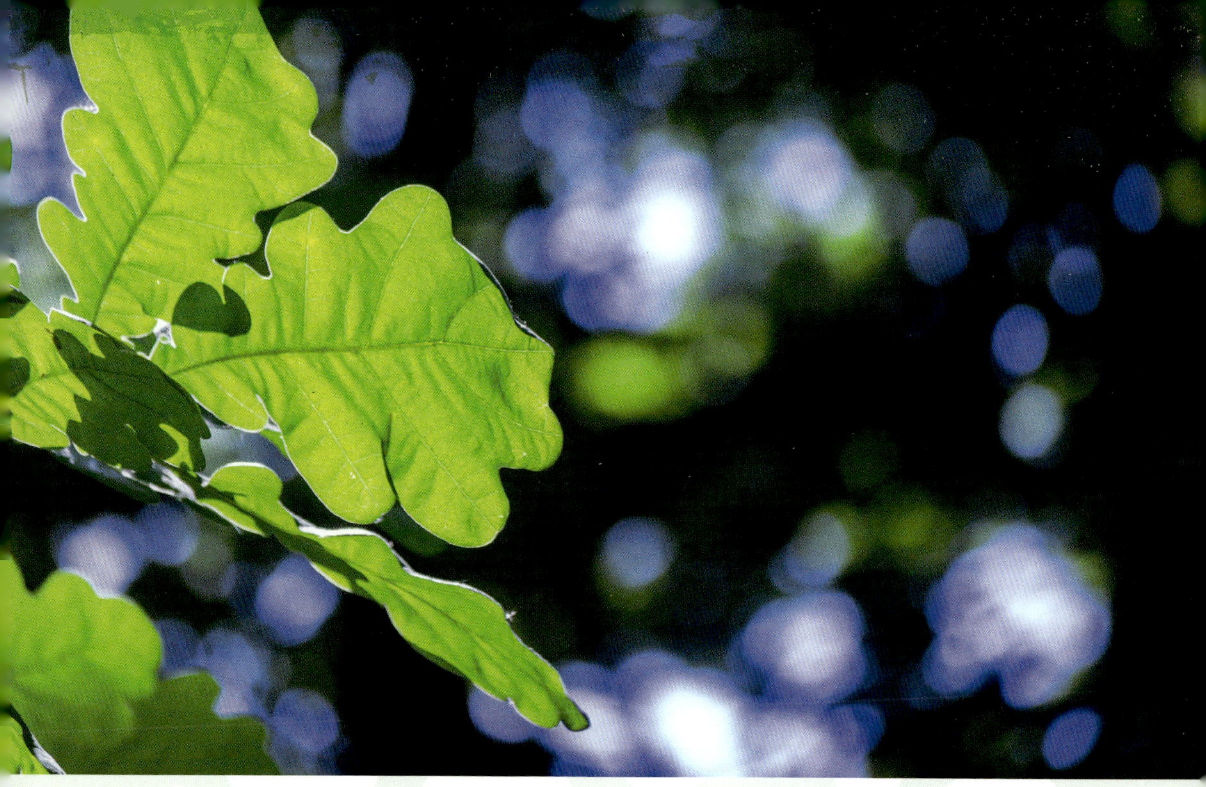

Eiche – Kraft für den friedvollen Krieger in dir

Schlüsselthemen – seelisch-geistige Wirkung

Ausdauer – Kraft – Beharrlichkeit und Mut

Das Öl begleitet, fördert und unterstützt: Unseren guten Willen wiederzufinden; Ausdauer, Hartnäckigkeit und Beharrlichkeit richtig einzusetzen; sich neuen Zielen zuzuwenden; sich verlorene innere und äußere Freiheit zurückzuholen; positives Können in der Gegenwart neu zu nutzen; in großen Lebenskrisen ratlos sein zu dürfen; Pausen zu machen; sich zu erinnern, was uns früher glücklich machte, und diese Kräfte neu ins Leben einzuladen; unsere Seelenaufgabe zu erkennen; unsere Berufung als Teil jeden Tages zu leben.

Die Eiche ist ein Kämpfer für das Licht und wird mit ihren Kräften gerne deinem inneren Krieger zur Seite stehen. Die Eiche schenkt uns die Kraft der Sonne und heilt und erlöst unseren verwundeten Helden.

Ergebnis: Man ruht in sich; man weiß um seine Lebensaufgabe und handelt aus diesem Wissen heraus; Widerstände und Gegensätze können in Ruhe beobachtet werden; Gegensätze werden als positive schöpferische Kräfte verwendet.

Wir lernen: Den Ausgleich von Geben und Nehmen; anderen Menschen mehr zuzutrauen; Aufgaben zu delegieren; sich selbst nicht überall als unersetzbar zu sehen; unseren Mut, an den richtigen Stellen einzusetzen; uns nicht weiter von Kollegen oder Freunden ausnutzen zu lassen; Widrigkeiten nicht zu bekämpfen, sondern umzugestalten; Mitgefühl als Geschenk zu sehen; anderen Menschen mehr zuzuhören; unsere Ausdauer und Beharrlichkeit an der richtigen Stelle einzusetzen; anstatt mit dem Kopf durch die Wand, flexibler zu reagieren; gut für uns selber zu sorgen.

Wird eingesetzt bei: Burn-out; vorübergehender Mutlosigkeit; tiefer Erschöpfung durch jahrelanges Überarbeiten; Verbissenheit; Suchtmustern; Co-Abhängigkeiten; Angst vor Spannungen, Druck und Auseinandersetzungen am Arbeitsplatz; einem übertriebenen Harmoniebedürfnis; fehlendem Gefühl der Sicherheit; verletzten Heimatgefühlen; weit zurückliegenden Schocks und Traumata; nach einem Schock wieder den eigenen Lebensrhythmus zu finden.

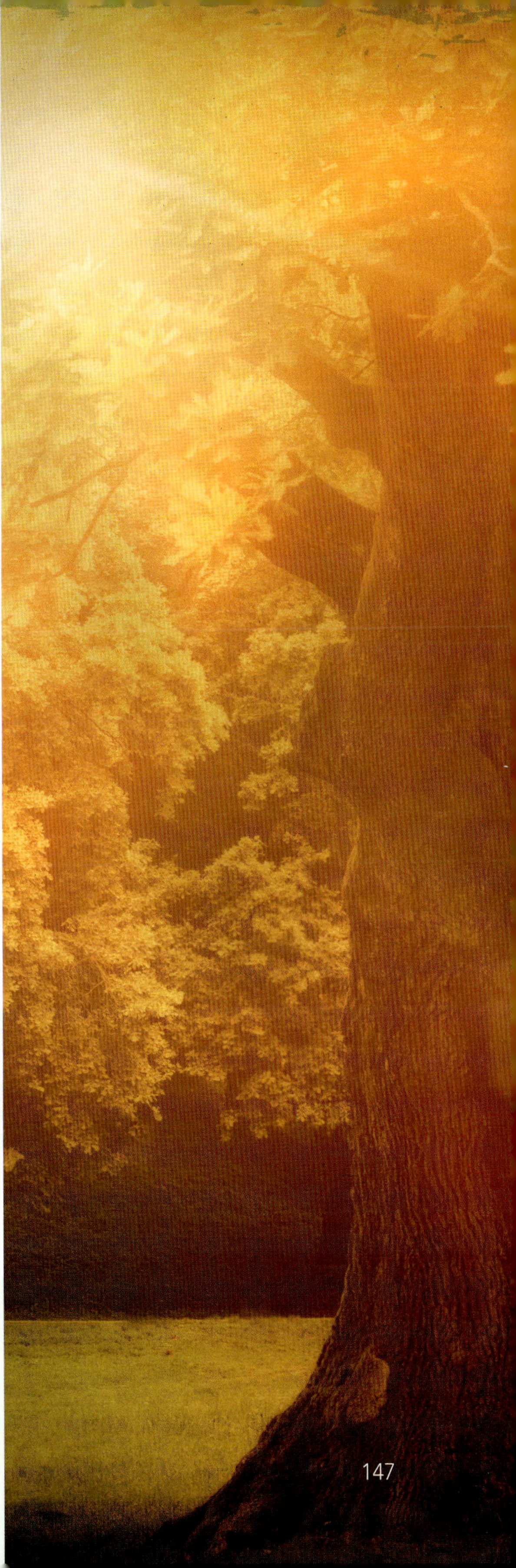

Die Eichenabsolues

Die Eiche ist einer der stärksten Heiler aus dem Wald für unseren ätherischen Körper. Eichenkräfte sind seit Jahrtausenden Heil- und Nahrungsbäume für uns Menschen und schenken Orientierung, Sicherheit und Halt.

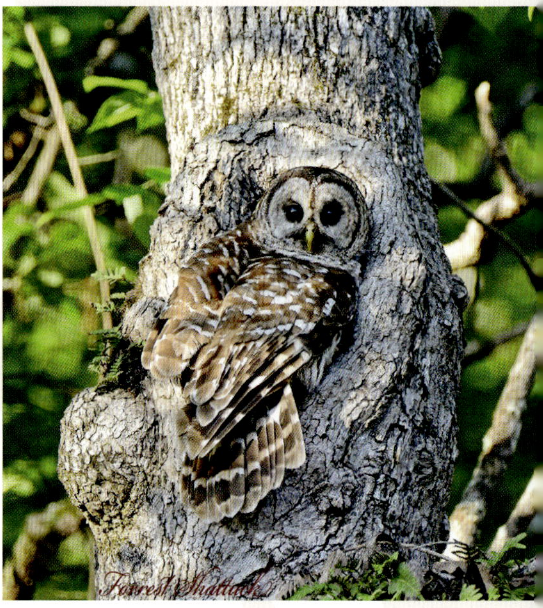

Herkunft: Frankreich.

Gewinnung: Dieses Absolue ist sehr selten und kostbar. Für die Herstellung werden Eichenrindenschnitzel verwendet. Meistens wird es in Frankreich hergestellt. In Deutschland kann man es über Händler beziehen, die seltene ätherische Öle im Angebot haben.[98]

Duftcharakter: Leichte Töne von Orange und anderen fruchtigen Noten, balsamisch, holzig mit Cognac-Aromen.

Besonderheit: Dieses Absolue ist sehr zähflüssig, meist sirupartig. Es empfiehlt sich, selbst eine 15 %ige Verdünnung mit biologischem Alkohol anzusetzen und mindestens drei Tage stehen zu lassen. Diese Grundmischung ist dann vielseitig einsetzbar. Der Eichenduft kann gut für sich selbst stehen.

Verträglichkeit: Ich habe mir von einem Holzexperten aus einer Holzrestaurierungswerkstatt sagen lassen, dass die Gerbsäure in konzentrierten Eichentinkturen in seltenen Fällen Flecken auf der Haut machen kann. Das ist in der Pflanzenheilkunde nicht bekannt, und von dem Absolue habe ich bisher nicht gehört, dass dieses Flecken macht. Ich empfehle sicherheitshalber, das Eichenabsolue, auch in Verdünnung, nicht direkt auf den Körper aufzutragen. In der Phytotherapie werden Tinkturen und die Eichenschnitzel als Sud für Sitz- und Fußbäder verwendet, ohne dass hier vor möglichen Hautflecken gewarnt wird.

Mischt sich gut mit: Allen balsamischen Baumdüften wie Sandelholz, Hinoki, Zedernholz, Muskatellersalbei, feinen Zitrusdüften, Fragonia, Vanille, Tonka, Immortelle, Mimose und Linde.

Vorsicht: Reines Eichenabsolue nicht direkt auf die Haut reiben.

Feinstofflich-ätherische Mischungen: Das Eichenabsolue harmonisiert mit hochschwingenden Pflanzen, die uns mit unserer Lebensaufgabe und unseren nächsten Schritten gut verbinden können, so blauer Lotos, Cistus, Immortelle, Iris, Mimose, Narzisse und Fragonia.

Was die Seele braucht – Anwendungsformen im psychischen Bereich: Diesen Duft bitte für feinstoffliche Anwendungen nutzen: In Alabasterlampen und im Diffuser; gut geeignet auch als „Erinnerungshilfe" um den Hals als Duftschmuck getragen; im Duftroll-On; als stabilisierendes Riechfläschchen für die Handtasche; als Raumspray, auf Salzlampen und Duftsteinen.

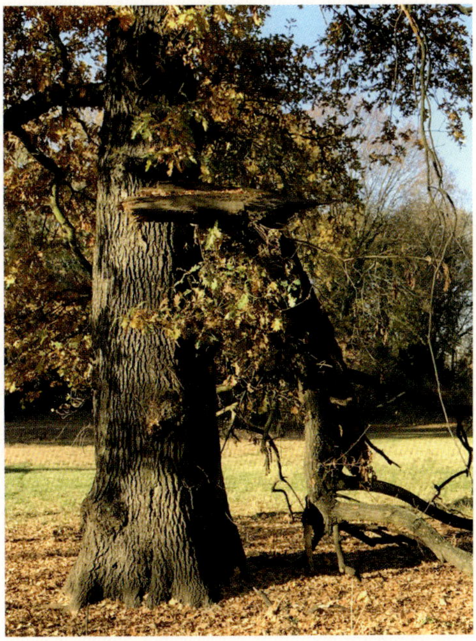

Traditionelle körperliche Anwendungen: Es sind die Gerbstoffe der Eicherinde, die Ellagitannine und Tannine, die in der Phytotherapie Anwendung finden. Sie haben blutstillende Eigenschaften und helfen bei Entzündungen der Schleimhaut. Eichenrinden werden bei vielen Erkrankungen der Haut eingesetzt, etwa bei Ekzemen und schlecht heilenden Wunden. Eichenrindentee ist ein wirksames Mittel gegen Durchfall und Darmentzündungen. Eichenrindentee wird bei Milz- und Leberschwäche verschrieben.[99] Eichelgeist, ein Schnaps, der aus Eichenrinde destilliert wird, wurde im 19. Jahrhundert als Heilmittel bei Milzerkrankungen verschrieben.

Zarte Geheimnisse: Man kann wunderbare Massagen mit Eicheln, die man zwischen Daumen, Zeige- und Mittelfinger einspannt und hier frei rollen lässt, geben. Es braucht ein bisschen Übung, bis die Eichel sicher in den Fingern eingespannt rollt. So kommt die Stärke des Baumes mit der Sanftheit ihrer Früchte wunderschön zusammen.

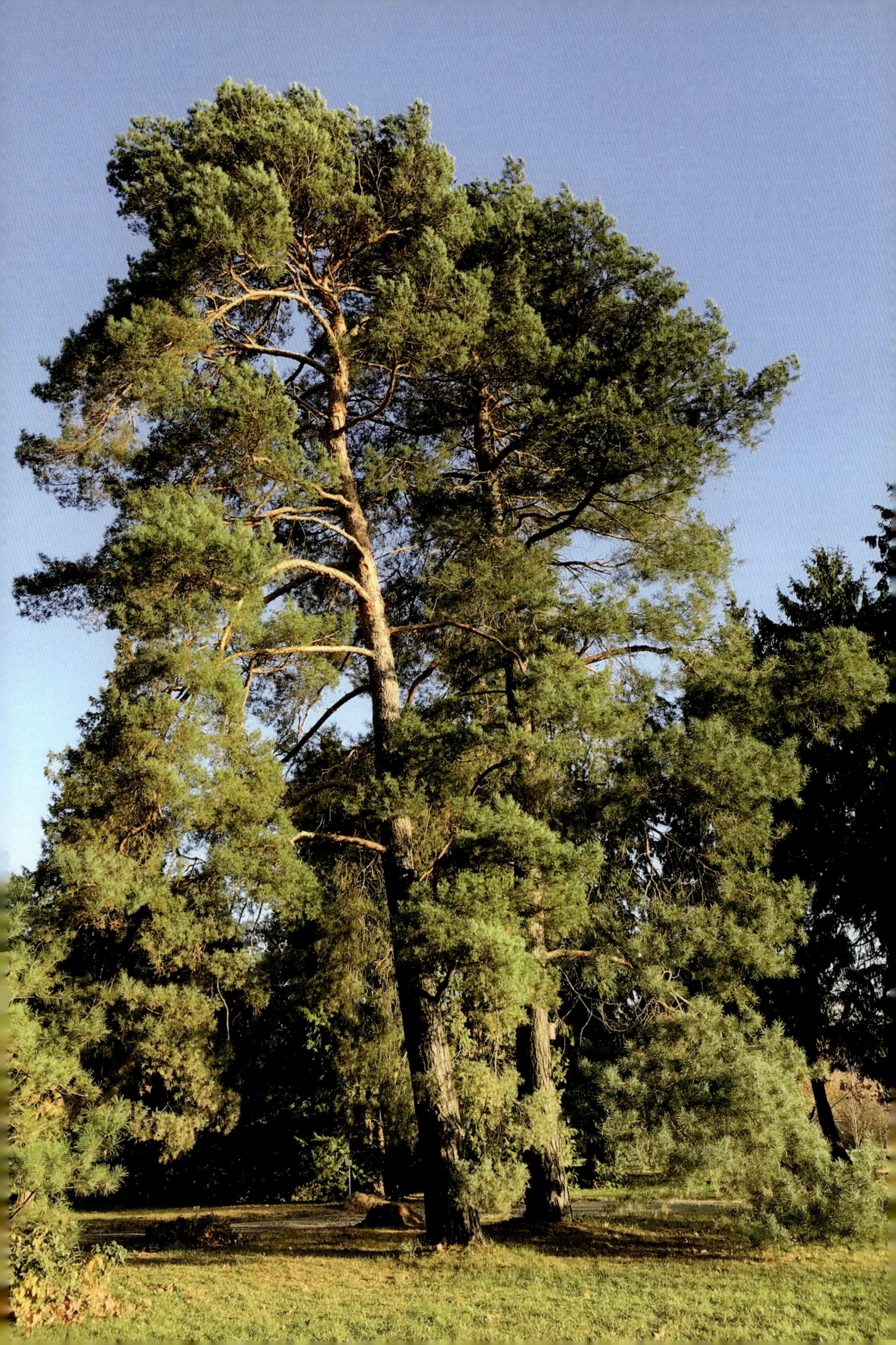

Kiefer – Phönix aus der Asche: Die Kraft der Transformation

„Willst du etwas über Kiefern wissen – gehe zu den Kiefern."
Matsuo Basho (1644–1694)

Kiefern sind robuste Pionierbäume, die sich nach den großen Eiszeiten über die ganze Nordhalbkugel verbreiteten. Die Kiefer ist seit Jahrtausenden den Menschen ein guter und treuer Freund, der ihnen Licht, Wärme und Heilung schenkt. Diese Bäume strotzen nur so vor Harz und ätherischen Ölen. Gleich ob bei den Indianern Nordamerikas, bei unseren Vorfahren, den Kelten, oder bis ins ferne Tibet: Die Kiefer spielt in allen Kulturen eine große Rolle.

Dabei haben sich über einhundertfünfzehn verschiedene Kiefernarten entwickelt, die sich leicht in ihrem Aussehen voneinander unterscheiden. Mal sind die Nadeln dunkelgrün, sehr kurz und stachelig, dann können sie, wie bei der Himalaya-Kiefer, als silbrig lange, feine Vorhänge von den Ästen hängen. Auch anhand der Bündelung der Nadeln lassen sich Kiefernarten voneinander unterscheiden. Bei der Waldkiefer oder Latschenkiefer beispielsweise stehen die Nadeln paarig und piksen leicht, während die Zirbelkiefern jeweils fünf gebündelte Nadeln haben, die weich sind. Die Schwarzkiefer, die häufig im Mittelmeerraum zu finden ist, hat eine markante schwarze, schuppige Rinde mit weißen Flecken.

Die Kiefernarten haben ganz unterschiedliche Zapfenformen ausgebildet. Alle Kiefern sind einhäusig, das bedeutet, dass weibliche und männliche Blüten an einem Baum gemeinsam vorkommen.

Kiefernkräfte – den Boden für andere bereiten

„Horch, der Weihe Schrei –
Abendsonnenstrahlen ziehn
Durch den Kiefernhain."
Nozawa Bonchô (1640-1714)

Kiefern sind mutige Erstbesiedler. Sie sind Meister der Verbreitung, denn ihre Samen besitzen kleine Drehflügel, sodass der Wind sie weit treiben kann. Sie wachsen – ähnlich den Birken – fast überall. In Astgabeln, auf Felsvorsprüngen, ja selbst in alten Vogelnestern. Sie können nach Waldbränden, Stürmen und Lawinenabgängen auf dem nackten Fels keimen. Auch dort, wo auf den ersten Blick scheinbar gar keine Erde vorhanden ist, finden ihre Wurzeln Wege. Kiefernwurzeln wachsen um Felsbrocken herum und treiben dann, wenn die Hindernisse überwunden sind, tief in die Erde.

Kiefern sind häufig die ersten Bäume, die sich überhaupt auf Brachen ansiedeln. Sie schaffen damit optimale Wuchsbedingungen auf den nährstoffarmen Böden für andere Folgepflanzen. Zuerst befestigen sie den Boden, dann bilden ihre Nadeln feinen neuen Humus und schließlich lässt ihre lichte Krone genug Sonne für neue Mitbewohner durch.

Auch in der Mythologie und in den Ritualen zu Ehren der Götter spielten Kiefern als symbolische Bäume der Fruchtbarkeit und Erneuerung der Natur eine wichtige Rolle. Aus dem Zweistromland kommend, verbreitete sich im antiken Griechenland ein neuer religiöser Fruchtbarkeitskult, bei dem die Auferstehung und der ewige Wandel der Naturkräfte in der Gestalt der großen Göttermutter Kybele verehrt wurden. Jedes Jahr wurden zu Ehren Kybeles große Frühlingsfeste ausgerichtet. Dabei wurde eine geschmückte Kiefer, Symbol des gemordeten Fruchtbarkeitsgottes Attis, zu Beginn des Festes begraben. Als Sinnbild des vergangenen Winters ruhte der Baum drei Tage im Boden. Dann wurde die Kiefer ausgegraben, an das Licht der Sonne gehoben und symbolisch wieder zum Leben erweckt. Die Metamorphose, die Auferstehung des Attis in Form einer Kiefer, feierte man anschließend in einem orgiastischen Fest der Fruchtbarkeit.

Der Mysterienkult der großen Mutter verbreitete sich sehr erfolgreich von Griechenland über Rom bis in die römischen Provinzen, an den Rhein und auch nach England. Er war ähnlich beliebt wie der Mithras-Kult und hielt sich hartnäckig auch noch einige Jahrhunderte nach der Christianisierung. Viele dieser alten Rituale der antiken Baumfeste gingen später in unseren christlichen Ritualen auf. So hängen wir heute Äpfel, Symbole der Göttin der Fruchtbarkeit, an unseren Tannenbaum.

Phönix aus der Asche – der Feuerbaum

Kiefern sind Bäume mit Feuerkräften. Sie sind prall gefüllt mit Sonnenenergie und leicht entflammbaren Harzen und Ölen. In Asien gibt es eine alte Legende vom heiligen Vogel Phönix, der sich in eine Kiefer verwandelt. Kein Wunder – trägt doch der Kiefernbaum all die prächtigen Farben des Feuervogels Phönix: Unten kann seine Rinde dunkelgrau sein – oben am Stamm leuchtet sie dagegen hellrot, kupferfarben und hat sehr feine flockige Schuppen. Die blaugrünen Nadeln der Kiefern können auch silbern schimmern.

Der Phönix ist ein mythisches Tier. Der Feuervogel verkörpert die Symbolik des Wandels und der Transformation, die wir in unserem Leben immer wieder durchlaufen. Er fliegt uns voraus auf unseren Wegen in wechselnde Zeiten, von der Dunkelheit zum Licht. Der Phönix wird der Legende nach aus kalter Asche geboren und wächst zu einem funkelnen goldenen Vogel heran. Der schimmernde Vogel ist der schönste Vogel unter dem Himmelszelt. Eines Tages wird er zur Sonne fliegen, und auf dem Weg dorthin wird sein Federkleid entflammen. Er wird zu Boden stürzen, restlos verglühen, um dann aus der kalten Asche wiedergeboren zu werden. Der Phönix wird wieder wachsen und sich erneut prächtig golden in den Himmel erheben. Ein Sinnbild für Geburt, Wachstum, Wandel und Vergehen. Spätestens seit Harry Potter ist der Vogel Phönix wieder ein Begriff.

Kiefern sind vor allem in Asien Symbole für den Wandel im Leben. In der traditionellen Heilmedizin findet man in Kiefernprodukten vielseitige Heilmittel, um gegen das Altern des Körpers, das ja auch einen Wandel darstellt, gewappnet zu sein. Kiefernschnaps soll allgemein den Beschwerden des Alterns vorbeugen, und Kiefernkerne werden als feine, wertvolle Öle Schönheitscremes beigegeben.

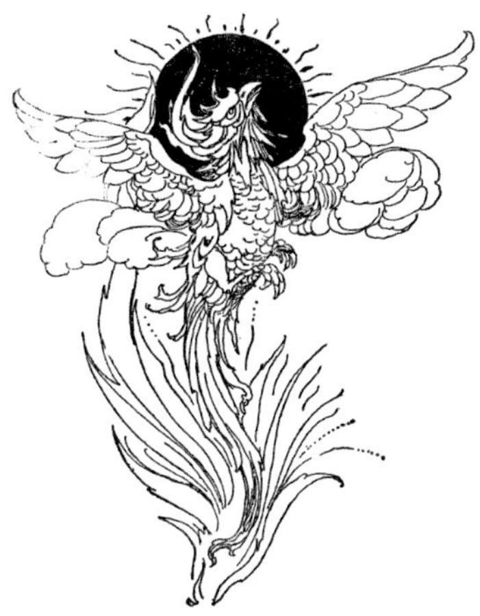

Auch der englische Arzt, Apotheker und Astrologe Nikolas Culpeper beschrieb die vielseitigen Heilkräfte des „Feuerbaumes“. Er fand in der Kiefer die Signatur des feurigen roten Planeten Mars. Folgt man der Signaturenlehre, so kann dieser Baum uns dort wärmen, wo Erkältungen und eine Grippe angreifen wollen. Im übertragenen, symbolischen Sinne wärmen Kiefern unser Herz. Sie beruhigen unruhige Herzen und Gefühlswelten. Sie können zu sanften Herzöffnern werden, überall dort, wo wir uns von unserer Liebesfähigkeit abgeschnitten haben. Kiefernkräfte bringen die Energie der Sonnenwärme in die seelischen Bereiche, in denen das Leben uns kalt, hart und taub werden ließ. So können Liebe und Mitgefühl wieder unseren Alltag verschönern.

Duftmischung: Flammende Herzen

3 Tropfen Latschenkiefernöl
3 Tropfen Tonka abs.
3 Tropfen Sandelholzöl
in 10 ml Mandelöl geben und in einen Roll-On füllen. Einen Tag durchziehen lassen.

Kiefernkräfte – Das Licht der Transformation

„Wenn es in deinem Leben ganz dunkel aussieht – entzünde ein Licht!"
Prem Rawat (*1957)

Die Kiefer war in allen Kulturen ein Baum der Sonne und des Lichtes. Unsere keltischen Vorfahren maßen der Kiefer eine so große Bedeutung bei, dass sie für sie eine eigene Kiefern-Rune besaßen.[100] Bei den Kelten spielten Kiefern als symbolische Lichtbringer im dunklen Winter eine bedeutende Rolle. Hier wurden Kiefern bei Festen zur Wintersonnenwende feierlich mit Opfergaben behangen. So finden wir lange vor der Christianisierung den Brauch, eine Kiefer zur Feier der Wintersonnenwende zu schmücken. Die Rituale der Baumfeste der Kelten vereinigten sich mit denen, die im Zuge der römischen Kolonialisierung zu uns kamen. Sie fanden in unseren Baumbräuchen, wie dem Weihnachtsbaum, dem Adventskranz und dem Richtbaum, eine neue Heimat.

Die Kiefer schenkt den Menschen das gespeicherte Sonnenlicht bereitwillig als Lichtkraft weiter. Die Kiefer, auch „Kienföhre" genannt, diente Jahrhunderte lang als wichtigste Beleuchtung im Alltag unserer Vorfahren. Überall dort, wo Öllampen und Kerzen ein zu großer Luxus waren, dienten Kienspäne als Leuchthilfen. Das deutsche Wort *Kiefer* leitet sich ab von althochdeutsch *Kein,* was „harzreiches Holz" bedeutet. Aus Kiefern konnte man leicht den besonders hell brennenden Kienspan spalten, ein schmales Stück Holz, das eigens, noch zusätzlich in Harz getränkt, für Licht sorgte.

Duftgeheimnisse: Licht ins Dunkel bringen

Wir dürfen die Kräfte der Kiefern in unserem Alltag als vielseitige Lebenshilfen nutzen. Alle ätherischen Kiefernöle tragen, feinstofflich gesehen, diese Lichtkräfte in sich. Kiefernkräfte sind wunderbare transformierende Lichtbringer. Sie helfen, Festsitzendes zu lockern und das zu wandeln, was gewandelt werden möchte. Verbinde dich mit der Baum-

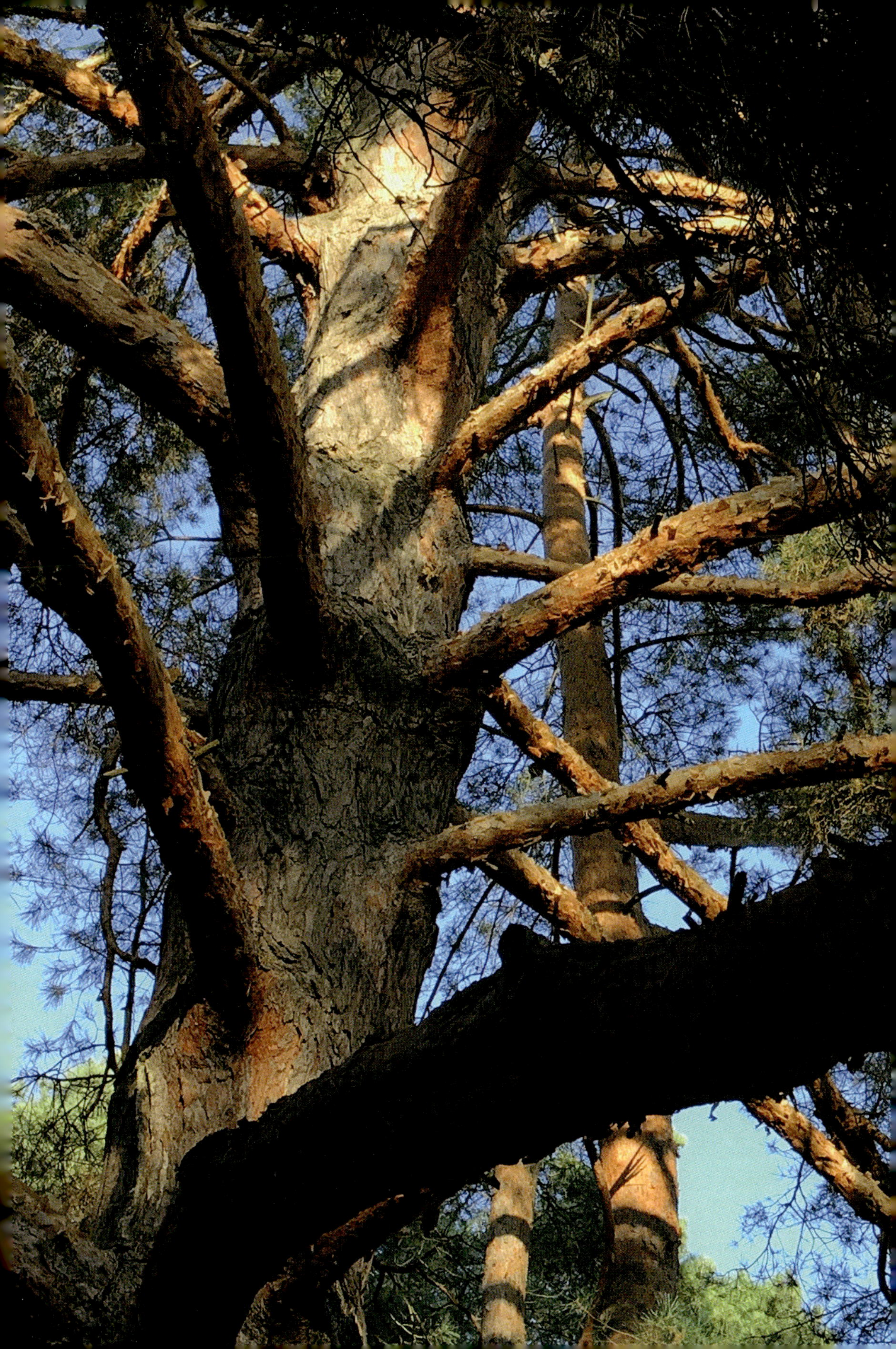

kraft der Kiefer und rieche ihre unterschiedlichen Düfte.

Erlaube, dass Kiefern überall Licht in dein Leben tragen! Sie können es! Sie tun es seit Jahrtausenden für uns Menschen. Ihre besonderen Duftstoffe, die Monoterpene, werden dich zumindest für einige Zeit munter machen, den Kopf frei pusten, dein Immunsystem stärken und dir zuflüstern: „*Gehe in Zeiten der Veränderung mit deinem Herzen. Bleibe dir selbst treu. Wenn du ratlos bist – könnte das ein gutes Zeichen sein. Neues, Unbekanntes und Schönes sind auf dem Weg zu dir. Du aber sei einfach offen.*"

Im Winter, der dunklen Jahreszeit, sind Kiefernöle in Duftlampen, Duftbrunnen oder als weihnachtliches Raumspray wirkliche Kraftquellen. Gleichzeitig reinigen sie die Luft, desinfizieren sie von herumfliegenden Erkältungs- und Grippeviren. Man kann in Erkältungszeiten gerade dort, wo man auf viele Menschen trifft, wie im öffentlichen Nahverkehr und auf dem Arbeitsplatz, immer ein Fläschchen mit einem Immun-Booster dabei haben.

Duftmischung – Kiefernkräfte Immun-Booster

6 Tropfen Latschenkiefernöl
4 grünes Weihrauchöl
3 Tropfen Wacholderbeerenöl
auf 10 ml Mandelöl in einen Roll-On geben.

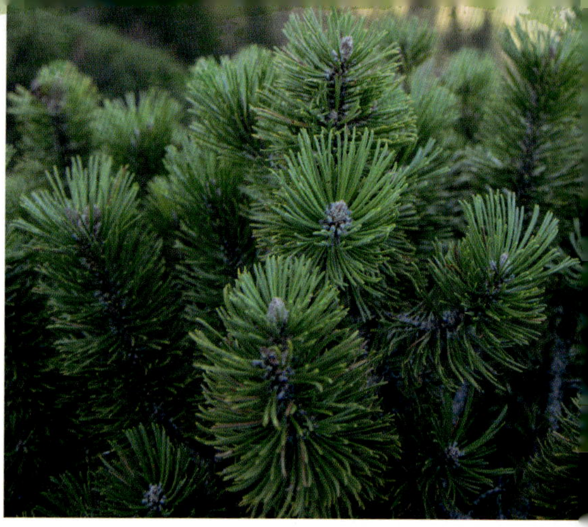

Der Baum des Neubeginns

„Kiefernzweiggeschmückt
sehen alle Tore heut
schön und stattlich aus!"
Getsura (16. Jahrhundert)

In Korea sieht man in Kiefern noch heute göttliche Boten. „*Kiefern sind für Koreaner das Fundament ihrer Seele*", so Bae Bien-U, der bekannteste Fotokünstler Koreas.[101]

Ihre Zweige und Zapfen gelten als Segen, den man sich ins Haus holt oder anderen Menschen schenkt. Ein besonderes Ritual ist es, bei der Geburt eines Kindes mit Kiefernzweigen die Haustür zu schmücken. Auch in Japan stehen Kiefernzweige symbolisch für Glück und Segen. Ähnlich wie man bei uns zu Silvester vierblätterige Kleepflänzchen als Glücksbringer verschenkt, so symbolisieren hier Kiefernbilder und -zweige Glück und Wohlstand. Mit ihnen schmückt man zum Neujahrstag die Haustüren. Ein Zeichen für all das Glück und Wohl des Hauses und seiner Bewohner, das man sich für das neue Jahr wünscht.

Kraftbaum Kiefer – Langes Leben

„Heiliger Neujahrstag –
Wind aus uralter Zeit
Weht im Kiefernhain."
Onitsura (1661-1738)

In Japan verehrt man Kiefern auch heute noch als heilige Bäume: Tempel wurden und werden mit ihrem Holz erbaut. Im Shintoismus, der japanischen Naturreligion, die heute neben dem Buddhismus sich großer Beliebtheit erfreut, kommt den Kiefern eine besondere Stellung zu. Einige Bäume, die an heiligen Kraftorten wachsen, erfahren hohe Verehrung. In ihrer Nähe wurden Tempel erbaut. Überall in der Kunst Japans findet man dieses Kraftsymbol. Kiefernbilder sollen wie ein sich wiederholendes „visuelles Mantra" wirken und dem Betrachter auf diese Weise Kraft und Lebensmut vermitteln. Fast jeder in Ostasien ist noch mit dieser Symbolik vertraut. Dabei ist das Bild einer gekrümmten Kiefer, die tapfer und einsam auf einem Felsen den Widrigkeiten des Lebens trotzt, besonders beliebt. Seit Jahrhunderten schmücken diese Kiefernbilder Wandschirme, Porzellane, Lacke und auch die berühmten Zen-Gärten. Kleine Bonsai-Kiefern werden eigens auf Steinchen gezogen. Sie sind beliebte Sammlerstücke; je bizarrer die Baumformen, desto größer ihr Wert.

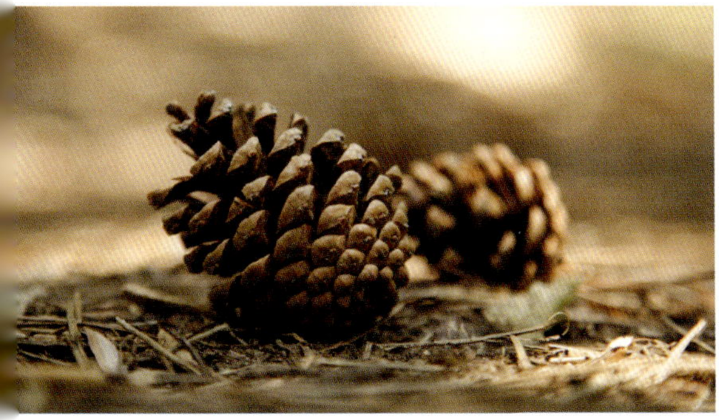

Bekommt man beispielsweise einen Kiefernzapfen in die Hand gelegt, so gilt dies als ein würdigender Segen, der bedeutet: *„Ich wünsche dir ein langes Leben."* Ein Brauch, der heute noch üblich ist, wie mir eine deutsche Gastdozentin, die in Korea mit Studenten ein Jahr lang arbeitete, anschaulich schilderte. Am Ende ihrer Gastdozentur legte ihr ein junger Student einen Kiefernzapfen schweigend in die Hand. Eine größere Würdigung ihrer Arbeit konnte es für ihn nicht geben.

Kiefernkräfte: Durchhaltevermögen in schweren Zeiten

„In der Winternacht
steht der alte Kiefernbaum
unerschütterlich da,
ob auch lastend schwerer Schnee seine Äste
niederzwingt."
Kaiser Hirohito (1901-1989)

Kiefernkraft bedeutet, sich immer wieder aufzurichten. Manchmal muss man, übertragen gesprochen, abwarten, bis der auf einem lastende Schnee geschmolzen ist. Dann kann und wird die Kiefer sich wieder aufrichten und in all ihrem

Sein der Sonne zustreben. Die Bäume haben eine erstaunliche Überlebenskraft. Vor allem bestimmte Gebirgskiefern wie die Latschenkiefer und die Zirbelkiefer.

Als Japan im Jahr 1945 in Trümmern lag, war die einzige Neujahrsbotschaft, die der japanische Kaiser Hirohito an sein Volk sandte, das oben zitierte Gedicht einer Kiefer.[102] Die Kiefer ist der Nationalbaum der Japaner, und alle verstanden das Bild: Jetzt gilt es durchzuhalten, der Winter wird vorbeigehen, die Kiefer wird sich aufrichten und Japan wieder strahlend auferstehen.

Wissenswertes über ätherische Kiefernöle: Eine wirklich große Vielfalt

Keine andere Baumart ist mit so vielen Ölsorten auf dem Markt vertreten wie die Kiefer. Das mag zum einen daran liegen, dass die Herstellung des ätherischen Öles relativ einfach ist und kein Vermögen verschlingt. Zum anderen hat das Kiefernöl seit über 150 Jahren einen unbestrittenen Platz im medizinischen Bereich, sei es als Erkältungsmittel, als Hustensirup, Bonbon und als Inhalationsmittel. Es ist eine fest etablierte Größe, über die man nicht diskutieren muss und die ihren Absatz findet.

Kiefernöle unterscheiden sich in ihrem Duft und auch in der Zusammensetzung der Inhaltsstoffe wesentlich voneinander. Es gibt die Waldkiefer (*Pinus sylvestris*), deren Öl auch als reines Kiefernnadelöl auf dem Markt zu haben ist. Bei der Bergkiefer (*Pinus mugo*), besser als Latschenkiefer bekannt, gibt es sehr große geruchliche Unterschiede. Ich verwende ein Öl aus der Region des Dachsteingebirges, das mild-würzig ist und mit leicht süßlichen Noten aufwarten kann.[103] Latschenkiefernöle können auch muffig riechen. Es lohnt, sich nicht so schnell enttäuschen zu lassen, denn dieser Baum hat uns viel an Kraft zu schenken. Auch aus der Alpenregion kommen die Öle der Zirbelkiefer (*Pinus cembra*).[104] Das feine Öl der Meerkiefern (*Pinus maritima*) wird meist in Frankreich oder Portugal hergestellt. Aus Korsika stammt das Öl der Lariciokiefer (*Pinus nigra subsp. larico*), einer Unterart der Schwarzkiefer. Ein selten hochschwingendes und somit sehr

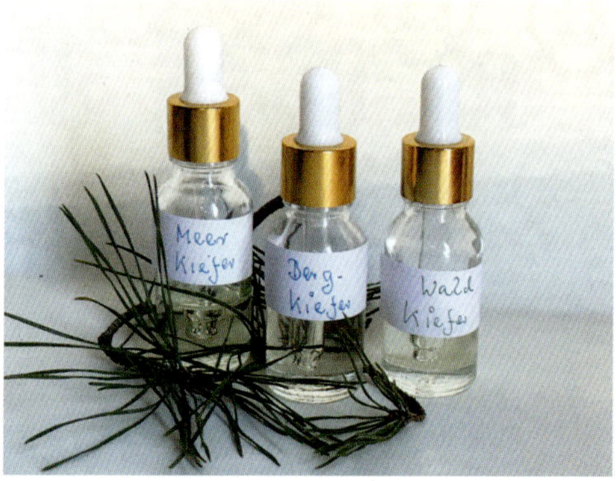

besonderes Öl ist das der Himalayakiefer. Außerdem gibt es verschiedene amerikanische und kanadische Kiefernöle auf dem Markt. Die bei uns weniger bekannten asiatischen Öle können eine wunderbare und sehr feine Qualität haben.

Mit den aktuellen Studien zur „Wald-

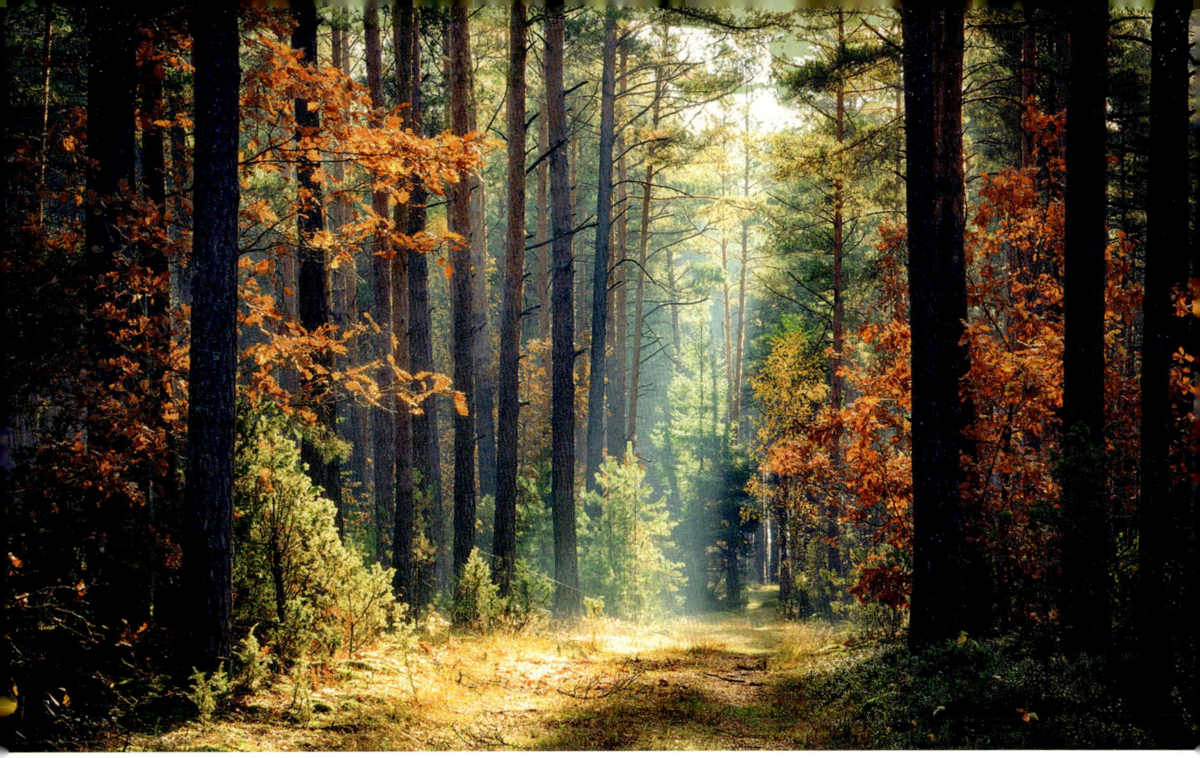

medizin“, zu den Heilwäldern und zum Waldbaden rückt vor allem die Gruppe der Kiefern in den Vordergrund. Diese harzreichen Bäume und ihre reichen ätherischen Duftstoffe werden vielseitig in der generellen Gesundheitsvorsorge eingesetzt. Wir können uns die gesunden, heilsamen Kieferndüfte in unsere Wohnräume holen. Kiefernöle wirken ganzheitlich, das heißt, sie verbinden scheinbare Gegensätze auf wunderbare Art und Weise: Einerseits entspannen und beruhigen sie – andererseits machen sie hellwach und klar im Kopf. Sie sind ideal für alle Menschen, die sich bei anstrengender Kopfarbeit oder mühsamer Ordnungsarbeit einen Frische-Kick holen wollen!

Noch ein Hinweis zur Verträglichkeit der Kiefernöle: Eigentlich sind die Öle gut verträglich. Man darf sie bei Mischungen, die auf die Haut aufgetragen werden, grundsätzlich niedrig dosieren; denn die Monoterpene (ca. 70%) können leichte Hautirritationen auslösen. Weniger ist manchmal mehr: Das heißt, ein bis zwei Tropfen für ein Vollbad können schon ausreichen. Bei Körperölen reichen zwei Tropfen auf 50ml Öl bei empfindlicher Haut aus.

Gut zu wissen:
Kiefernöle machen glücklich

Kiefernöle können die Noradrenalin-Produktion und die Dopamin-Produktion anregen. Diese Botenstoffe, so genannte Neurotransmitter, wirken stimmungsaufhellend. Sie machen uns munter, unsere positiven Antriebskräfte werden aktiviert und wir finden unsere seelische Balance wieder. In kraftzehrenden Krisenzeiten finden wir mit dem Waldöl leichter Momente der Ruhe und Regeneration.

Phönix-Kräfte nutzen

Kiefernöle können tiefe seelische Transformationsprozesse begleiten. Dabei hat sich bewährt, für die unterschiedlichen Phasen der Transformation jeweils bestimmte Kiefernöle einzusetzen, auch wenn die Öle wahre Alleskönner sind. Je nachdem auf welchen Böden die Bäume wachsen und welcher Umgebung sie ausgesetzt sind, entwickeln sie andere Düfte. Sie sind auch Träger von Informationen der Standorte, die die Bäume bereits erfolgreich in sich transformiert haben. Ihre unterschiedlichen Schwingungsmuster können energetisch helfen, tiefe Wandlungen leichter zu durchlaufen. Dabei hat sich in der Praxis folgende Reihenfolge in der Anwendung der Kiefernöle bewährt: 1. Meerkiefer, 2. Bergkiefer und 3. Waldkiefer.

Phönix-Phase Eins: *Geburt*
– Heilung der Gefühle

Bei einer ganz frischen Verletzung oder in einer großen Krise geht es meist darum, die Gefühle des Patienten/Klienten zu beruhigen. Dafür hat sich das ätherische Öl der Meerkiefer, das in sich die heilende Schwingung des Meeres trägt, als besonders hilfreich bewährt.

Phönix-Phase Zwei: *Erwachen und Wachsen* **– Klares Denken**

Für diese Phase ist das Öl der Berg- oder Latschenkiefer hilfreich. Diese Phase tritt ein, wenn der erste Schock überwunden ist. Jetzt hat man häufig mit Unruhezuständen, Grübeln und rasenden Gedanken zu kämpfen. Bergkiefernöl klärt. Das Latschenkiefernöl schlichtet, beruhigt und klärt immer wieder die unruhigen Gedankenfelder. Die Monoterpene des Baumöls beruhigen dabei die Nerven. Diese Phase kann erfahrungsgemäß von drei Wochen bis zu drei Monaten dauern. Es ist hilfreich, ein Fläschchen mit diesem Öl immer dabei zu haben.

Phönix-Phase Drei: *Aufbruch*
– Wohlfühlen im eigenen Körper

Diese Phase ist eine Erholungs- und Regenerationszeit. Hier integrieren sich Gefühle, Gedanken und Körperwahrnehmungen sanft und stabilisieren sich. Man beginnt, sich wohler zu fühlen, sich wieder auszurichten auf neue Ziele und Wünsche. Man spürt sich wieder mehr. Das eigene Mitgefühl kommt sanft zurück. Nach größeren Krisen oder Trauerzeiten kann sich diese Phase nach drei Monaten bis zu einem halben Jahr einstellen. Zur Festigung und Integration des Gelernten sind Waldspaziergänge, Baum-Begegnungen und Naturerlebnisse gut. Immer dabei sein darf die Ankerflasche mit dem stabilisierenden Waldkiefernöl.

Im Folgenden werden diese drei Phönixöle in Kurzportraits einzeln vorgestellt:

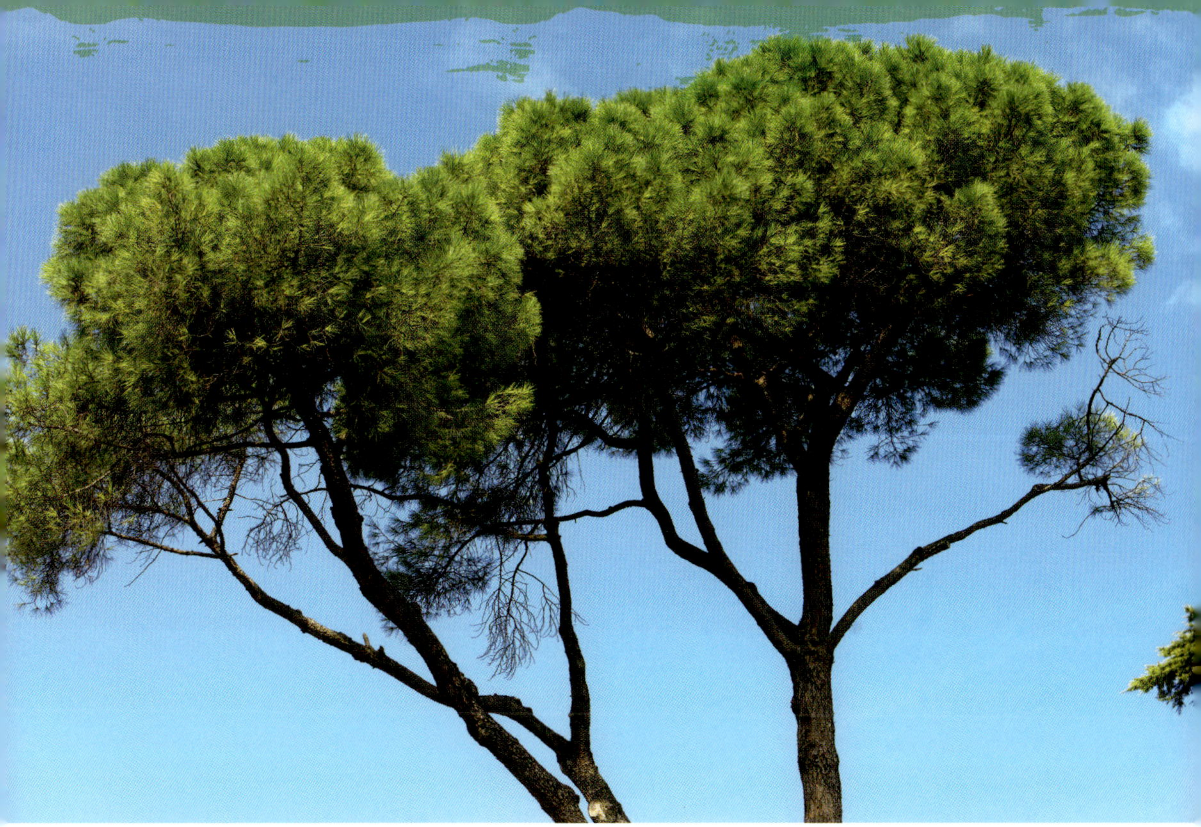

Die Meerkiefer – Alles ist gut – Heilung der großen Gefühle

Pinus cembra – auch: Pinus maritima, Pinus pinaster

Die Meerkiefer wird auch *Seestrandkiefer, Meerpinie, Igelföhre, Sternkiefer* oder *Bordeauxkiefer* genannt. Sie wächst in ausgedehnten küstennahen Wäldern des Mittelmeerbeckens, so auf der Iberischen Halbinsel, in Griechenland, Südfrankreich, Algerien und Marokko. Der anspruchslose Pionier gedeiht gut auf sandigen, quarz- und granithaltigen Böden. Meerkiefern werden vor allem in Frankreich zur Küstenbefestigung angepflanzt und sollen das Wandern der Atlantik-Dünen verlangsamen.

Meerkiefern sind sehr licht- und wärmebedürftig. Die Bäume können bis zu vierzig Meter hoch werden und ein Alter von über 300 Jahren erreichen. Der Stamm der Meerkiefer wächst meist schlank hoch hinaus und bildet eine ausladende Krone. Sie lässt genug Licht für andere Pflanzen durch, die in ihrem Schatten ihr Auskommen finden. Die Meerkiefernnadeln werden etwa 20 cm lang und wachsen in Paaren. Die Zapfen sind in sternförmigen Gruppen angeordnet und gaben daher dem Baum auch den Namen „Sternkiefer". In Südfrankreich wird heute noch in den Meerkiefernwäldern ein besonders feines Terpentin gewonnen. Auch die Triebe und Knospen werden verarbeitet und in der Volksmedizin verwendet.

Die Meerkiefer gelangte in der Geschichte der Phytotherapie zu einiger

Berühmtheit: Als im Jahr 1534 der französische Entdecker und Seefahrer Jacques Cartier (1491-1557) mit seiner Mannschaft in der St. Lorenz-Bucht Nordamerikas ankerte, wurden sie vom Wintereinbruch überrascht. Da kein Weiterkommen durch das Eis war, beschloss man, notgedrungen hier zu überwintern. Doch infolge einer Mangelernährung erkrankten die Männer im Winter schwer an Skorbut und begannen zu sterben. Ein indianischer Medizinmann sah die Not und rettete sie, indem er ihnen einen Trank aus Nadeln und Rinde der Meerkiefer zu trinken gab. Heute wissen wir durch die ersten Forschungen von Jack Masquelier, dass die Nadeln der Meerkiefer einen hohen Vitamin-C-Gehalt aufweisen und die Rinde die Substanzgruppe der oligomeren Proanthocyanidine (OPC) enthält.

Dufttipp:

Wenn du Ruhe finden und sanft deine Kräfte regenerieren möchtest, einfach 2 Tropfen Meerkiefernöl in den Duftbrunnen oder Diffuser geben.

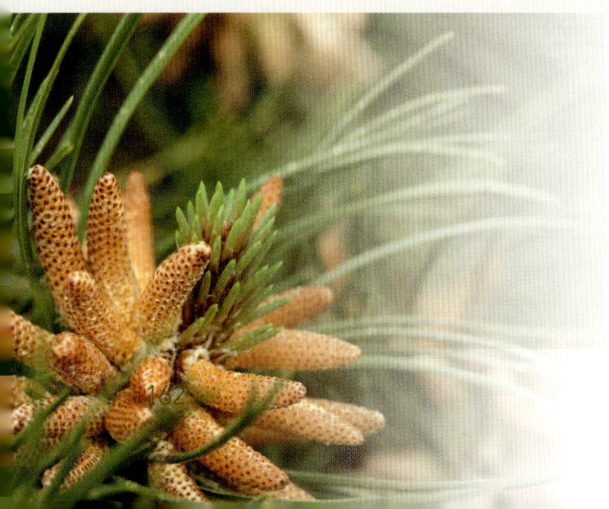

Zwischen Meer und Strand

„Jedes Mal, bevor ich eine neue Seite in meinem Leben aufschlagen konnte, musste ich vorher eine schwierige Zeit der Depression durchleben."

Charlotte Brontë (1816-1855)

Meerkiefern sind robuste Grenzbäume. Sie können ziemlich dicht am Meer stehen. Der Baum ist bis zu einem gewissen Grad auch gegenüber der Gischt vom Meer und den leicht salzhaltigen Böden unempfindlich. So tragen die Meerkiefern die Informationen aus beiden Welten – Meer und Land – in sich. Für Menschen, die sich in extremen Lebenslagen belastenden Gedanken und Gefühlsschwankungen ausgesetzt sehen, kann das Meerkiefernöl ein treuer Begleiter werden. Gefühle wollen angeschaut und beobachtet werden. Es geht nicht darum, mit allen Gefühlen mitzugehen und Schlitten oder gar Achterbahn zu fahren. Aber wir sollten sie wahrnehmen, aussortieren und lernen, uns auf gesunde Gefühle zu fokussieren. Dort, wo wir durch Lebenskrisen schwere Zeiten durchlaufen, ist es gesund, Gefühle durch Kreativität auszudrücken. Schreibe, male, singe oder dichte.

Wenn wieder einmal zu viele große Emotionen über deine innere Leinwand rauschen, kann das Meerkiefernöl eine nervenstärkende Beruhigungshilfe werden. Das Öl hilft, Gefühle wie die Wellen des Meeres zu beobachten. Es darf heißen: Erst tief durchatmen – dann denken – dann handeln.

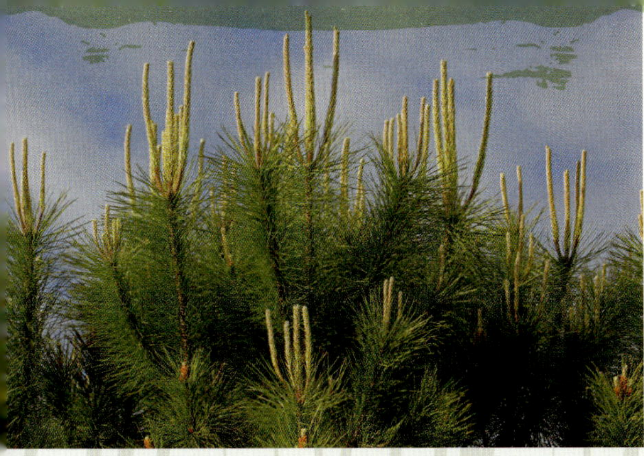

Duftmischung: Ein Duftbad zur Beruhigung nehmen

3 Tropfen Meerkiefernöl
3 Tropfen Lavendel fein
2 Tropfen Muskatellersalbeiöl
mit einer halben Tasse Sahne verrühren und ins Badewasser geben.

Duftmischung: Fürchte dich nicht

7 Tropfen Meerkiefernöl
2 Tropfen Ho-Holzöl
In einen 10ml Roll-On mit Jojobaöl geben.
Anmerkung: Das Ho-Holz ist ein gutes Öl, um Angstanfälle abzufangen und zu mildern.

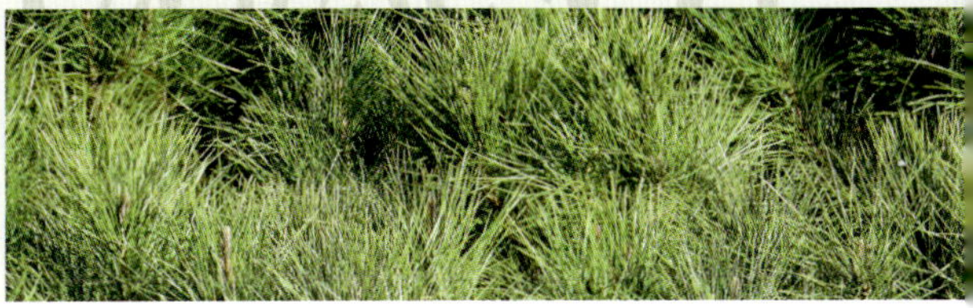

Meerkiefernfrieden: Fürchte dich nicht!

„Der Herr ist mit mir – darum fürchte ich mich nicht; was können die Menschen mir tun."
Psalm 118,6

Das Meerkiefernöl, aber auch die ganze Reihe der Kiefernöle, sind gute Helfer bei Ängsten aller Art. Wer sich im Leben einer Anzahl von Veränderungen gegenüber sieht, der kann sich vorübergehend Gefühle der Angst wie lästige Schädlinge einfangen. Bei sich verselbstständigten Angstzuständen kann ein Fläschchen Meerkiefernöl eine sehr große Hilfe sein.

Meerkiefernkräfte: Frische Luft für neue Pläne

„Verdamme dich nicht, du hast dein Bestes getan; und wenn du einen Fehler machst, betrachte ihn als Sprungbrett für neue Ideen, die du sonst nicht entdeckt hättest."
Eileen Caddy (1917-2006)

Tief durchatmen. Der Atem, der wie Meereswellen kommt und geht, trägt uns durch alle Lebensumbrüche sicher hindurch. Unseren Atem zu beobachten, schenkt uns die Gelassenheit, unser Leben zu beobachten. Manchmal geschieht einem im Leben großes Unrecht: Manchmal kann man etwas tun – manchmal überhaupt nicht. Aber wir können hinschauen. Unsere Gefühle wahrnehmen. Sie kommen und gehen lassen und immer geistig bitten, dass sich alles zum Wohle aller Wesen ordnet. Das möchte uns auch die weise Meerkiefer lehren:

„Es ist, wie es ist. So wie das Wetter. Mal stürmt es, dann regnet es so viel, dass meine Wurzeln ganz entblößt sind, dann gibt es eine wochenlange Trockenheit, und manchmal wandert eine ganze Düne an mir vorbei."

Ein Scheitern von Lebensplänen, beispielsweise einer Ehe, eines beruflichen Vorhabens oder eines großen Projektes, kann irrtümlicherweise als ein persönlicher Misserfolg wahrgenommen und gewertet werden. Oft werden unberechtigte Gefühle der Scham und Schuld mit diesem Scheitern verquickt. Gefühle der Scham sind tückisch, weil sie einem vorgaukeln, dass tief im Inneren etwas *grundsätzlich* nicht stimmen kann. Viele Menschen verharren nach Fehlschlägen unbemerkt in einer kindlich-ängstlichen Grundhaltung; das eigene Leben, ihre Wünsche und Bedürfnisse wurden nicht erfüllt. Man fürchtet sich davor, auf die eine oder andere Art bestraft zu werden. Schuld und Scham gehören psychologisch und energetisch gesehen zu den größten Kreativblockaden. Wer therapeutisch Menschen in Krisensituationen begleitet, kann zu Beginn der Sitzungen an das ätherische Öl der Meerkiefer denken. Einfach die geöffnete Flasche auf den Tisch stellen oder Öl auf ein Duftpad oder einen Duftstein geben. So kann das Öl im Hintergrund still mitarbeiten. Wenn der Patient nachfragt, gerne die Geschichte der starken Meerkiefer erzählen, die allen Widrigkeiten zum Trotz am Meer, den Stürmen ausgesetzt, standhält und wächst. Positive Geschichten und Mythen stärken in Gesprächen. Gute Geschichten haben in der positiven Psychologie ihren etablierten Platz. Verbunden mit einem gesunden Duft, wirken sie ungleich stärker.

Duftmischung: Weitermachen mit dem Weitermachen

Diese Duftkombination überbrückt seelische Tieflagen. Sie hilft, mit Geduld Durststrecken gut durchzuhalten.

Für den Duftbrunnen oder Vernebler:

2 Tropfen Meerkiefernöl

1 Tropfen gelbes Rosenöl, alternativ rosa Rosenöl

1 Tropfen Immortelle

Die Meerkiefer nimmt dich an die Hand und flüstert dir zu:

Atme tief – alles ist gut.
Scheiter heiter – es geht weiter!
Scheitern und Fehler gehören zu jedem aktiven Lebensweg.
Mache aus deinem Scheiterhaufen einen „Schatzhaufen".
Du schaffst das!
Du kannst das!
Du bist willkommen!
Fürchte dich nicht vor der Wahrheit – denn sie ist wunderschön!

Meerkiefer – Alles ist gut – Heilung der großen Gefühle

Schlüsselthemen – Seelisch-geistige Wirkung

Starke Emotionen zutiefst beruhigen – Gefühlswellen in Krisen beobachten können – Ruhe finden – Schuldgefühle loslassen – Gelassenheit in stürmischen Zeiten finden.

Das Öl begleitet, fördert und unterstützt:

Gefühlswellen zu beobachten; den Lebensmut wiederzufinden; unberechtigte Schuldgefühle loszulassen; ungesunde Kompromisse hinter sich zu lassen; Standhaftigkeit in allen Lebenslagen.

Ungesunde Gefühle, Fremdgefühle und Gruppenängste können uns in Krisenzeiten regelrecht wie ein Tsunami überfluten; denn in Krisenzeiten funktionieren unsere antrainierten Verhaltensmuster nicht mehr. Das ist auch gut so, denn Neues möchte gelernt werden. Auch unser Denken, unser Glauben, kurz unser geistiges Immunsystem orientiert sich neu. Die vielen Veränderungen können zwischenzeitlich – einfach aufgrund der fehlenden Orientierung – zu einer tiefen Mutlosigkeit führen. Vielfach fühlt man sich gescheitert. Es kann geschehen, dass man sich in Selbstvorwürfen verstrickt; oder man steckt in einer Sackgasse fest und hat sich, oft aus Erschöpfung, an längst überholten Plänen festgebissen.

Hier kann das Öl der Meerkiefer uns sanft begleiten. Zum einen helfen ganz praktisch die vielen Monoterpene, unsere Nerven zu beruhigen. Zum anderen möchte die Meerkiefer uns erinnern: Wir haben tiefere Wurzeln in den Boden geschlagen, als wir zur Zeit glauben. Wir sind gut gewappnet, den heftigen Stürmen, wilden Fluten und harten Trockenzeiten zu trotzen.

Die Kraft dieses Baumöls kann ein guter Begleiter sein, um neue schöne Gefühle zu erleben und wieder zuzulassen. Das Meerkiefernöl hilft dabei, positive Gefühle in unsere Gewohnheiten einzutrainieren. Das Baumöl ist ein klarer Begleiter, der uns aus dem Gedankenkarussell der Selbstvorwürfe und schuldgefärbten Ideen befreien kann. Dieser Baum ist ein Türöffner für hoffungsvollere Zeiten, die kommen wollen.

Ergebnis: Wir finden nach Krisen den Mut, viele kleine Schritte zu gehen. Wir folgen dem *„Dein Wille geschehe"*. Wir wissen zutiefst, was wir zu tun haben. Wir werden zu einer Kraftquelle für unsere Mitmenschen und Mitgeschöpfe.

Wir lernen: Uns von den Erwartungen anderer zu befreien; die gesunde Ablösung von Eltern; ohne Schuldgefühle eigene Wege weitab der Familienvorgaben zu gehen; Selbstliebe; sich anzunehmen, wie man ist; seine Schuldgefühle zu überprüfen; Selbstkritik zu beobachten und zu transformieren; den Mut zu finden, wieder eigene Entscheidungen für sein Leben zu fällen; das Hin und Her der Wellen von Ereignissen zu beobachten und weniger persönlich zu nehmen; zu verstehen, dass ein mehrfaches Scheitern zum Leben dazugehört; sich selbst täglich kleine und große Fehler zu verzeihen; zu verstehen, dass Fehler zu machen einer der Hauptwege ist, auf dem die Menschheit seit Urzeiten erfolgreich lernt.

Wird eingesetzt bei: Gefühlen der Verzweiflung; einer tiefen Hoffnungslosigkeit; einem inneren „Aufgegeben-haben"; dem Gefühl, „besiegt" worden zu sein; Aufopferungsdrang; unberechtigten Schuldgefühlen; wenn man Höchstanforderungen an sich selbst stellt und sich schuldig fühlt, wenn man sie nicht alle erfüllen kann; beständiger Überarbeitung am Limit; Schuldgefühlen, wenn man anderen Menschen Grenzen setzt oder ihnen die Meinung sagen muss; Schuldgefühlen bezüglich seiner Sexualität; diffusen Vorstellungen von Erbsünde und Familienschuld; Anpassungsstörungen; nach Phasen schwerer Trauer allgemein.

Die ätherischen Öle der Meerkiefern

Wunderbare Beruhigungsöle; vor allem, um in großen Krisen die ersten Schockmomente gut abzufangen: sie helfen, den Schock zu beruhigen, sodass sich Schreckerlebnisse erst gar nicht systemisch verfestigen können; man beginnt wieder durchzuatmen.

Herkunft: Frankreich, Portugal, Spanien, Griechenland.

Gewinnung: Die Öle werden mittels Wasserdampfdestillation aus frischen oder abgelagerten Nadeln und Zweigen hergestellt. Sie sind wasserhell.

Duftcharakter: Die Öle haben eine Duftnote von einem feinen, weichen, balsamischen Duft bis hin zu einem leicht scharf-würzigen Nadelaroma.

Verträglichkeit: Ein feines, gut verträgliches Öl. Immer verdünnt anwenden. Nicht in der Schwangerschaft einsetzen.

Mischt sich gut mit: Mit Blüten-, Kraut- und Zitrusölen sowie allen Tannenölen. Außerdem mit Cajeput, Tonka, Ho-Holz, Manuka, Cistrose, Immortelle, Mimose abs., Lemongras, Sandelholz und Muskatellersalbei.

Feinstofflich-ätherische Mischungen: Ein Öl, wie ein Fels in der Brandung. In Mischungen bildet dieses Öl die erdende Komponente. Ergänzt sich gut mit anderen Schockölen wie Zirbenöl, Wacholder- und Rosenöl.

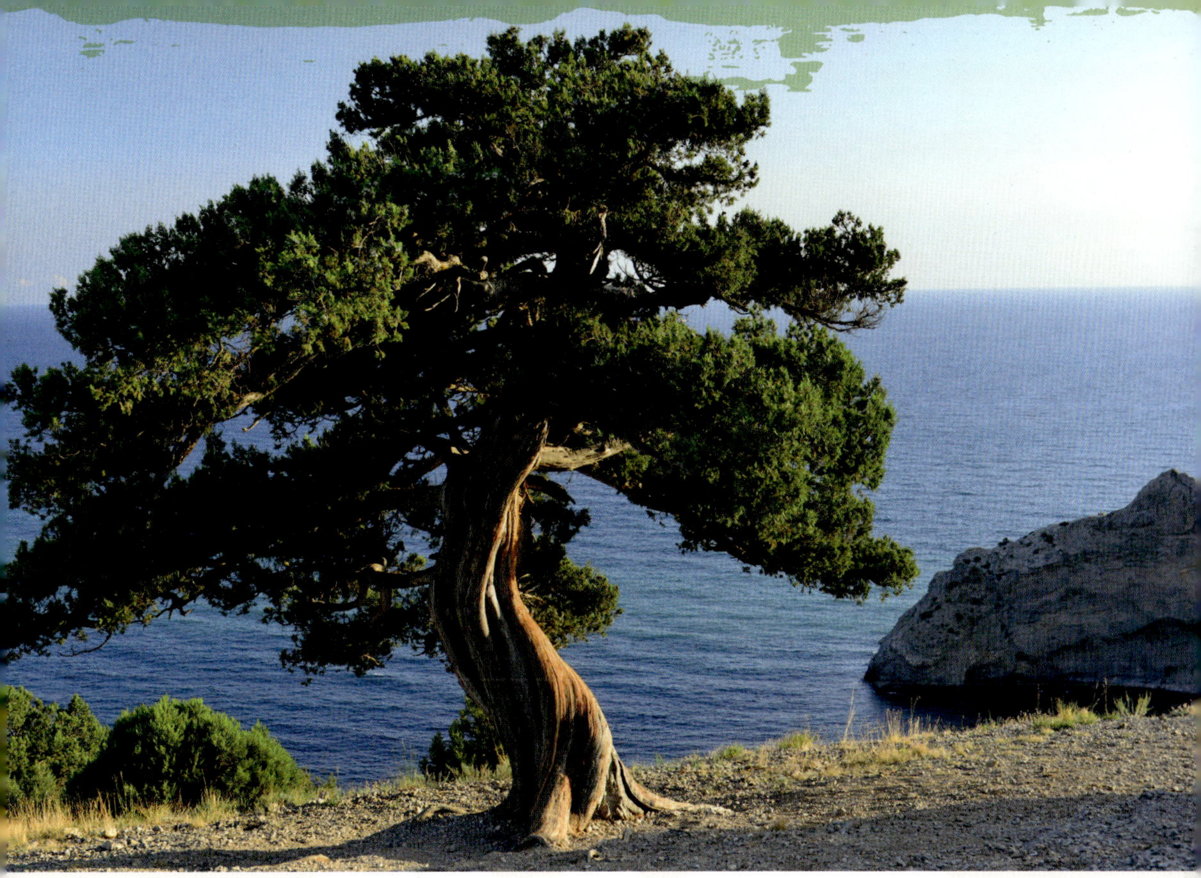

Was die Seele braucht – Anwendungsformen im psychischen Bereich: Als Sicherheitsanker bei Menschen mit akuten Angstanfällen; hier gut in Kombination mit Ho-Holz und diversen Übungen, die zur Beruhigung und Ablenkung neu gelernt werden wollen. Gut für Dufthilfen aller Art, so als Duftpad, im Duftvernebler, in Duftlampen und -brunnen. Auch körperlich ein vielseitig einsetzbares Baumöl. Es eignet sich gut für alle sinnlichen oder therapeutischen Massageöle. Ein schönes und beruhigendes Öl für Bäder aller Art. Gut auch für den Sauna- und Wellnessbereich.

Traditionelle körperliche Anwendungen: Das Meerkiefernöl wirkt antiviral, entzündungshemmend und schleimlösend. Klassischerweise wird es bei Erkältungskrankheiten, Durchblutungsstörungen, Husten und anderen Beschwerden im Brustraum angewendet. Es eignet sich als Massageöl gut bei Muskelkater, da es auch entkrampfend wirkt.

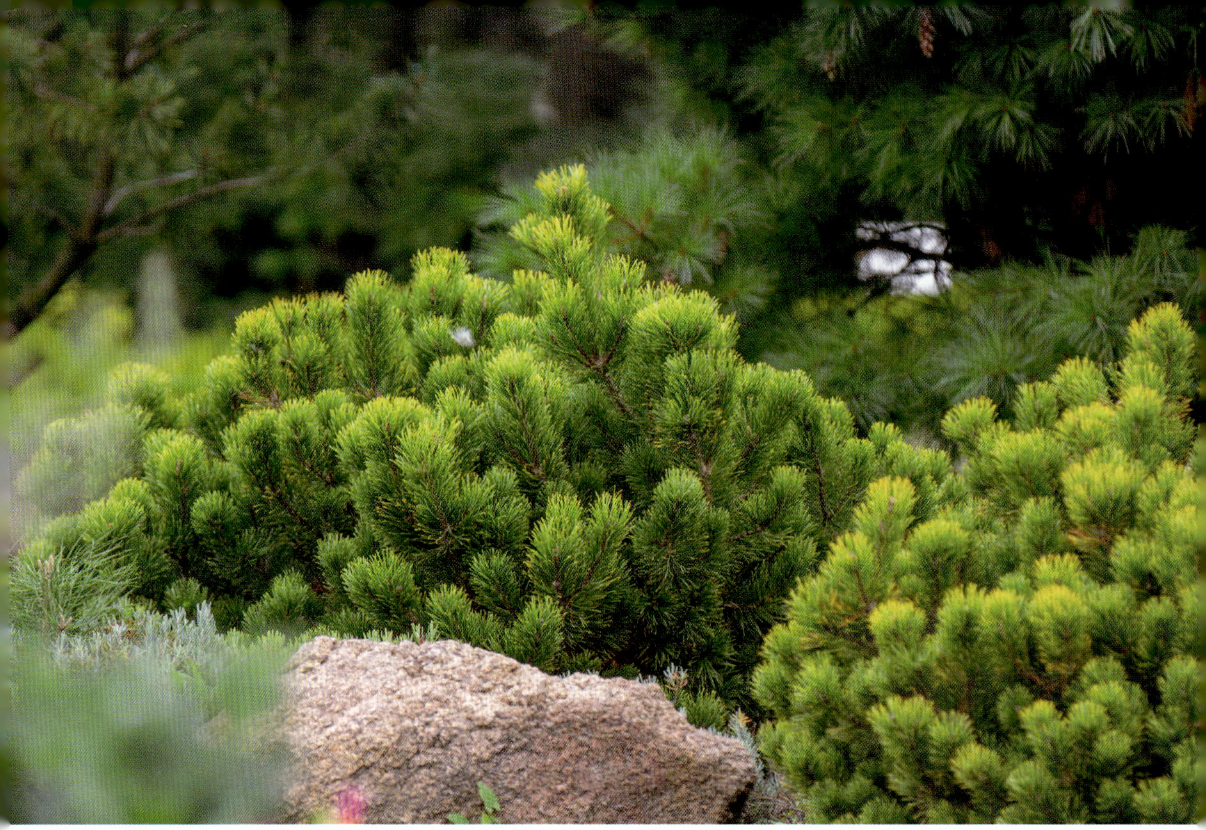

Die Bergkiefer – Klares Denken

Pinus mugho

Die Berg- oder Latschenkiefer wächst in extremen Höhenlagen der Alpen, dem Erzgebirge, den Karpaten sowie dem Balkangebirge. Die Pionierpflanze wagt sich bis an die Baumgrenze vor. Sie vermehrt sich sehr leicht und schnell und kann als buschartiger Baum ganze Almwiesen zuwuchern. Latschenkiefern können selbst auf Berghängen noch wachsen, an denen häufig Lawinen abgehen. Deshalb wird der Baum im Alpenraum überall zur Befestigung der Hänge angepflanzt. Dort, wo der Baum frei steht und gute Bedingungen hat, kann er bis zu zwölf Meter hoch werden und eine kegelförmige Krone ausbilden. Die Latschenkiefer ist gut zu erkennen an ihren dunkelgrünen spitzen Nadeln, die als Zweierpaare dicht angeordnet sind. Alle fünf bis zehn Jahre wirft sie ihre Nadeln ab. Latschenkiefern können bis zu 200 Jahre alt werden.

Die Latschenkiefer steht fast überall unter Naturschutz. Die Ernte der Zweige und Nadeln für die Herstellung der ätherischen Öle erfolgt zwischen Mai und Oktober.[105] Das harzreiche Holz verströmt einen feinen Duft. Es hat einen leicht rötlichen Kern. Da die Stämme nur eine geringe Stammbreite haben, ist es nicht vielseitig einsetzbar. Es wurde und wird nur für kleinere Gebrauchsgegenstände, vor allem für einfache Holzmöbel, verwendet.

Die Bergkiefer wird oft gürtelartig als

Randstreifen zwischen Hochalmwiesen und Geröllfeldern stehen gelassen. Ihr festes, breites Wurzelwerk beschützt Mensch und Vieh. In diesen hüfthohen, buschartigen Kiefernfeldern soll der sagenumwobene Tatzelwurm leben – ein Drache.[106] Kiefern-Mythen erzählen immer wieder auch Geschichten von Feuerwesen, sei es vom Vogel Phönix oder von Drachen. Als Drachenkräfte bezeichnet der Künstler Marko Pogacnik auf unserer Erde große Kräfte des Feuers der Transformation. Sie sollten *immer* positiv ausgerichtet werden. Bergkiefern, mit ihren hochkonzentrierten Lichtkräften und harzreichen Feuerkräften sind auch Träger dieser Drachen-Energie. Sie begleiten uns gerne dabei, unsere feurigen Kräfte auf das Gute zu fokussieren. Sie helfen, für uns ungesunde feurige Leidenschaften und Selbstzerstörungsmuster sanft auf ein wärmendes Herzfeuer der Liebe auszurichten.

Bergluft macht frei: Gedanken klären

„Erkenne, wer du im Kern deines Wesens bist, und dann werde es."
Pindar (552-446 v.Chr.)

Alle Kiefern sind auch Bäume des Windes, und das Rauschen in ihren Zweigen stimmt uns besonders glücklich. Das Element des Windes und der Luft ist den Gedanken zugeordnet. Die Latschenkiefer, als Baum des Hochgebirges, vereint diese Kräfte, die wir brauchen, um unsere Gedanken zu ordnen und zur Ruhe zu kommen.

Gedanken gehören zu unseren unbewusstesten Gewohnheiten. Wir dürfen lernen, nicht mehr alle Gedanken ernst zu nehmen. Wir denken unbewusst am Tag zumeist immer die gleichen Gedanken. Viele Gedanken sind Gedanken, die noch nicht einmal zu uns gehören. Es sind beispielsweise alte Familienmus-

Duftmischungen für den Vernebler und die Duftlampe:

Für eine klare Gedankenhygiene
3 Tropfen Latschenkiefernöl
1 Tropfen mildes Pfefferminzöl

Sich selbst Raum nehmen:
2 Tropfen Latschenkiefernöl
1 Tropfen grüner Weihrauch

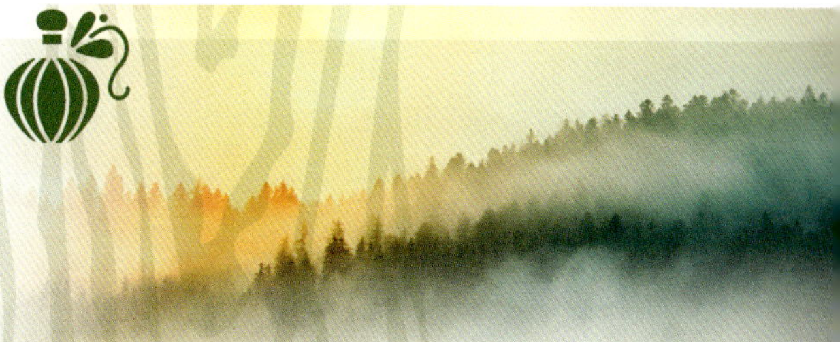

Anmerkung: Das seltene grüne Weihrauchöl hilft feinfühligen Menschen, bei sich zu bleiben und sich wohlzufühlen, auch wenn man einmal „Nein sagen" muss.

ter. Sie sind angeheiratet oder gehören zum Pool unseres Arbeitsumfeldes und unserer Kultur. Wenn wir etwas wiederholt denken, erschaffen wir im Gehirn neuronale Wege. Mit jedem positiven Gedanken, den wir erneut denken, verstärken sich die neuronalen Bahnen. So wird es immer leichter, gesunde und schöne Gedanken zu verfolgen. Denken wir hingegen belastende und traurige Gedanken, können in unserem Gehirn ungesunde Denkschlaufen, Sackgassen und Hamsterräder entstehen. Diese negativen wiederkehrenden Gedankenmuster können uns krank machen. Sie sind ähnlich hartnäckig wie Suchtmuster. Klärende Baumöle, wie das der Bergkiefer, sind beim Umprogrammieren negativer Denkgewohnheiten eine echte Ausstiegshilfe.

Unsere negativen Gedanken erschaffen auch Formen, die sich in unserer Aura festsetzen können. Vor allem häufige negative Gedankengänge können sogenannte „Gedankenformen" prägen. Diese können auf eine gewisse Weise beginnen, ein Eigenleben zu führen. Ähnlich wie die neuronalen Muster im Gehirn agieren sie selbstständig und können beginnen, uns anzugreifen. Mit dem ätherischen Öl der Latschenkiefer lassen sich Gedankenformen leichter verändern oder auflösen. In Gesprächs- und Verhaltenstherapien kann man den Duft gut in einer Sitzung mit einbeziehen.

Duftmischung: Eine Creme für die Arme bei schwerem Kummer

4 Tropfen Latschenkiefernöl
2 Tropfen Rosenöl
2 Tropfen Iris abs.

In zwanzig Gramm einer neutralen Crememasse beispielsweise Shea-Butter einrühren. Der sanfte Rosenduft ist ein Schockheiler, und das hochschwingende Iris-Absolue kann uns sanft mit unserer inneren Führung rückverbinden, sodass sich ein Vertrauen in das Leben wiedereinstellen kann. Die Unterarme dreimal täglich mit dieser Crememischung einreiben. Hier verläuft auf der linken inneren Armseite der Herz-Meridian, den es bei Kummer zu stärken gilt. Gerade bei Liebeskummer treten häufiger an den Unterarmen und Handgelenken körperliche Beschwerden auf, die sich durch diese fein duftende Pflege mildern lassen.

Bergkiefernkräfte – Die Freiheit der Berge

Oben auf dem Berg kommt man zur Ruhe. Von hier aus sieht die ganze Welt im Tal wie eine Spielzeugwelt aus. Es fällt leichter, mit Milde und Freundlichkeit auf die Geschehnisse unseres Lebens zu schauen – ohne vorschnell zu urteilen.

Wir leben in einer Kultur der Kritik, die alles superschnell be- und verurteilt. Ganze Dienstleistungszweige, so die

Kontroller und Evaluierer, leben davon. Ein Großteil der Unterhaltungs-Shows im Fernsehen hat irgendwie mit einer Form von Wettbewerb zu tun. Allein das Zuschauen, wie andere Menschen beurteilt werden, vielleicht eine Show verlassen müssen und leiden, verschlechtert bei den Zuschauern die Blutwerte. Wie ungesund Kritik im Allgemeinen ist, zeigen immer mehr Studien. Wir wissen beispielsweise aus der Neurokardiologie: Bewertungen aller Art erzeugen richtig Stress, zugleich schränken sie die Bandbreite unserer kreativen Intelligenz erheblich ein.[107] Zu viel Kritik im Alltag erhöht das Risiko von Herz-Kreislauf-Erkrankungen. Wir dürfen uns also in Ruhe von unseren alten Gewohnheiten des vielen Be- und Verurteilens in unserem Alltag verabschieden. Das ist für uns gesünder.

Die wissenschaftlichen Erkenntnisse zum Nicht-Urteilen machen Mut. Sie beweisen, dass es möglich ist, vom Kritiker zum Team-Player zu werden. Wir dürfen lernen, ungesunde Kritikgewohnheiten immer wieder durch Empathie und gelebte Gemeinschaft zu ersetzen. Wer Mitgefühl als Schwäche interpretiert, irrt sich. Mitgefühl ist wahrhafte Stärke, denn wer mit allen Wesen dieser Schöpfung schwingt, ist mit der Matrix der Natur verbunden. Das Nicht-Bewerten wird ein wichtiger Schritt auf dem Weg des Überlebens und der Evolution der Menschheit werden. Wir dürfen hier von Bäumen lernen: Alles hängt mit allem zusammen.

Baumkräfte nutzen: Die Latschenkiefer als Trainer

Du kannst dir für diese Übung einen Tropfen Latschenkiefernöl auf ein Duftpad geben und es den ganzen Tag als Erinnerung bei dir tragen.

Immer wenn du dich heute bei einer Bewertung ertappst, sage dir: „Heute beurteile ich nicht. Ich bemerke schneller, wenn ich andere beurteile. Ich erinnere mich selbst daran, dass dies nicht meine Aufgabe ist."

Die Bergkiefer klärt den Geist und flüstert:

Dein Denken darf gesund, konstruktiv und liebevoll sein.
Sei offen für neue Formen des Selbstvertrauens.
Dein höheres Selbst vertraut dir und führt dich – vertraue du auch ihm.
Sei ein Pionier.
Verlasse das vertraute Umfeld – wage Neues.
Bereite so den Boden vor für das, was folgen möchte.
Sei aufmerksam für schönes Unbekanntes, das sich manifestieren möchte.
Vertraue deinem Dasein. Immer.
Nimm in deinem Leben jeden Tag gute Gedanken auf.
Lerne den Blick des mitfühlenden Beobachtens.
Be- und urteile jeden Tag etwas weniger.
Beobachte in Liebe dein Umfeld.

Bergkiefer – Klares Denken

Schlüsselthemen – Seelisch-geistige Wirkung

Positives Denken üben – wahres Selbstvertrauen finden – nicht urteilen

Das Öl begleitet, fördert und unterstützt: Ruhe in die Gedanken einzuführen; Gedanken als Werkzeuge für gute Aufgaben einzusetzen; Gedankenkräfte positiv auszurichten; Gedankenhygiene als tägliche Aufgabe zu praktizieren; ungesunde Gedanken wahrzunehmen und weniger zuzulassen.

Das Öl der Latschenkiefer kann helfen, die Gedankenströme zu beruhigen. Alte, rigide Gedankenmuster sind in Wandlungsphasen zu starr und hinderlich. Zeiten der Veränderungen erfordern eine große geistige Flexibilität und ein beständiges Nachjustieren unseres Denkens. Der Gebirgsbaum schenkt uns die Klarheit der Berge. Wir dürfen uns mit dieser Energie der Berglandschaft verbinden, die sich hochkonzentriert in dem Öl der Latschenkiefer findet. Bergkiefernöl kann auf besondere Art ein tiefes Lebensvertrauen schenken. Wer mit diesem Öl länger arbeitet, kann erleben, dass sich innere Stärke, Ruhe und Gelassenheit einstellen. Wir dürfen verstehen: Unser Leben ist *immer* für uns.

Ergebnis: Wir wählen bewusster aus, was wir denken; wir erkennen die klaren Gedanken unserer Intuition; wir erlauben uns neue Gedanken und positive Sichtweisen; wir können alte negative Gedankenvorgaben beobachten; wir können die notwendigen Schritte unternehmen, um Veränderungen im Leben zu erlauben, ohne uns von außen beeinflussen zu lassen.

Wir lernen: Uns führen zu lassen von unserem höheren Selbst; Vertrauen in unsere aktuelle Lebenssituation zu entwickeln; anderen Menschen ihren Raum und ihre Meinung zu lassen; Kraft aus unserem Dasein und dem jetzigen Augenblick zu ziehen.

Wir können mit dem Latschenkiefernöl lernen, dass es – trotz aller großen Widrigkeiten und Krisen des Lebens – immer viele Möglichkeiten gibt. Wir haben eine Wahl, wie wir handeln und wie wir denken. Wir können die Erlebnisse auch mit anderen Augen sehen. Aus einem *Warum ist mir das passiert?* wird ein *Wofür will ich diese Erfahrung verwenden?* So lassen wir Opfermuster hinter uns und können uns neuen Erfahrungen, Menschen und Lebensformen unbeschwerter öffnen. Dort, wo Vergangenes uns berührt, das weh tun möchte, können wir leichter verzeihen.

Wird eingesetzt bei: Sich wiederholenden negativen Gedankenmustern; großer innerer Unruhe; dem Gefühl, fehl am Platz zu sein; Angst vor der Meinung und dem Urteil anderer; Verwirrung durch ständig wechselnde innere Haltungen; Grübeln und Hadern mit bestimmten Lebenssituationen; seelischer Erschöpfung; Weigerung, neue Lebenssituationen flexibel anzunehmen und zu gestalten; dem Festhalten von überholten Lebensentwürfen und Beziehungen; einem inneren Verharren in Ängstlichkeiten; Angst vor Kontrollverlust; einer unbestimmten Grundangst, dass Schlimmes geschehen könnte.

Die ätherischen Öle der Bergkiefern

Diese Öle haben es wirklich in sich; sie harmonisieren zutiefst, so das wir uns tiefenentspannt zwischen scheinbaren Gegensätzen bewegen können. Die Öle beruhigen und motivieren zugleich. Sie entschleunigen unsere Gedanken und bringen gleichzeitig unsere gedankliche Intuition auf Trab. Zudem sind sie so mild, dass sie bestens für den täglichen Gebrauch geeignet sind.

Herkunft: Österreich, Schweiz, Südtirol.

Gewinnung: Wasserdampfdestillation der gehäckselten Zweige, Zapfen und Nadeln. Die Zweige werden nach der Ernte einige Zeit liegen gelassen, um etwas auszutrocknen. So konzentrieren sich die Inhaltsstoffe, und es entsteht bei der Destillation weniger Hydrolat. Das Öl ist wasserhell. Feine Bergkiefernöle werden auch gerne in der Parfümherstellung verwendet.

Duftcharakter: Würziger, scharf-krautiger Nadelduft. Einige Öle haben einen weichen balsamischen Duft mit grasigen und süßlichen Noten, selten auch mit Kalksandsteinkomponenten.

Verträglichkeit: Ein feines, gut verträgliches Öl. Immer verdünnt anwenden. Nicht in der Schwangerschaft einsetzen.

Mischt sich gut mit: Allen Tannenölen, auch mit feinen Blüten-, Zitrus- und Krautölen. Ich verwende gerne Ho-Holz, Cistrose, Immortelle, Mimose abs., Cajeput, Lemongrass, Rosmarin, Sandelholz und Muskatellersalbei.

Persönlicher Tipp: Ich verwende das Latschenkiefernöl aus dem Filzmooser Gebiet rund um die Bischofsmütze und aus den Hohen Tauern. Das sind und waren immer auch heilige Kraftorte – und das merkt man den Kiefernölen an. Hier destilliert die Kräuterfee Katharina mit ihrer Familie auf dem Mandlberggut ein ganz außergewöhnlich feines Öl. Es ist sehr mild und hat seltene süßliche, grasige Noten. Zudem lässt sich sogar eine feine Gesteinsnote ausmachen.
Einige Latschenkiefernöle können dagegen sehr muffig-waldig riechen. Deshalb empfehle ich, eigene Erfahrungen zu machen und kleine Ölbrennereien auf Reisen durch die Alpen

aufzusuchen. Man kann heute auch im Internet reisen und mit etwas Intuition Perlen an Ölen entdecken und bestellen; und so die Kraft der Berge und der Menschen, die mit Liebe und Herzblut diese ätherischen Energien herstellen, zu sich nach Hause holen.

Feinstofflich-ätherische Mischungen: Das Bergkiefernöl ist ein außergewöhnlicher Meister der Klärung unserer unruhigen Gedankenströme. Es heilt die Wunden, die wir uns selbst im Kopf zufügen. Es mischt sich gut mit großen Heilölen. So den Baumölen der Zirbe, des Wacholders und den feinen Blütenabsolues der Mimose und des blauen Lotos.

Was die Seele braucht – Anwendungsformen im psychischen Bereich: Als Schock- und Ausgleichsöl im Roll-On, als Beruhigungsöl auf Duftsteinen und -pads, als klärendes Punktieröl für Trauma-Arbeit, als Aura- und Raumspray, als Klopftherapie für Akupressurpunkte, im Vernebler, für Duftlampen, Duftbrunnen und Duftsteine.

Traditionelle körperliche Anwendungen: Bergkiefernöle werden in der Phytotherapie und der Körperaromatherapie vielseitig verwendet, etwa in Sportmassageölen, bei Muskel- und Gelenkschmerzen und Durchblutungsstörungen. Als Brustcreme werden sie bei Erkältungskrankheiten, Husten und anderen Beschwerden im Brustraum aufgetragen.

Die Waldkiefer – Versöhnung

Pinus sylvestris

Die Waldkiefer, auch *Föhre* genannt, ist die bekannteste und mit am meisten verbreitete Kiefernart in Europa. Vor allem in Mecklenburg-Vorpommern und Brandenburg wurden zu DDR-Zeiten riesige Monokulturen angepflanzt. Der Baum kann eine Höhe von bis zu vierzig Meter erreichen und in seltenen Fällen bis zu 1000 Jahre alt werden. Die Blütezeit ist im Mai und Juni. Die Zapfen werden dann im folgenden Jahr im Spätsommer reif. Waldkiefern verlieren alle drei bis vier Jahre ihre Nadeln.

Schon seit dem Mittelalter begann man bei uns, diesen Baum aufzuforsten. Dennoch, so richtig heimisch fühlt sich diese Kieferart in Nordeuropa, wo es kühler ist und sie ausreichend Wasser hat. Wie sehr die harzreichen Baumplantagen in trockenen Sommern zu einer Feuergefahr werden können, zeigte der Sommer 2018, als südlich von Berlin vier Tage lang die Kiefernwälder brannten.

Flüstern in den Zweigen: Heilung deiner Beziehungen

„Doch auf Bergeshöhn
Hört man nichts, als nur den Wind
Durch die Kiefernwipfel wehn."
Ryôkan (1758-1831)

Kiefern sind uralte Bewohner dieser Erde. Sie tragen ein stilles Wissen in sich, wie alles mit allem zusammenhängt und untereinander verbunden ist. Im Shintoismus stellen Kiefern die Verbindung zwischen Mensch und Naturkräften her, sodass der Mensch gesunden kann und Kraft und Weisheit für seinen Lebensweg erhält.

Mitgefühl und Achtsamkeit allen Wesen gegenüber, das können uns die Kiefern lehren. Je weiter wir fortschreiten auf unserem Lebensweg, umso mehr Mitgefühl dürfen wir in unseren Beziehungen zu anderen Menschen und allen Wesen der Schöpfung entwickeln.

Dufttipp: Fußcreme – Um in Phasen der Regeneration zur Ruhe zu kommen

4 Tropfen Waldkiefernöl
4 Tropfen Lavendel fein
2 Tropfen Ho-Holzöl

In zwanzig Gramm neutraler Creme, beispielsweise Shea-Butter, verrühren. Mit dieser Creme zweimal täglich sanft die Füße, vor allem die Fußsohlen massieren. Das erdet und beruhigt. Man erinnert sich mit dem Duft der Waldkiefern wieder an seine Wurzeln.

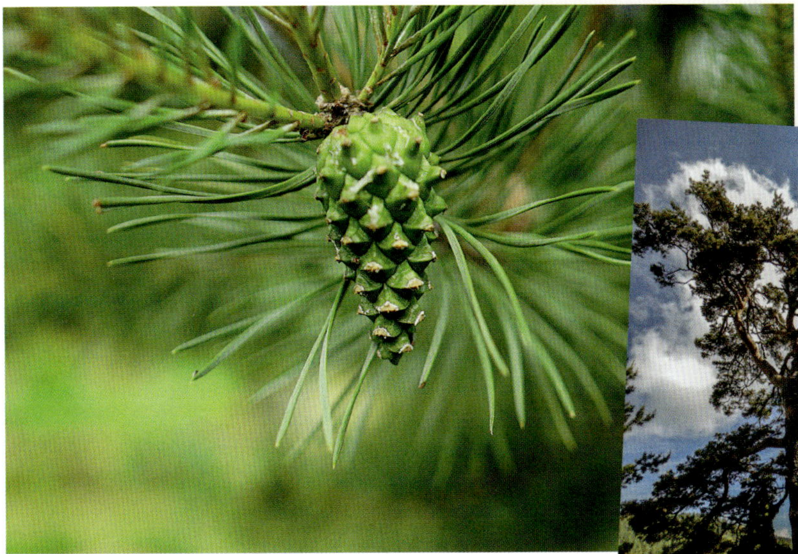

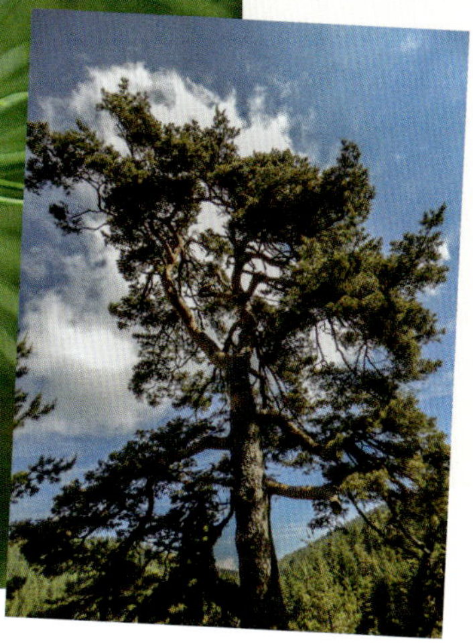

Waldkiefernkräfte: Ein wahrer Seelentröster

„Klarer Wasserfall
Kiefernnadeln gleiten sacht
in die Strömung ein."
Matsuo Basho (1644–1694)

Es war eine Waldkiefer, die den englischen Arzt Edward Bach inspirierte, eine Essenz aus den Blüten der Kiefern herzustellen für all jene Patienten, die hartnäckig an Formen einer übergroßen Schuld festhielten und sich mit Selbstvorwürfen quälten. Bach, der viel auch mit Kriegsveteranen arbeitete, entwickelte im Jahr 1935 die Essenz „Pine", die zur dritten Heilpflanze in seiner Serie der Pflanzenessenzen wurde. Für Bach stand die Kraft der Kiefer für die Heilung, die uns durch Verzeihen und Aussöhnen geschenkt werden kann.

Gefühle der Schuld können in unserem Körpergedächtnis zu kleinen Stolperfallen werden. Belastende Schuldgefühle können, wenn sie aktiviert werden, unsere Muskeln zusammenziehen lassen. Häufig sitzen sie im Nacken- und Schulterbereich, man trägt hier fühlbar nicht nur die eigene Schuld, sondern oft die „Fremdschuld" der Familie mit. Die Essenz der Schuld können sehr alte Gruppenmuster bilden. Hier können energetische Tiefenmassagen mit Waldkiefernölen, in Verbindung mit Gesprächs-, Atem- oder Gestalttherapie, diese Muster lockern, lösen und befreien.

Duftmischung – Massageöl: Licht der Versöhnung

8 Tropfen Märkisches Kiefernöl
2 Tropfen Rosenöl türkisch
2 Tropfen weißer Lotos abs. 5 %
in 20 ml Haselnussöl

Kiefernkräfte: Reaktive Muster lösen

Die Kiefern sind feine Helfer, die uns dabei begleiten wollen, ungesunde Verknüpfungen zu lösen. Als am Ende des 19. Jahrhunderts viele tausend Berliner an Tuberkulose, einer Lungenkrankheit, erkrankten, baute man westlich von Berlin, inmitten der großen Kiefernwälder, eine riesige Lungenheilanstalt, die Beelitzer Heilstätten. Teil der täglichen Kuren waren langsame Spaziergänge im Kiefernwald. Dafür gab es kleine Wege, die im Winter eigens am Boden geheizt wurden. Alle paar hundert Meter gab es ein kleines Ruhehäuschen, ähnlich einer Bushaltestelle, das zum Sitzen und ruhigen Atmen einlud.

Kiefernöle sind auch heute gute seelische und körperliche Lungenstärker. Sie sind stille Heiler überall dort, wo uns Trauer, Kummer und Hoffnungslosigkeit bedrücken. Nach der Akupunkturlehre sind dies die Themen, die einer Schwäche im Lungen-Meridian zugeordnet werden. Waldkiefern sind also auch Trauerexperten. Ihr Duft schenkt Trost und lässt uns tiefer durchatmen. Die hohe Konzentration an Monoterpenen wirkt stimmungsaufhellend und das Immunsystem stärkend.

Trauer und Schuld sind eine uralte Paarung, die uns Menschen schon lange das Leben schwer macht. Schuldgefühle sind verzwickte Angelegenheiten, die schwer zu therapieren sind. Sie sind oft gepaart mit Schamgefühlen; und tief unter diesen Gefühlen können sich Wut und große Trauer verbergen. Die Paarung *Schuld – Wut* kann sich gefährlich hochschaukeln und über Generationen als ein unglückliches Beziehungsmuster – oft unschön verknüpft mit Alkohol oder anderen Süchten – festsetzen.
Die Kiefer, sei es als Baumenergie, als ätherisches Öl oder auch als Bachblüten-Essenz, ist ein sanfter und stärkender Begleiter durch diese Gefühlswelten unserer Schatten. Dabei können Waldspaziergänge unter Kiefern zu wirklichen Seelentröstern werden. In Finnland hat man viel Erfolg mit Alkoholkranken, die nach dem Entzug vom Arzt regelmäßige Waldspaziergänge – in Kiefernwäldern – verordnet bekommen. Wer den Kiefernbaum als therapiebegleitende Unterstützung einsetzt, kann kleine Wunder der Transformation erleben.

Räuchergeheimnisse: *Sternenkinder*

Helles Kiefernharz kann man gut über das Internet bestellen. Ein schönes Räucherwerk für akute Krisenzeiten, wenn Bedrückendes, Altes und viele Tränen in der Luft liegen. Es wirkt belebend, aufrichtend und klärt die Räume, in denen man mit Gruppen arbeiten möchte.

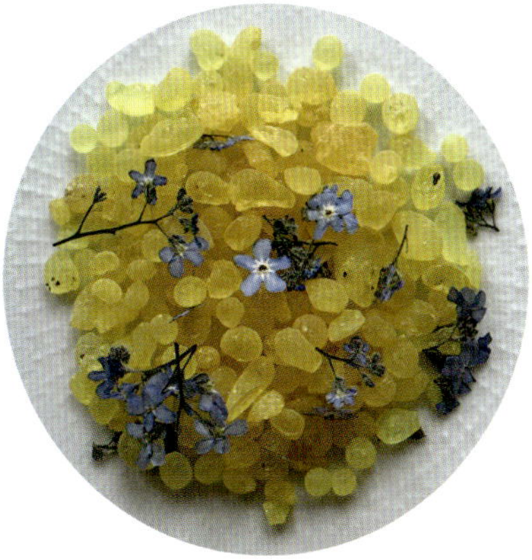

Ich mische für die „Sternenkinder-Gruppe" in Berlin eine Räuchermischung mit hellgelben Kiefernharz und Vergissmeinnicht-Blüten. Die „Sternenkinder-Gruppe" sind verwaiste Eltern, die Feinheit, Kraft und Transformation für ihre Rituale und Treffen benötigen. Die Farben Blau und Gelb sind zudem Kraftfarben der Heilung für verwundete und trauernde Herzen.

Kiefernkräfte: Stabilität nach Ablösungsprozessen

Kiefernholz begleitet uns Menschen seit Urzeiten, und sein Duft schenkt uns das Gefühl der Geborgenheit und Sicherheit. Überall in unseren Häusern wurde diese Holzart verbaut, denn Kiefernholz ist ein ideales Konstruktionsholz für fast alle Bereiche im Innen-und Außenbau. Es verformt sich kaum, und sein hoher Harzgehalt vertreibt Holzschädlinge. Jüngst erzählte mir Volker, ein guter Freund und Bauhistoriker sowie Kenner alter Holzsorten, dass er aus einem Waldkiefernbalken des 14. Jahrhunderts einen Bohrkern gezogen habe, um den

Balken und das Haus mittels der Dendrochronologie genauer zu datieren. Dabei duftete der angebohrte Balken nach all den Jahrhunderten immer noch fein nach Harz.

Waldkieferndüfte können Beständigkeit und Ruhe in unser Leben tragen. Der erdende Duft der Waldkiefer ist ideal, um den Übergang nach Phasen großer Veränderungen und beständiger Unruhe in ruhigere Fahrwasser zu begleiten. Waldkiefernöl stabilisiert, hilft dabei, neue Lebensformen zu fixieren und uns das Gefühl der Sicherheit und Ruhe im Alltag als Normalität zu schenken. Die vielen Monoterpene des Waldkiefernöls beruhigen unser Nervensystem. Es ist leicht verträglich für unseren Körper und vielseitig anwendbar.

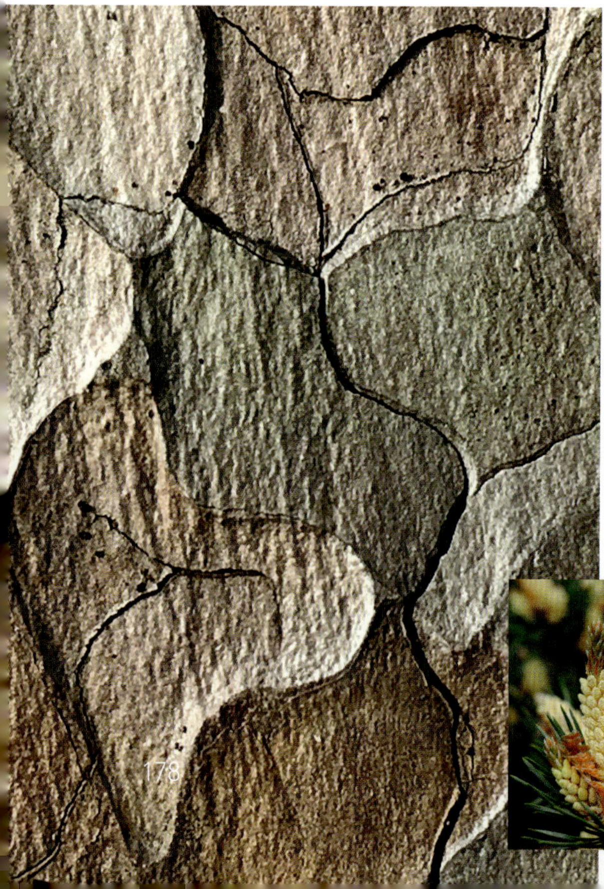

Die Waldkiefer lädt dich ein, tief durchzuatmen:

Atme ruhig und tief – mehrmals am Tag – das stärkt dein Selbstvertrauen.
Schicksalsschläge geschehen – vergiss das Grübeln darüber, warum.
Schuld und Scham sind versteckte Gefühle – schaue sie an – transformiere sie.
Vergib dir und anderen – täglich – und gehe weiter.
Sei versöhnlich. Vor allem mit dir selbst! Werde darin Experte!
Fühle das Leben, all das Gute, das sich bereits erfüllt hat.
Gehe langsam in Wäldern spazieren – das transformiert alte Gewohnheiten.
Du darfst dir sagen: Ich kann es auch anders!
Tue nur das Notwendige und das Sinnvolle!
Beginne ein lebensweiser und mitfühlender Mensch zu werden.
Habe keine Angst vor dem Leid, das zwischendurch gefühlt werden möchte.
Mitgefühl schenkt Verbundenheit und macht dich wahrhaft liebenswert.

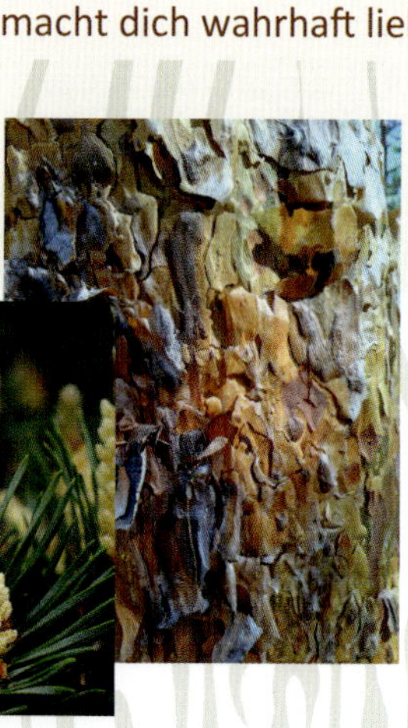

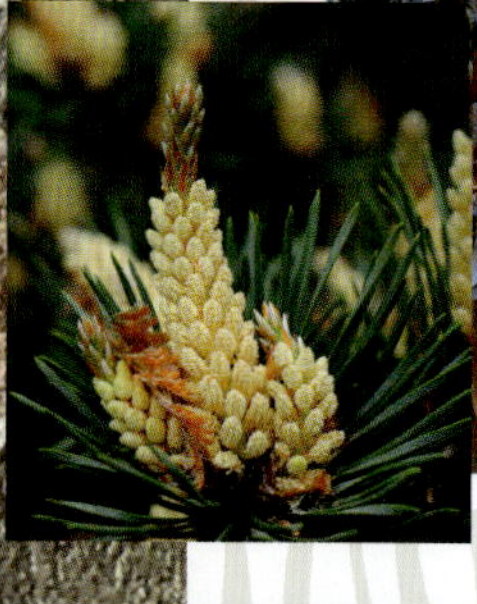

Waldkiefer – Versöhnung

Schlüsselthemen – Seelisch geistige Wirkung

Im Körper ruhen – körperliche Regeneration – Selbstachtung

Das Öl begleitet, fördert und unterstützt: Den Körper mehr wahrzunehmen; auf die Intuition und Informationen seines Körpers zu hören; die Bedürfnisse seines Körper als wertvolle Richtschnüre im Alltag zu verstehen; alte Schuld und Schamgefühle, die in der Zellerinnerung gespeichert sind, loszulassen.
Der erdende Duft der Waldkiefer kann nach Phasen großer Veränderungen den Übergang in ruhigere Fahrwasser begleiten. Kiefernkräfte sind feine Heiler für unsere Beziehungen zu uns selbst und zu anderen Menschen. Waldkiefernnadelöl lindert die Unruhe, es macht Mut, wieder in Verbindung mit unserer Lebenskraft und unserer Körperintelligenz zu treten. Der Körper meldet uns dezent, wo wir uns noch unfrei bewegen. Wir dürfen fremde Schuld- und Schamgefühle der Eltern jetzt verabschieden.
Die Waldkiefer bringt dir Kraft, nach leidvollen Erlebnissen einen neuen Alltag anzupacken und anders zu gestalten. Sie ermutigt uns, neue Wege zu gehen. Sie sagt: *„Anders geht es besser!"*

Ergebnis: Man fühlt sich geerdet; man nimmt seinen Körper klar wahr; man hört auf seine Körperintelligenz; man hat das Gelernte gut integriert; man weiß: Es gibt immer viele Wege und Möglichkeiten; man hört bei Entscheidungen auf die Weisheit seines Körpers.

Wir lernen: Den Körper als Freund besser kennenzulernen und seine Sprache zu verstehen; langsam einen Sinn in den schicksalshaften Ereignissen zu erkennen; zu fragen: *„Wofür will ich das Erlebte verwenden?"* anstatt im *„Warum?"* feststecken zu bleiben; neue und andere Sichtweisen, Arbeitsweisen und Handlungsvorgehen zuzulassen; mehr Abstand zur Krise einzuräumen; Identifikationen mit Schicksalsschlägen zu verabschieden; stattdessen sich neu zu definieren; gut für die Bedürfnisse unseres Körpers zu sorgen; nur das Notwendige und Sinnvolle zu tun; unser erworbenes Wissen weiterzugeben.

Wird eingesetzt bei: Der Tendenz, sich aufgrund von Schuldgefühlen zu überarbeiten; Arbeit und Organisation nicht abgeben zu können; ängstlichem Festhalten an alten, überkommenen Vorgaben; der Unfähigkeit, trauern zu können; Verdrängung von Trauer aus Angst vor verborgenen Gefühlen; seelischen Verhärtungen und Panzerungen, die durch Angst vor Gefühlen entstanden sind.

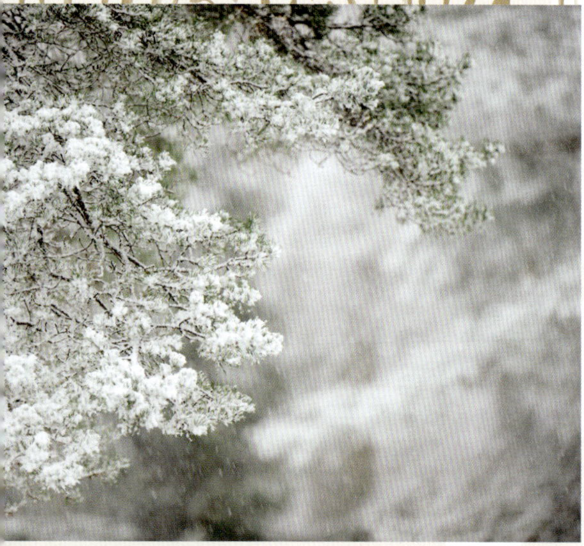

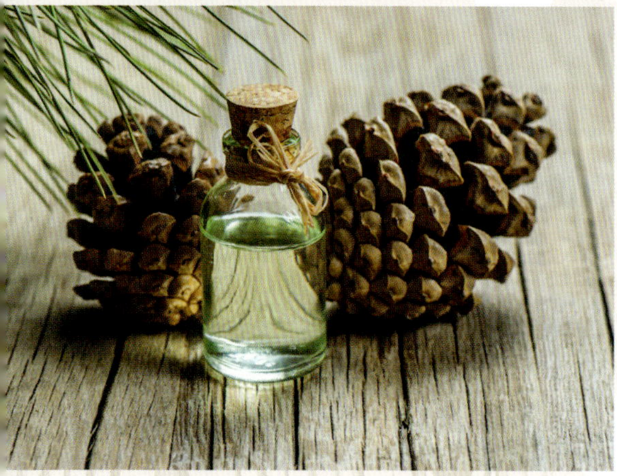

Die ätherischen Öle der Waldkiefern

Waldkiefernöle ordnen, festigen und stabilisieren unsere körperliche Ebene. Sie bringen tiefe Ruhe, sodass der Körper regenerieren kann.

Herkunft: Brandenburg, Frankreich, Russland.

Gewinnung: Das Öl wird mittels Wasserdampfdestillation meist aus abgelagerten Zweigen mit Nadeln destilliert. Das Öl ist wasserhell bis hellgelb. Es gibt auch ein reines Kiefernnadelnöl.

Duftcharakter: Waldig, harzig, mit Duftnoten von Quarz und Heu.

Besonderheit: Die ätherischen Öle der Waldkiefern sind sehr unterschiedlich in ihrem Duft und ihrer Qualität, je nachdem aus welcher Region sie stammen. Ein Öl der „Märkischen Kiefer" trägt den Duft von Sand, trockenem Holz und viel Sonne in sich. Ich wähle immer dort, wo es möglich ist, Öle von kleinen einheimischen Betrieben. Zum einen aus Gründen der Nachhaltigkeit – zum anderen, weil die Baumwesen in unserer Nähe all die Stoffe entwickeln, die wir Menschen brauchen, um seelisch zu gesunden.

Verträglichkeit: Nicht in der Schwangerschaft einsetzen. Nur verdünnt verwenden.

Mischt sich gut mit: Allen Tannendüften, Zitrusdüften, Blütendüften, Iris abs., Lotos abs. Mimose abs., Lavendel fein, Ho-Holz, Sandelholz, Muskatellersalbei.

Feinstofflich-ätherische Mischungen: In feinstofflichen Mischungen schenkt uns das Waldkiefernöl die Kraft der Erde. Es mischt sich gut mit ätherischen Ruheölen, so beispielsweise Sandelholz und Zirbenöl.

Was die Seele braucht – Anwendungsformen im psychischen Bereich: Das Waldkiefernöl hat harmonisierende Wirkung, es beruhigt und gleicht aus. Insbesondere gut geeignet bei Anpassungsstörungen, als Integrationsöl nach erschöpfenden Lebensphasen, zur Stärkung der Ausdauer, der Geduld und des Selbstvertrauens auf Duftsteinen und -pads und zur Parfümierung der Bettwäsche, als Aura- und Raumspray, als Klopftherapie für Akupressurpunkte, im Vernebler, für Duftlampen, Duftbrunnen und Duftsteine.

Traditionelle körperliche Anwendungen: Wir sind mit dem Kieferduft vertraut. Sein Duft wird seit Jahrhunderten in vielen Duftmischungen, Parfüms oder Badezustätzen verwendet. In Heil- und Hustenmitteln, vor allem in Brustsalben, wird das Kiefernnadelöl traditionell bei Erkältungen, Bronchitis, Nebenhöhlenentzündungen, Halsschmerzen und auch Asthma eingesetzt. Kiefern galten seit der Antike als Heilmittel bei Potenzstörungen – tatsächlich beinhaltet das Öl einige dem Testosteron ähnliche Inhaltsstoffe, beispielsweise die Cadinene. Auch bei Muskelverspannungen aller Art, Durchblutungsstörungen und rheumatischen Beschwerden kann es eingesetzt werden. In der Volksmedizin hat es als Wundheilmittel eine lange Tradition. Sein Harz war ein *Mittel für alle Fälle.*

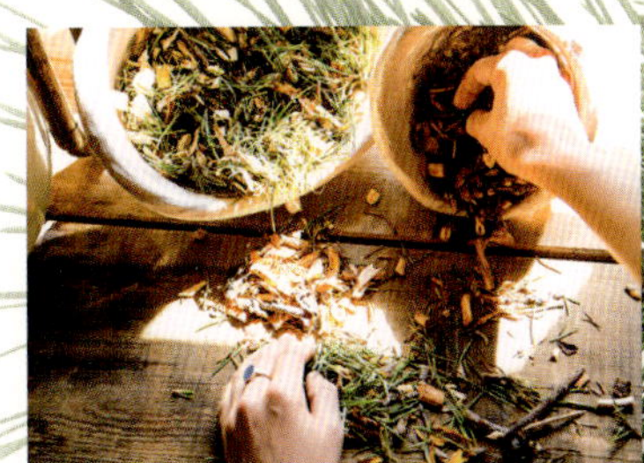

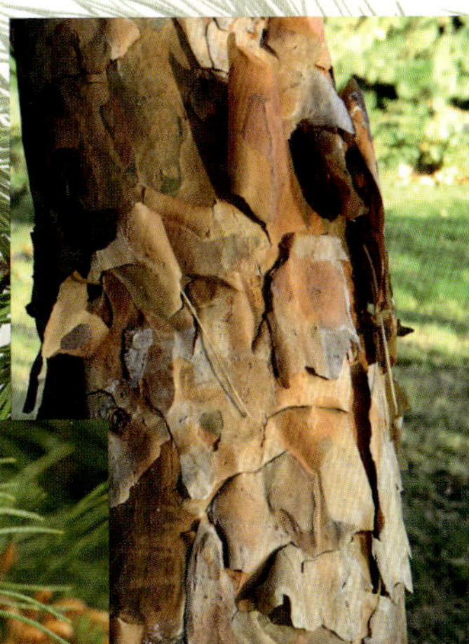

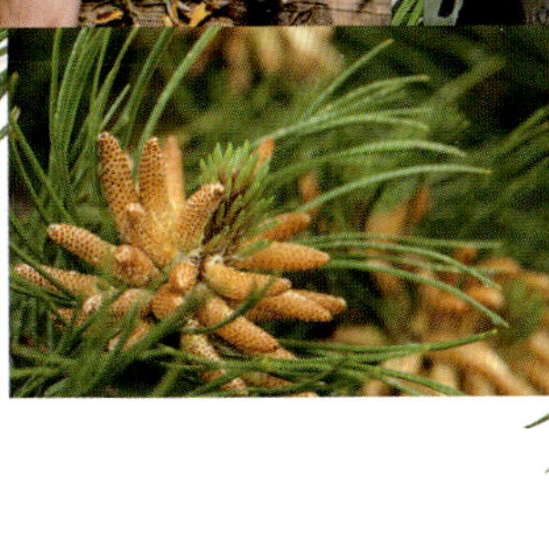

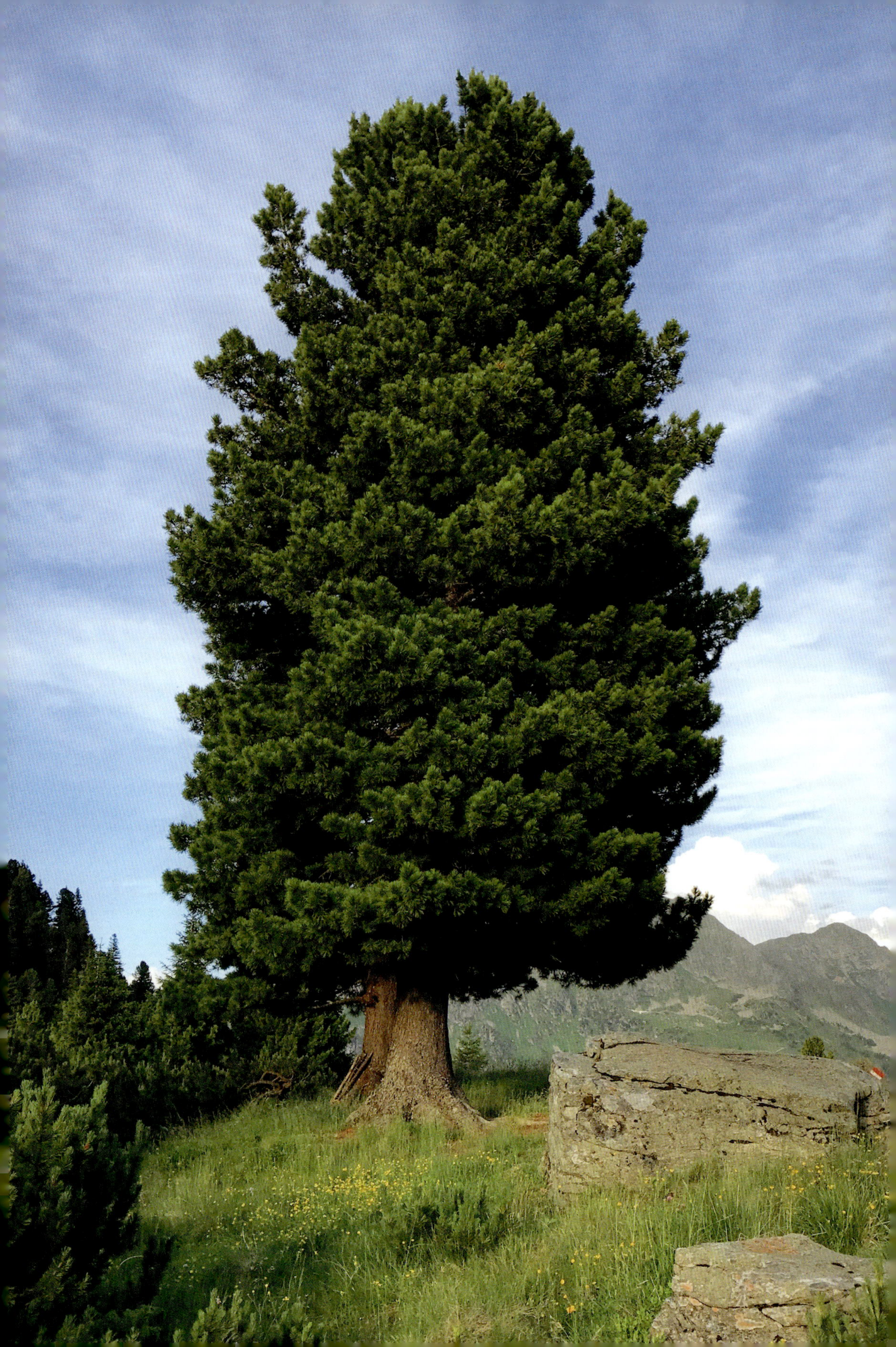

Die Zirbe – Vom Wollen ins Sein

Pinus cembra

„Es geht nicht darum, wie lang die Nacht war, sondern dass die Sonne aufgeht und der Morgen kommt. Es geht nicht um die Liste deiner Fehlschläge, sondern um jeden Erfolg, der errungen wurde."
Prem Rawat

Ganz weit oben im Gebirge kann man mit Glück Zirben finden. Hier, an der Baumgrenze, fühlen sich diese außergewöhnlichen Bäume wohl. Zirben sind reine Hochgebirgsbäume. Zwischen Himmel und Fels wachsen sie zu duftenden, vor Kraft strotzenden Persönlichkeiten heran. Die Zirbe hat viele Namen. So heißt sie in der Schweiz *Arve*, *Arbe* oder *Arole* und in Österreich *Petschl* oder *Zirm*. In Deutschland ist sie auch unter dem Namen Zirbelkiefer bekannt.

Die Zirbe ist ein Pionierbaum wie kein anderer unserer heimischen Bäume. Am Rande der abschmelzenden Eismassen, nach der großen Würmeiszeit vor etwa 10.000 Jahren, wanderten diese Bäume von Sibirien bis zu uns. Neue Pollenanalysen verraten uns, dass früher Zirbenwälder weite Teile Deutschlands bedeckten. Doch mit dem Ansteigen der Temperaturen verschwanden die Zirbenwälder, und der Baum zog sich ins Gebirge zurück. Die Zirbe wächst extrem langsam, sodass sie sich zwischen den anderen Bäumen nicht behaupten konnte. Heute finden wir Zirben in den kontinentalen Alpen, in den Karpaten und der Hohen Tatra.

Zirbenkräfte: Stehvermögen in allen Lebenslagen

„Es gibt keine Bewusstwerdung ohne Schmerzen."
Carl Gustav Jung

Zirben sind hochalpine Spezialisten. Sie besitzen eine urwüchsige robuste Natur, denn die wechselnden Witterungsbedingungen verlangen den hier wachsenden Pflanzen einiges ab. Zirben sind Überlebensstrategen. Sie sind unglaublich hart im Nehmen und tolerieren dabei auch sehr saure Böden. Zirben können noch oberhalb der Kampf- und Krummholzzone bis auf 2400 Metern gut wachsen. Sie sind die frosthärteste Nadelbaumart der Alpen und vertragen Temperaturen von minus 40 Grad bis plus 50 Grad. Um sich vor der UV-Strahlung und der Kälte besser zu schützen, besitzen ihre Nadeln eine extra dicke Wachsschicht.

Der Name „Zirbe“ stammt vom mittelhochdeutschen Wort *zirben* ab und bedeutet so viel wie *sich drehen* oder *wirbeln*. Der Name ist ein Hinweis auf die Drehkräfte dieses Baumes. Nach Verletzungen, sei es durch Steinschlag oder Gemsenverbiss, drehen sich Stamm, Äste und Wurzeln beim Wachstum stark, um wieder zur Sonne ausgerichtet weiterzuwachsen. Unter diesen extremen Bedingungen bilden einige der Zirben stark gedrehte Wurzeln, Stämme und Äste zu bizarren Formen aus. Der Vorteil: Bei heftigem Wind schwingt der spiralig gewachsene Baum wie eine Sprungfeder leichter hin und her und bricht so weniger leicht.

Die Zirbelkiefern besitzen ein unglaublich gutes Selbstheilungsvermögen. In allen widrigen Lebenslagen sind Zirben wahre Stehaufmännchen. Selbst wenn das Gewicht von meterhohen Schneelasten den Baum zu monatelangem Niederlegen oder gar zum Brechen zwingt: Die Zirbe wird sich wieder aufrichten, ausschlagen und unbeirrbar weiterwachsen. Zirben treiben tiefe Wurzeln in scheinbar undurchdringliche Felsen und geben so den Hängen im Gebirge guten Halt und Feuchte. Deshalb pflanzt man heute Zirben oberhalb der Almen als Lawinenschutz an. Zirbelkiefern sind Mutmacher in allen Lebenslagen. Ihr Öl ist Träger der ganzen Heilungskräfte dieses Überlebenskünstlers.

Zirbenzeit – Ein Stückchen Ewigkeit

„Jetzt! Das ist deine Ewigkeit."
Prem Rawat

Zirben haben Zeit. Sehr viel Zeit für unsere Begriffe. Sie haben es nicht eilig. Sie können ein stattliches Alter von bis zu 1000 Jahren erreichen. Am Anfang wachsen sie sehr langsam, ungefähr zehn Zentimeter in zehn Jahren. Dort, wo es gerade schwierig ist, warten sie ab, bis die Umstände zum Weiterwachsen ideal sind. Vielleicht bringt ja der nächste Frühling etwas feineres Geröll mit dem Schmelzwasser, das ihr eine andere Wurzeloption ermöglicht. Und wenn nicht dieser Frühling, dann vielleicht der nächste. Unter guten Bedingungen können Zirbelkiefern zu stattlichen hohen Bäumen mit einer kegelförmigen Krone heranwachsen und auch ganze Wälder bilden.

Zirbennadeln verbleiben im Vergleich zu anderen Kiefern sehr lange am Baum und werden nur alle zwölf Jahre abgeworfen und erneuert. An den Nadeln kann man die Zirbelkiefer gut von anderen Kiefern unterscheiden: Sie hat fünf Nadeln pro Trieb – während ihre Kiefernverwandten drei oder nur zwei Nadeln pro Nadelscheide ausbilden. Sie hat überraschend weiche Nadeln, die kein bisschen stechen.

Erst im Alter von vierzig Jahren beginnen Zirben zum ersten Mal zu blühen. Auch dieser Baum ist einhäusig. Weibliche und männliche Blüten sitzen also am selben Baum. Die weiblichen Blüten sind violett und befinden sich meist vorne an den Ästen, an den Triebspitzen. Sie blühen etwas früher, und aus ihnen entwickeln sich die Zapfen. Die männlichen Blüten sitzen tiefer am Stamm. Sie bilden bräunliche Blüten, die große Mengen von gelbem Blütenstaub in die Luft abgeben und so andere Zirbenbäume befruchten. Die Zirbe blüht nur alle sechs bis acht Jahre. Auch hier nimmt sich die Zirbe sehr lange Zeit zum Reifen der Zapfen. Drei Jahre wird es dauern, bis die Zapfen voll ausgereift sind und herunterfallen.

Die unreifen Zapfen werden dort, wo man sie erreichen kann, geerntet und für allerlei Rezepte in der Küche und für die Hausapotheke verwendet. Wenn die reifen Zapfen abfallen, sind sie graupurpurfarben. Die Zirbelsamen werden auch Zirbelnüsse genannt und seit Urzeiten von Menschen gesammelt. Schon der römische Naturwissenschaftler Plinius der Ältere (23-79 n. Chr.) erwähnt die Zirbennuss in seinem Werk *Naturalis historia* als Heilmittel für Husten- und Lungenleiden. Hierfür kochte man die Nüsse in Milch und verabreichte das Getränk den Kranken. Der italienischen Arzt Pietro Andrea Mattioli (1501-1577) fand in der Zirbe die Kräfte der tief verwurzelten Ruhe und auch der Geduld. Er folgte der Signaturenlehre und verschrieb unruhigen schwangeren Frauen Waschungen mit einer Abkochung aus unreifen Zirbenzapfen.[108] Heute spielen sie, ähnlich den italienischen Pinienkernen, eine Rolle in der Tiroler Feinschmeckerküche.[109]

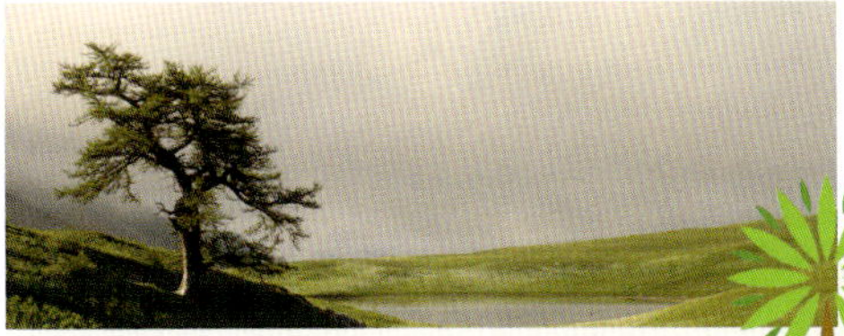

Dufftipp: Die Zirbe möchte dir zuflüstern: Schenk dir Zeit!
Zirbenduft beruhigt auf sehr effektive Weise, denn das Öl enthält überdurchschnittlich viele Monoterpene. Bei nervöser Unruhe einen Tropfen ätherisches Öl auf eine Salzlampe geben. Die Wärme lässt den Duft ganz sanft aufsteigen, und die Monoterpene verteilen sich dadurch leichter in der Luft.

Zirben-Majestäten: Die Königin der Alpen

„Herrschen heißt dienen."
Friedrich II. (1712-1786)

Die Zirbe wird zurecht „Königin der Alpen" genannt. Sie ist wahrhaft eine Königin. Sie kennt das Geheimnis des gerechten Fürsten: Ein guter Herrscher dient seinem Volk. Die Zirbe weiß um die Verbundenheit aller Wesen in ihrem Reich. Sie selbst ist abhängig von einem kleinen Diener, den sie zugleich nährt und ohne den sie ihre Zirbennüsschen nicht verbreiten könnte. Zirbenzapfen haben eine eigenwillige Besonderheit: Sie öffnen sich nicht. Das ist so nicht in

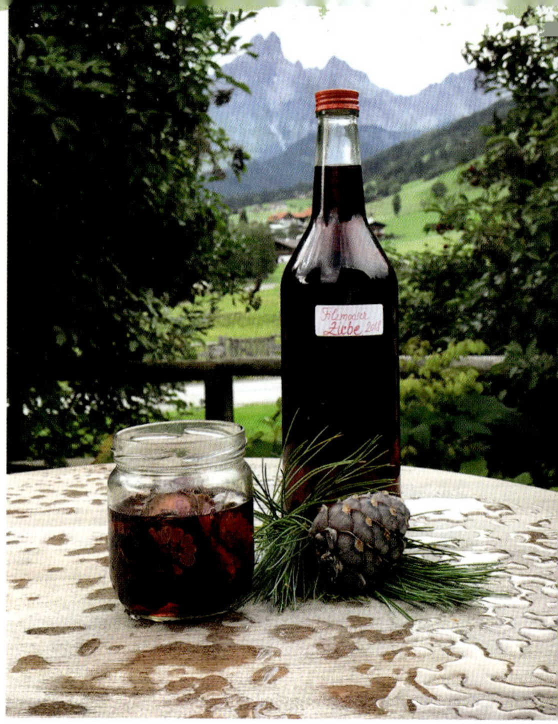

der Natur vorgesehen, vielleicht ist es in diesem Fall auch ein Schutz gegen die extremen Witterungsbedingungen. Zirben brauchen die Hilfe eines Vogels aus der Familie der Rabenvögel: Den Tannenhäher, den der Volksmund auch *Tschankel* nennt und der in höheren Bergwäldern lebt. Tannenhäher müssten eigentlich Zirbenhäher heißen, denn sie bilden eine enge Lebensgemeinschaft mit den Zirben. Der Vogel pickt die am Boden liegenden Zirbenzapfen auf und löst die Kerne heraus. Ein Vogel kann bis zu fünfzig Kerne in seinem Kehlsack auf einmal sammeln. Er frisst nur einen kleinen Teil. Mit dem Rest der Kerne legt er Wintervorräte an. Bis zu 10.000 Verstecke pro Jahr kann ein einzelner Tannenhäher im lockeren Erdreich anlegen. Etwa 20% wird der Vogel liegen lassen: Man schätzt, dass jede zweite Zirbe dem Tannenhäher ihr Leben verdankt.

Legt man die Zapfen aufgeschnitten oder zerstampft in Honig, Schmalz, Sole oder Alkohol ein, dann geben sie ihre schöne Farbe ab. Heute wird aus den purpurnen Zapfen vor allem Zirbenlikör und auch Zirbenessig hergestellt. Der Likör hat eine harzige Note und eine tiefrote Farbe.

Kulinarisches von der Zirbe

Zirbenlikör

Zirbenzapfen sind eine seltene Kostbarkeit. Sie sind *immer* ein Geschenk des Baumes. Man kann sie nicht ernten – sie wachsen einfach meistens zu hoch. Man kann sie mit Glück unter Bäumen finden und dann achtsam einsammeln. Nicht wundern – einige sind schon angepickt. Sie sind meist harzig. Deshalb ist es gut, sie in ein Tuch einzuschlagen oder in einer Tüte zu sammeln. Harzflecken lassen sich übrigens gut mit Butter oder neutralem Öl von der Hand entfernen.

Rezept Zirbenlikör: Sechs Zirbenzapfen in Streifen schneiden. Dann zwei große Esslöffel braunen Zucker darauf streuen. Das Ganze mit zwei Litern hochwertigem Wodka auffüllen. Mindestens sechs Wochen warm, gern auch in der Sonne, stehen lassen. Danach durch einen Kaffeefilter oder ein Tuch abseihen und in eine Flasche füllen.[110]

Der Lichtbaum – pralle Sonne pur

„Verbrennen musst du dich wollen in deiner eigenen Flamme: Wie wolltest du neu werden, wenn du nicht zuvor Asche geworden bist."
Friedrich Nietzsche

Die Zirbe liebt die pralle Sonne. Gerne und gut wächst die Zirbe als freistehender Baum – so bekommt sie am meisten Licht! Zirbelkiefern sind Lichtkeimer. Sie können selbst auf nacktem Fels ihr Leben beginnen. In den Felswüsten des Hochgebirges, dem prallen Sonnenlicht ausgeliefert, wird sie um die Steine herum Wurzeln schlagen – immer ganz zur Sonne hin ausgerichtet.

Immer schon galt dieser Baum in der Alpenregion als heiliger Baum der Lichtkräfte. Die Kelten verehrten die Zirben als Licht- und Feuerbäume. Alle Teile dieses Baumes galten als heilig, und das Holz durfte nicht als Feuerholz verwendet werden. Zirbenbäume waren Teil der Lichtfeste der Jahreszeiten. Zur Sommer- und Wintersonnenwende oder zur Tag- und Nachtgleiche wurden heilige Opferfeuer entzündet. Die Druiden sammelten den Blütenstaub der Zirbelkiefer, denn hier fanden sie die konzentrierte Feuerkraft des Baumes. Blütenstaub diente für Heilgetränke, aber auch für Feuerrituale. Eine Prise des Blütenstaubes ins Feuer geworfen – vielleicht gesprochen mit einem Gebet oder einem Segen – und die Flammen loderten zischend hoch auf. Reste der alpenländischen keltischen Lichtrituale finden sich heute noch in den Feuerschauspielen, bei denen „Feuerräder" zur Sonnenwendfeier von jungen Männern die Hänge heruntergerollt werden.

Duftmischung – Raumspray: Licht für dunkle Stunden

10 Tropfen Zirbelkiefernöl
8 Tropfen Orangenöl
5 Tropfen Narzisse abs.
3 Tropfen Blauer Lotos abs.
50 ml Zirbenhydrolat

Vor Gebrauch die Mischung in der Hand aufklopfen. Diese Mischung kann morgens vor der Arbeit um die Handgelenke gesprüht werden. Sie wirkt hier als „energetischer Schutzhandschuh". Gut geeignet für Menschen, die in sozialen und therapeutischen Berufen arbeiten.

Zirbenwissen: Mitgefühl macht Kommunikation möglich

„Sprich, damit ich dich sehe."
Sokrates (469-399 v. Chr.)

Zirben sind Meister der Kommunikation. Kein mir bekannter Nadelbaum verströmt bei Sonne einen so starken und intensiven Harzduft wie die Zirbelkiefer. Deshalb ist es wunderbar heilsam, sich im Sommer unter Zirben einige Zeit auszuruhen.

Das Zirbenöl ist ein Kommunikationsöl: Ein Türöffner und Schutzmantel zugleich. Deshalb ist es das ideale Öl für Menschen, die feinfühliger sind und in sozialen Berufen arbeiten, wie Therapeuten, Krankenschwestern, Hebammen und auch Mitarbeiter von Beratungsstellen. Zuhören und dadurch Leid lindern, ist ein wichtiger menschlicher Akt der Liebe und des Mitgefühls. Hierbei können uns Zirben gut begleiten, damit wir in unserer Kraft und Mitte bleiben. Was den Japanern die Hinoki-Kiefer ist, darf uns die Zirbelkiefer sein. Das Kraftpaket Zirbelkiefer hat ein so reichhaltiges Spektrum an gesunden Duftnoten wie sonst kein anderer Baum, so dass es bei uns hoffentlich bald mehr zum Einsatz kommt. Auch dort, wo wir selbst verlernt haben, auf unsere innere Stimme zu hören, kann dieses Öl motivierende Impulse geben, wieder mehr in Kommunikation mit uns selbst zu gehen. Sehr hilfreich ist es, sich öfter am Tag die Frage zu stellen: *„Wie fühlt sich mein Körper? Was signalisiert er mir heute?“* Dann gilt es, einfach in den Körper hineinzulauschen. Das aktiviert unser Selbstbewusstsein und gleichzeitig unsere Fähigkeit, Empathie zu fühlen. Gregg Braden zufolge ist Mitgefühl das Gefühl, das die Matrix der Natur miteinander verbindet und über die alles kommuniziert.[112]

Ein Weg, der uns in Lebenskrisen immer offen steht, ist es, Leid von anderen Wesen zu lindern. Überall dort, wo wir in unserem Umfeld beginnen, für andere Menschen ein Licht zu sein und ihren Kummer, ihre Verzweiflung und Hoffnungslosigkeit ein wenig zu verändern, wird es auch für uns heller.

Großzügigkeit und Hilfsbereitschaft machen glücklich.[113] Unsere Lebensqualität steigt. Wir beginnen, unser Leben wieder authentischer und freudiger zu erleben. Studien belegen, dass Menschen, die ein Ehrenamt haben, länger und zufriedener leben.[114]

Die Zirbe weiß um die Kräfte der gesunden Netzwerke einer guten Gemeinschaft. Zirbenkräfte können uns sanft begleiten, um unsere sozialen Netzwerke neu zu knüpfen. Zirbenduft macht uns geselliger, aufgeschlossener und kommunikativer. Das war ein überraschendes Nebenergebnis der Studien zu der Wirkung von Zirbenholz.[115]

Gut zu wissen:

Zirbenöl gehört mit Weihrauch und Salbei zu den stärksten Schutzölen überhaupt. Es ist für alle dünnhäutigen Menschen ein „Must-Have" für die Handtasche. Es gehört auch dorthin, wo Therapeuten schnell ermüden. Zudem stärkt der Duft den Wohlfühlfaktor von Patienten/Klienten durch eine sehr hohe Konzentration an Monoterpenen, denn Zirbenöl enthält besonders viele dieser stimmungsaufhellenden Duftstoffe (bis zu 90%).

Baumkräfte nutzen – Ohren wie ein Luchs

Die „Luchsohren-Übung“ unterstützt uns, leichter zuzuhören und das Gesagte besser in Erinnerung zu behalten. Unser Hörsinn ist eng mit dem Gedächtnis verbunden. Bei dieser Übung werden an den Ohrmuscheln allein über 400 Akupunkturpunkte stimuliert. So werden Gehirn- und Körperfunktionen angeregt.[116] Noch effektiver hat sich in der Praxis die Übung in Verbindung mit ätherischen Ölen bewährt.

Mache diese Übung immer zwischendurch, wenn du bei der Arbeit müde wirst. Vor allem vor wichtigen Gesprächen, einem Vortrag oder einer Präsentation ist diese Übung sehr effektiv. Sie hilft sofort, wenn wir Neues lernen und verstehen wollen. Wir können uns besser auf wechselnde Gesprächspartner einstellen und uns unter Stress konzentrieren.

So wird's gemacht:

Den äußeren Rand der Ohrmuschel zwischen Daumen- und Zeigefinger nehmen. Der Daumen liegt dabei an der äußeren Ohrmuschel, der Zeigefinger innen. Beginne nun sanft von oben nach unten an der Rundung der Ohrmuschel nach außen zu massieren, bis nach unten zum Ohrläppchen. Lasse deine Finger dabei Schritt für Schritt nach unten wandern. Massiere, streiche und falte aus und ziehe sanft an den Ohrenrändern. Du kannst dir vorstellen, dass du ein weiches Luchsohr vorsichtig zu den Rändern hin ausmassierst. Wiederhole die Ohrenrand-Massage mindestens dreimal.

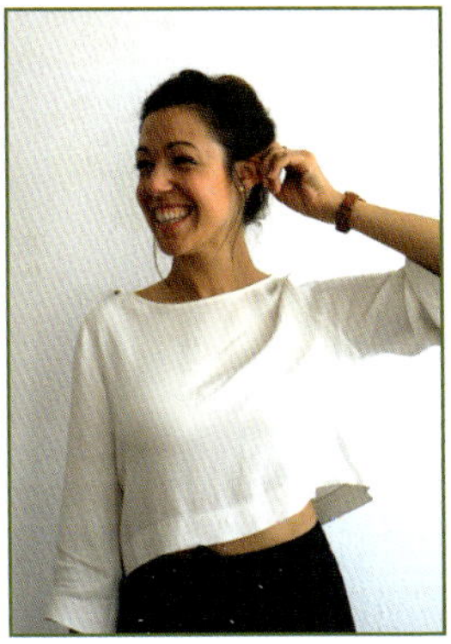

Duftmischung: Ohren wie ein Luchs

3 Tropfen Zirbelkiefernöl
2 Tropfen Cajeputöl
1 Tropfen Immortelle
auf 10ml Mandelöl oder Jojobaöl in einen Roll-On fühlen.

Anmerkung: Das Cajeputöl klärt und richtet das Denken aus. Ergänzend dazu ist Immortelle ein feiner Heiler, der uns Mut macht, wieder dem Leben zu lauschen. Die Ohrenmassage-Übung mit dieser Mischung durchführen. Danach gut die Hände waschen und vorsichtig sein, dass nichts in die Augen oder in die Schleimhäute kommt.

Gut zu wissen: Die Kraft des Gebirges in Hochpotenz

Zirbenöl ist ein Tausendsassa. Wenn ein Waldöl – dann würde ich immer zuerst das Zirbenöl empfehlen. Es ist gewissermaßen der Joker unserer heimischen Waldöle, der alles in sich vereint, was wir uns von einem Waldöl wünschen. Hier sind hochkonzentriert alle gesunden Stoffe zu finden, die wir aus den Studien über Heilwälder und Waldbaden kennen. Wer einen guten Einstieg in die Geheimnisse der Düfte sucht – dem sei Zirbenöl an Herz und Nase gelegt.

Zirbengeduld: *Vom Verlangen – zum Erlangen*

Zirben sind für mich geheimnisvolle Bäume. Mich verbindet ein ganz besonderes Erlebnis mit diesen Bäumen. Ich hatte mir eine Woche frei genommen, um im Dachsteingebirge auf eigene Faust Zirben zu finden. Allerdings fand ich eine Woche lang auf meinen Wanderungen vieles – nur keine Zirben. Nachfragen bei Einheimischen waren nicht besonders hilfreich – irgendwie fand ich trotz ehrgeizigen Bemühens keine Zirben. Und dann, am vorletzten Tag auf der Oberhofalm unterhalb der Bischofsmütze, die ich mehrfach in der Woche schon besucht hatte, zog es mich – wie ein Sog – hinter das Haus. Ich wollte zuerst nicht dorthin gehen, denn hinter Häusern sind oft Toiletten und Abstellschuppen. Aber es zog so stark, dass ich folgte. Und da standen sie. Ganz anders als erwartet. Zwei riesengroße, majestätische Zirbenbäume. Zwischen ihnen ein Kreuz und ein Bildnis der Schmerzens-Maria. Ich konnte es zuerst nicht fassen. Wieso hier und wieso hinter dem Haus? Ich kannte wichtige Hausbäume, die man paarweise anpflanzte, bis dato nur *vor* den Bauernhäusern. Plötzlich warf eine der Zirben einen Zapfen nach mir. Ich erschrak. Erst da wachte ich richtig auf. Ich war gebannt von den Bäumen. Ich verstand. Die Bäume luden mich fröhlich ein. Nicht ich, sondern die Zirben hatten mich gefunden. Sie hatten meinen Ruf gehört – es hatte nur etwas gedauert, bis ich auch den ihren fühlen konnte. Ich war zutiefst berührt und beschloss, spontan eine Woche länger im Dachstein zu bleiben und meine neuen Bekannten besser kennenzulernen. Es war, als ob mir die Augen geöffnet wurden. Plötzlich sah ich überall, wo ich ging und wanderte, Zirbelkiefern. Ich besuchte die beiden Zirben der Oberhofalm noch drei Mal und schrieb die ersten Notizen für dieses Kapitel unter diesen Bäumen. Aus ihren Zapfen machte ich einen wunderbar harzig schmeckenden Zirbenlikör.

Später, als ich Katharina vom Mandlberggut kennenlernen durfte, die selber Zirben erntet und destilliert, hörte ich eine ganz ähnliche Geschichte über die besondere Kraft der Bäume. Katharina schrieb mir: *„Zirbenbäume, die meistens schon sehr alt sind, sind sowieso magisch. Ich muss zu fast jedem hingehen. Das ist ein Muss.“*

Zirbenkräfte nutzen: Ein Tipp der Kräuterfee Katharina

„Ich persönlich gebe mir das Zirbenöl auf mein Drittes Auge, wenn ich wandern gehe und wenn ich Kontakt mit jemandem habe, der mich unruhig macht. Damit ich in meiner Mitte bleibe und weiterhin positiv sein kann. Sie stärkt mich.“[117]

Duftmischung: Leichtigkeit in schweren Zeiten

10 Tropfen Zirbelkiefernöl

4 Tropfen Scheinindigobusch abs. (30%)

2 Tropfen Tonka abs.

20 ml Zirbenhydrolat in eine Sprühflasche füllen. Einen Tag ruhen lassen. Als Duft-, Aura- und Raumspray benutzen. Vor Gebrauch gut schütteln. Man kann die Flasche auch sanft in die eigene Handfläche „einklopfen". Dann ist die Mischung Träger der eigenen Energie und kann uns so besser unterstützen.

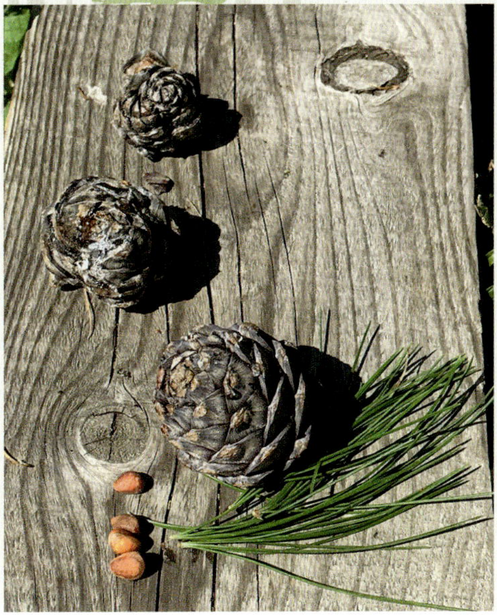

Zirbenkräfte: Der Schutzbaum der Alpen

Die Tiroler sagen über diesen Baum: Die Zirbelkiefer hält das Gute und verwandelt das Schlechte.[118] Zirbenbäume gelten immer als Freunde des Menschen. Wenn in den Alpen ein Haus oder eine Almhütte gebaut wurde, gab es den Brauch, zum Berg hin Zirben als Hausbäume zu pflanzen. So hatte man einerseits einen Lawinenschutz und anderseits die Hausapotheke vor der Tür.

In den Bergregionen gibt es viele Legenden und Märchen zur Zirbe, in denen es von Naturgeistern, Bergwesen und Trollen nur so wimmelt. Das mag daran liegen, dass dieser Baum wirklich auch urige äußere Formen ausbildet, in denen man allerlei Gesichter und Wesen sehen kann.

Für unsere Vorfahren war alles belebt und mit Mensch und Tier verbunden. Die Kelten opferten regelmäßig, um die guten Naturgeister um Beistand auf ihren Wegen zu bitten. Wer sich nicht angemessen und höflich durchs Gebirge bewegte, dem konnte schon mal ein Troll einen Stein an den Kopf werfen oder gar eine ganze Lawine hinterherjagen. Durch kleine Opfergaben, wie beispielsweise kleine Harzklümpchen und etwas Nahrung, ließen sich die Wesen beruhigen, und man war sicher auf seinen Wegen und bei der Arbeit. Auch ein kleiner Zweig der Zirbe am Hut getragen, schützte vor Unheil. Aus dem weichen Zirbenholz wurden Schutzamulette und Kultgegenstände geschnitzt. Zirbenharz wurde von Druiden gesammelt und für die Herstellung von Heilmitteln, wie beispielsweise Pechsalben, verwendet. Das Harz war Teil der schamanischen Rituale zur Austreibung von Krankheitswürmern. Dabei konnten auch Nadelbüschel aus Zirbenzweigen zum Ausstreichen des Üblen aus dem Körper zum Einsatz kommen.

Mit der Christianisierung änderten sich in der Alpenregion im Wesentlichen nur die äußeren Formen der Rituale. Unter die heiligen Bäume der Kelten stellte man Kreuze und Heiligenbilder.

Im Alpenraum ersetzte Zirbenharz dort, wo die Bevölkerung sehr arm war, den teuren Weihrauch. In Kirchen und in Häusern räucherte man Jahrhunderte lang mit diesem Harz. Das hatte ganz praktische Gründe. Es gab viel Ungeziefer, das man so vertrieb. Nach Krankheiten und Todesfällen war das Ausräuchern eine Technik, um die Häuser und Ställe zu reinigen. Auch Hildegard von Bingen (1098-1179) empfahl das Räuchern mit Zirbenharz wegen seiner keimtötenden und geruchsbindenden Wirkung.

Räuchergeheinisse der Bäume: Zirbenharz

Zirbenharz kann man gut im Handel bestellen. Ich strecke das Harz, indem ich noch klein geschnittene getrocknete Zirbennadeln dazugebe.

Diese Harzmischung in eine Rächerlampe oder auf ein Stück Räucherkohle geben und mit Sreichhölzern anzünden. Wenn das Harz schmilzt und der Duft aufsteigt, dann die Schale durch die Räume tragen, die gereinigt werden sollen. Dabei kann man gut Fenster oder Türen öffnen und sich vorstellen, dass alles, was die Räume energetisch belastet hat, nun aus dem geöffneten Fenster fliegt. Alternativ kann man Weihrauchharz nehmen und drei Tropfen Zirbenöl auf den schmelzenden Weihrauch geben. Ein alter Kinderreim heißt: *„Zirbe, Zirbe, sag dem Haus – alle Geister fliegen raus!“*

Die Hüter der Schwelle: „Festverwurzelt im Licht stehen."

„Selbst in deiner dunkelsten Stunde werde ich bei dir sein."

Krishna zu Arjuna (Bhagavad Gita)

Die Zirbelkiefer ist ein Schwellenbaum, der an der Baumgrenze zwischen Himmel und Erde sowie Sonne und Eis wächst. Sie trägt in sich die Kräfte, die uns helfen, in extremen Lebenskrisen immer wieder in Ruhe, Verbundenheit und Mitgefühl zu kommen. Die Zirbe ist unser Verbündeter in den dunklen Stunden unseres Lebens.

Wenn ein übermächtig großer Seelenschmerz uns hilflos werden lässt, nimmt die Kraft der Zirbe uns gerne einige Zeit an die Hand. Das kann nach einem einschneidenden Erlebnis sein, etwa einer Trennung, einem Todesfall oder einem jähen Jobwechsel. Auch kann der Duft der Nadeln in einem Zirbelkissen uns ruhigen Schlaf schenken, bis wir die Phase der Anpassung an das Neue durchlaufen haben. Wer beginnt, das Öl in lebensverändernden Zeiten zu verwenden, wird erleben, dass die Prozesse schneller ablaufen. Das reine Öl des Hochgebirges kann uns eine kraftvolle Klarheit und neue Unterscheidungskraft schenken.

In der Alpenregion wird die Legende vom blauen Licht der Zirbe erzählt. Vom Weg abgekommene Hirten und Wanderern geht ein blaues Licht voran und führt die Verirrten so lange, bis sie in Sicherheit sind. Der geheimnisvolle Bergführer sei der Naturgeist der Zirbe, so die Erzählungen eines hellfühligen Kräuterkundigen aus dem Dachsteingebirge. Man sagt, wer im Gebirge Zirben um Beistand in Notlagen bittet, dem würde *immer* geholfen. Blau ist auch die Farbe der Jungfrau Maria, der die Zirbe als Baum geweiht ist. Heute wissen wir, dass bei großer Hitze im Sommer die Bäume ihre ätherischen Öle verströmen – auch dies kann als blauer Dunst wahrgenommen werden.[119]

Gut zu wissen:

Die Zirbe ist ein „Erste-Hilfe-Öl", das in Notfällen zur Hand sein sollte. Zirbe kann als „Riechfläschchen" nach Schwindel und Ohnmachten gut als erdende Riechhilfe verwendet werden. Auch bei Patienten, die im Koma liegen; und von den sie betreuenden Angehörigen kann Zirbenöl vielseitig hilfreich angewendet werden.

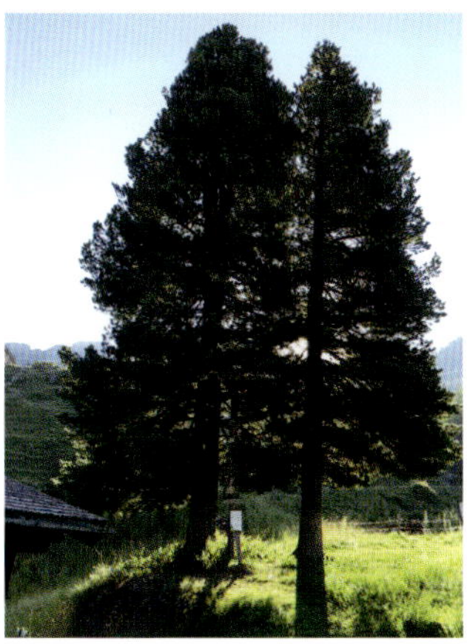

Rezept: Fußmassageöl

Eine Fußmassage mit Zirbenöl kann nach einschneidenden Erlebnissen die notwendige Erdung schenken.

3 Tropfen Zirbelkiefernöl
2 Tropfen Sandelholzöl
10 ml Haselnussöl

Haselnussöl ist ein wunderbares Massageöl, das sehr hautverträglich ist. Es schenkt das Gefühl von Wärme und Geborgenheit.[120]

Auch für die großen Übergänge ist dieser Baum ein wahrer Freund, der uns eine mitfühlende, starke Hand schenken möchte. Immer, wenn ich höre, dass jemand eine Sterbebegleitung mit einem lieben Angehörigen oder Freund durchläuft, dann drücke ich ihm das Zirbenöl in die Hand. Es ist so, als ob das Öl dieses Baumwesens uns ein uraltes Wissen über sichere Wege in die andere Welt vermittelt. Es kann uns die notwendige Ruhe und innere Stärke für diese kraftzehrende Zeit schenken.

„Festverwurzelt im Licht stehen", das ist die besondere Kraft, die wir für den Prozess der Sterbebegleitung so sehr benötigen. In den Ruhephasen hilft der Duft den Angehörigen, sich gut zu erden. Darüber hinaus reinigt die Zirbe nachhaltig den Raum. Die wechselnden Prozesse des Schwerkranken können viele belastende Gefühle der Vergangenheit hochspülen. Sie werden noch kurz vor dem Übergang bearbeitet. Oft fühlt diese negativen Gefühlsschwankungen eher der sensible Begleitende, als der Heimgehende selbst. Dies kann sehr belastend und fordernd sein. Es braucht hier viel Schutz für beide Seiten. Um immer wieder in eine liebende Herzkraft zu kommen, kann man gut das Zirbenöl mit Rosenöl mischen. Das lindert etwas die Trauer und den Schock.

Eine gute Sterbebegleitung hat oft viel mehr Aufgaben, als sich nur um den kranken Menschen zu kümmern. Die vielen unklaren Gefühle der Besucher, die sich verabschieden, kommen als Last hinzu. Ohne böse Absicht laden die meisten ihre eigenen Erlebnisse auch noch auf die begleitenden und pflegenden Menschen ab. Dies ist eine große zusätzliche Belastung für all jene, die Sterbebegleitung machen. Damit sich die Besucher leichter verabschieden können, kann man ihnen nach dem Besuch im Krankenzimmer vor der Tür etwas Zirbelkiefernöl auf einem Taschentuch mit auf den Weg geben. Der Zirbenduft erdet sie schnell nach diesen tiefen Gefühlserlebnissen.

Baumkräfte nutzen: Energetische Reinigung mit Zirbenöl

Wer den liebevollen Dienst einer Sterbebegleitung übernommen hat, der kann sich immer wieder die Hände und Unterarme nach Besuchen und längerem Händehalten mit Flüssigseife, der Zirbenöl und Rosenöl beigegeben wurde, waschen. Es gibt wirklich schöne Zirbenseifen zu kaufen. Hier gilt die Regel: Am Anfang mit kaltem Wasser waschen. Dabei vorgehen wie die Chirurgen. Ausführlich mehrere Minuten Hände, Handgelenke und Unterarme bis zum Ellenbogen waschen. Diese Technik verriet mir Ordnoo, eine befreundete Schamanin aus der Mongolei. So können feinfühlige Menschen sich zwischendurch von diesen sehr belastenden Energien befreien. Außerdem gilt es, viele kleine Pausen zu machen. Bei Hospizen wachsen meistens besonders schöne Bäume, an die man sich gut lehnen kann, um Kraft zu tanken.

Gut zu wissen:

Das Zirbenöl hat eine besonders starke desinfizierende Wirkung. Ein wichtiger Hinweis, wenn man sich im Krankenhaus oder Hospiz bewegt.

Duftmischung – Blaues Licht des Vertrauens

5 Tropfen Zirbelkiefernöl
3 Tropfen Blauer Lotos abs. (10%)
1 Tropfen weiße Rose
Auf 10 ml Mandelöl in einen blauen Roll-On geben.

Anmerkung: Die Mischung ist ein Wunder an Feinheit, die Menschen Hoffnung und Kraft in unruhigen Zeiten schenkt. Der Lotosduft und die weißen Rosen verbinden sich mit der Kraft der Zirbe zu einem starken Duftmoment, der uns erinnern kann, wer wir wirklich sind. Die Mischung ist höher konzentriert. Menschen, die unter hohem Stress stehen, riechen automatisch weniger. In einer höheren Dosierung ist der Duft auch für sie erreichbar. Das Öl nicht in die Augen und Schleimhäute reiben!

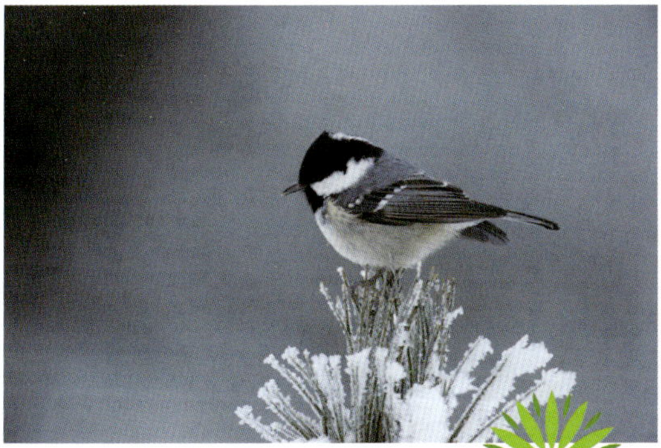

Dufttipp: Mottenschutz

Etwas Zirbenöl auf ein Holzstück geben und in den Kleiderschrank legen. Das riecht gut und ist ein effektiver Mottenschutz. Man kann auch den Schrank mit einer Mischung aus Orangenreiniger und etwas Zirbenöl auswischen.

Duftmischung: Voller Energie für den Tag

10 Tropfen Zirbelkiefernöl
4 Tropfen Blauer Lotos abs.
20 ml Zirbenhydrolat
Ein milder Duft, der ein gutes Notfallspray in Stresssituationen ist und uns Ruhe und Gelassenheit schenkt.

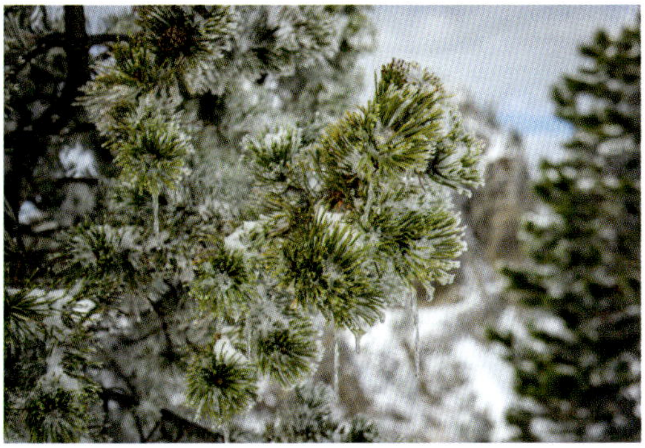

Vom Wollen ins Sein: Die Zirbe lädt dich ein

Du gehörst dazu, du hast einen festen Platz im Reigen der Schöpfung.
Fühle dich von der Natur geliebt.
Erlaube dir, flexibler zu werden, ohne deine wahren Wurzeln und deinen Standpunkt aufzugeben.
Werde authentischer: Das Leben ist bunt – zeige der Welt deine Farben.
Sei risikobereit.
Wage es, deine Herzenswünsche umzusetzen.
Schenke Mitmenschen deine Gesellschaft in Freude und freundlicher Heiterkeit.
Du hast mehr Widerstandskraft, als du weißt.
Erlaube dir: *Aus Liebe zur Wahrheit – Hinschauen!*
Nutze deine wahren Ressourcen, um Mitgefühl zu entwickeln.
Beschütze, hege und pflege deine kreativen Schöpfungen.
Du darfst dich zum Ausruhen zurückziehen.
Du hast alle Zeit der Welt – Geduld ist eine große Kraft, die du für dich nutzen darfst.
Komme mit: *Vom Wollen ins Sein. Vom Verlangen zum Erlangen.*

Zirbelkiefer

Schlüsselthemen – Seelisch-geistige Wirkung

Annehmen der Gegenwart – immer wieder Ruhe finden und in die Stille kommen – tiefe Transformation auf allen Ebenen

Das Öl begleitet, fördert und unterstützt: Anpassungsfähigkeit; Flexibilität in großen Lebenskrisen; ein tiefes Loslassen; Reinigung von negativen Fremdenergien; der eigenen Intuition zu vertrauen; in unruhigen Zeiten die eigene Klarheit zu finden und authentisch zum Ausdruck zu bringen.

Ein außergewöhnlicher Duft, der ein Verbündeter in den dunklen Stunden unseres Lebens sein kann. Wenn scheinbar nichts mehr geht und wir am Boden liegen – dann ist das heilsame Öl der Zirbelkiefer ein wirklich guter und liebevoller Freund. Die Kraft des Zirbenöls verbindet uns mit unseren eigenen Kraftreserven. Wer in schweren Krisen das Öl der Zirbe griff- und riechbereit in der Tasche hat, kann viel Hilfe erfahren. Zum einen klärt es den Kopf und konzentriert unsere Gedanken, zum anderen richtet es unser Handeln aus. Es stellt unser ICH-Bewusstsein ganz unter die Führung der Seele.

Das Zirbenöl ist ein Träger der Sonnenkraft. Sie duldet nichts Dunkles in ihrem Umfeld. Es hilft, in Krisenzeiten innerlich und äußerlich aufzuräumen, wo lange Zeit ein Handlungs- und Energiestau war. Die Kraft der Zirbelkiefer heilt sehr gut alte Schmerzmuster, die mit direkten Angriffen auf unsere Persönlichkeit zu tun haben. Zirbenöl hilft uns, authentisch zu werden, zu handeln und zu sein.

Wer einige Zeit mit dem Zirbenöl arbeitet, kann beobachten, dass vieles, was unserem Seelenweg nicht guttut, sich erstaunlich schnell verabschiedet. Das können beispielsweise falsche Freunde, unpassende Lebenspartner sowie eine ungute Wohn- oder Arbeitssituation sein. Zirbenkraft schenkt den Mut, genauer hinzuschauen.

Außerdem schenkt uns das Zirbenöl die Klarheit, zu fühlen, was jetzt die nächsten Schritte sind. Auch in Zeiten, in denen man sich plötzlich von allen Seiten angegriffen fühlt und sich ungerechtfertigten Anschuldigungen ausgesetzt sieht, kann die Kraft dieses uralten Heilbaumes ein guter Freund sein. Das Zirbenöl kann einen feinstofflichen Schutzmantel um unseren Körper legen. Es begleitet uns dort, wo wir uns aus alten Verstrickungen klar und rein lösen wollen. Das Zirbenöl reinigt immer wieder unser Energiefeld. Es begleitet uns wie ein persönlicher Bodyguard, der uns auf unserem Seelenweg begleiten möchte.

Ergebnis: Man ist wach, achtsam und handelt flexibel; die Atmung vertieft sich; man erholt sich bei großen Belastungen schneller; der Herzschlag harmonisiert sich nach Phasen der Angst und Anspannung leichter; man schläft besser; man gewinnt seine innere Sicherheit zurück. Wir können nach Krisen wieder Freude erleben, schöpfen Mut und finden die Klarheit, uns auf kleinere Nahziele auszurichten, wie beispielsweise den Abschluss einer Prüfung.

Wir lernen: Um Hilfe zu bitten; uns anderen anzuvertrauen; Durchhaltevermögen; Gottvertrauen; uns anderen zuzumuten; Vertrauen in unsere Seelenführung; uns selbst zu schützen und uns mehr Raum zu geben; bewusst Pausen einzulegen; nicht mehr passende Beziehungen und Freundschaften loszulassen; in Krisen das zu lernen, was auf dem Lebensstundenplan steht; uns mit Mut den großen Herausforderungen des Lebens zu stellen; nach Phasen großer Einsamkeit wieder auf Menschen zuzugehen; sich neuen Freundschaften und Gruppen zu öffnen.

Wird eingesetzt bei: Dem Gefühl, mit dem Rücken zur Wand zu stehen; größtem seelischen Leid; Anpassungsstörungen; extremer Trauer, Sterbebegleitung; unerwarteten Angriffen von außen; Burn-out; dem Gefühl, die Grenzen seiner Belastbarkeit erreicht zu haben; dem Zusammenbrechen seiner körperlichen Kraft und Möglichkeiten; dem Zustand der absoluten Hoffnungslosigkeit; körperlichen und seelischen Schmerzen; nach großen Operationen, um wieder auf die Beine zu kommen; vor großen Prüfungen; in Phasen der Erschöpfung und Entmutigung; wenn man sich allgemein schwer von veränderten Lebensplänen trennen kann; Schock nach Erlebnissen der Ausgrenzung und Mobbing.

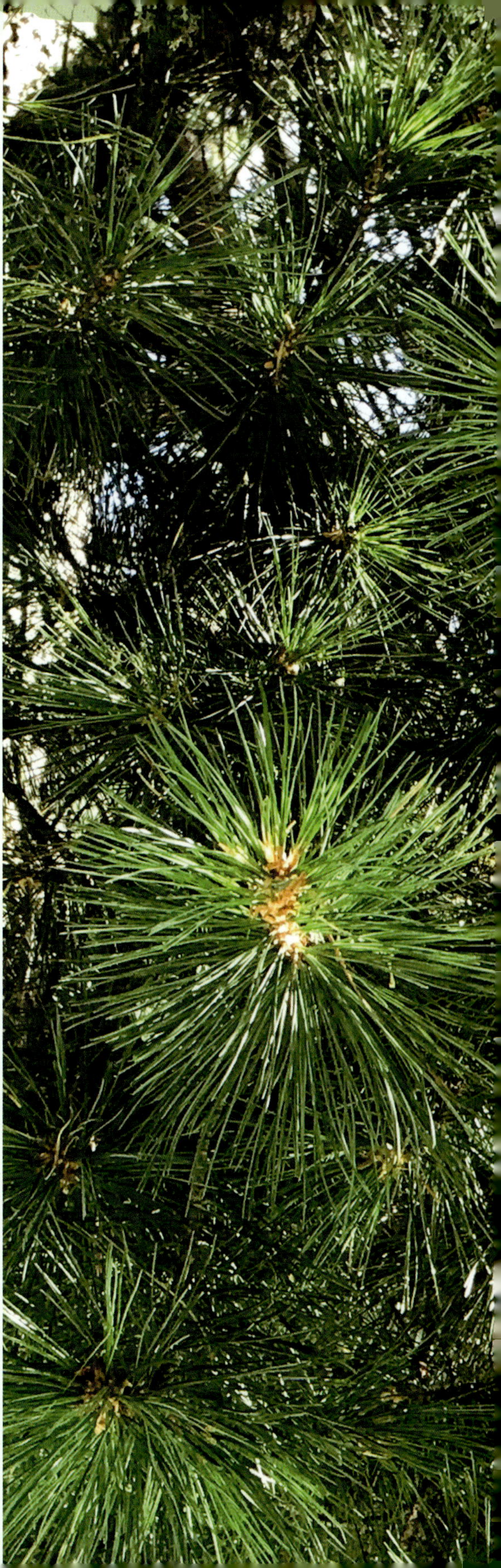

Die ätherischen Öle der Zirben

Wenn ein Baumöl, dann dieses Öl; denn Zirbenöl vereint so viele gute Eigenschaften auf einmal, dass es in jeden Haushalt gehört.

Herkunft: Schweiz, Österreich, Dolomiten und Südtirol.

Gewinnung: Wasserdampfdestillation der zerkleinerten Äste. Die Dauer des Destillationsverfahrens beträgt etwa acht Stunden.

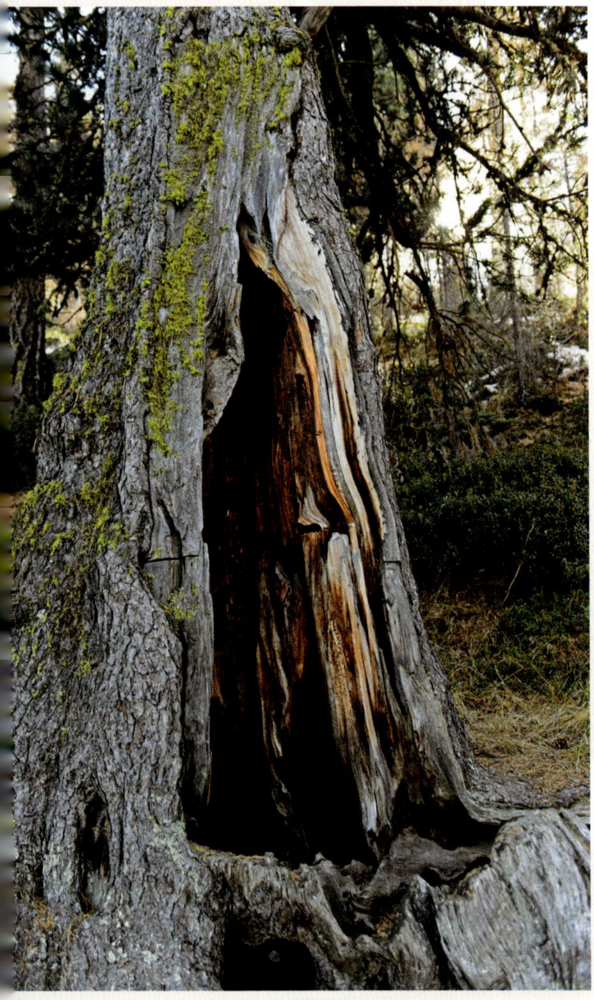

Duftcharakter: Waldig, frisch-würzig, mit hoher Duftausstrahlung von feinen, süßlich-klaren Noten.

Besonderheit: Es ist das wichtigste Notfallöl der ätherischen Waldöle.

Verträglichkeit: Das Zirbenöl ist gut verträglich. Nicht unverdünnt anwenden. Wenn ein Öl nach dem Öffnen der Flasche oxidiert ist, dann nicht mehr auf die Haut auftragen.

Mischt sich gut: Mit allen Tannenölen wie Bergfichte, Weißtanne und allen Baumölen; außerdem mit Blüten- und Zitrusölen. Auch gut zu mischen mit Immortelle, Mimose, Cajeput, Lemongrass, Sandelholz, Muskatellersalbei und Scheinindigobusch.

Feinstofflich-ätherische Mischungen: Dieses Öl bringt in Mischungen die Sonnenkraft und Klarheit ein. Es reinigt uns von all dem, was nicht zu uns gehört. Deshalb mischt es sich gut mit anderen ausrichtenden Blütendüften wie blauem Lotos, Iris, Narzisse und Rose.

Was die Seele braucht – Anwendungsformen im psychischen Bereich: Vielseitig und überall gut zu verwenden. Ein gutes Notfallöl für therapeutische Praxen. Hier kann es als „Erste-Hilfe-Öl" bei seelischem Schock als Riechhilfe sanft beruhigen und erden. Außerdem gut geeignet für Roll-Ons, als Punktieröl für Akupressurpunkte, auf Duftsteinen und -pads, als Raumspray, im Vernebler, für Duftlampen und Duftbrunnen.

Traditionelle körperliche Anwendungen: Das Öl wird in der Körpertherapie vielseitig als Massageöl bei Muskelschmerzen oder Rheuma und zur Inhalation in der Erkältungszeit verwendet. Es wirkt antiseptisch, pilztötend und fördert sanft die Durchblutung. Bei Einschlafproblemen kann man etwas verdünntes Zirbenöl auf die Fußsohlen und das Herz reiben. Bei Druckgefühlen im Halsbereich soll etwas Zirbencreme, auf den Hals gerieben, die Gefühle der Enge lindern. Sehr gut soll dieses Öl auch bei Problemen mit verstopften Nebenhöhlen helfen. Hier konnte ein älterer Herr von seinem Schnarchen befreit werden.

Das Zirbenhydrolat – Wasser des Lichts: Das Hydrolat riecht sehr fein nach Zirbe und ist vielseitig einsetzbar. Ein wunderbares Aura-Spray, das uns immer wieder reinigt und mit unserem inneren Licht verbinden kann. Auch wunderschön im Duftbrunnen und im Vernebler. Das Zirbenhydrolat mischt sich gut mit anderen Hydrolaten und ätherischen Ölen. So beispielsweise Wacholderwasser, Holunderwasser und Ölen wie Orange, Ho-Holz und Zitrone.

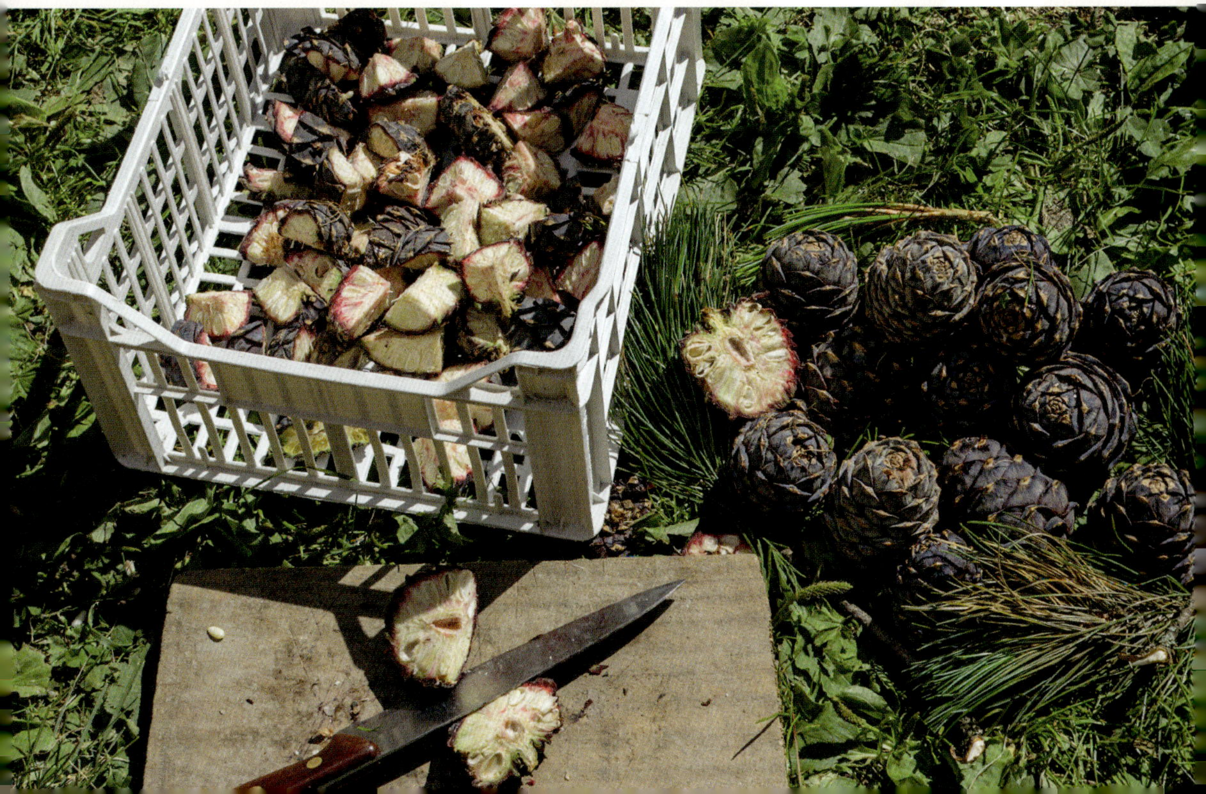

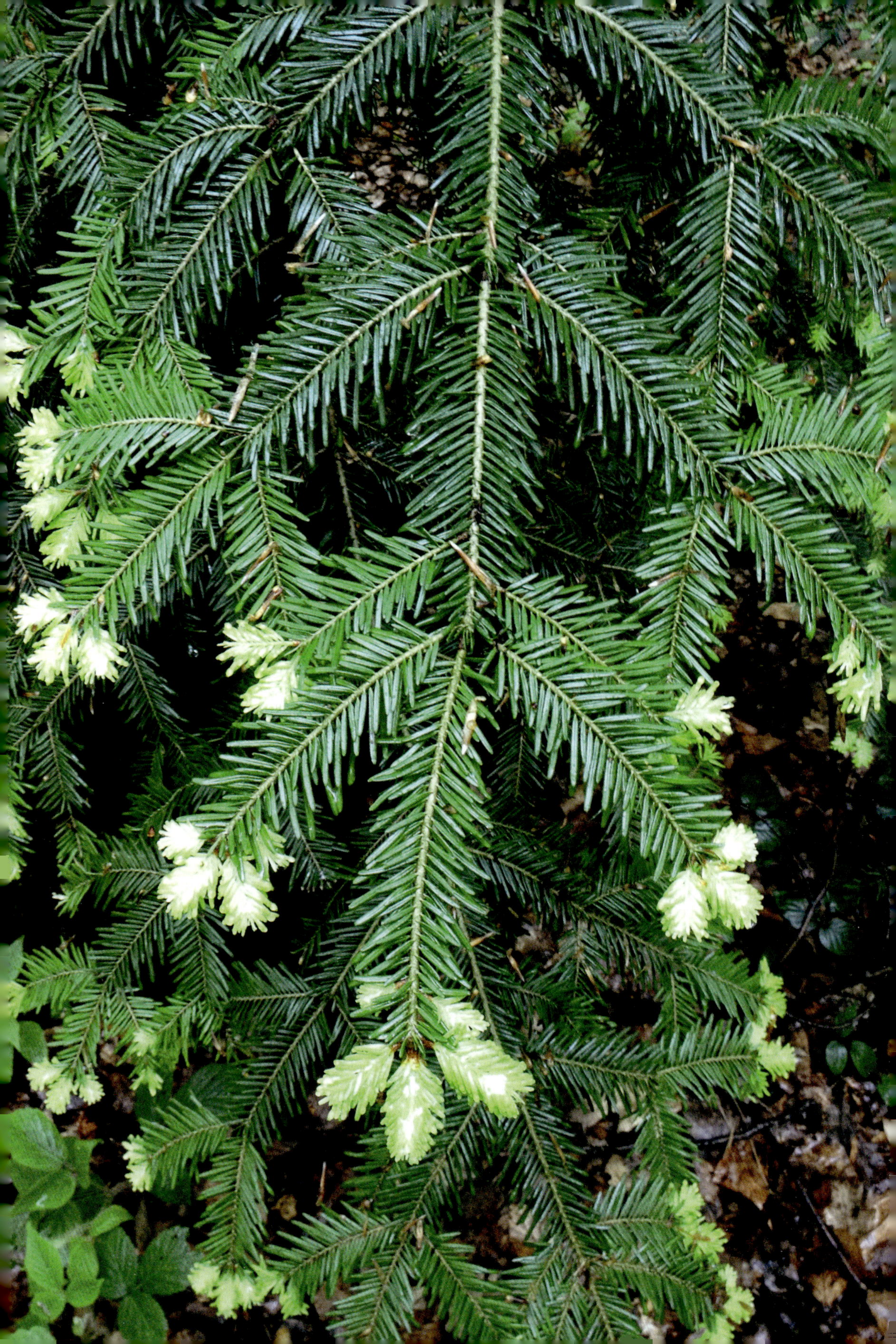

Die Weißtanne – Von der Kraft der Klarheit

Abies alba

Die Weißtanne nennt man die „Königin des Schwarzwaldes“. Sie kann bis zu stattlichen fünfundsechzig Meter hoch werden und ist damit der höchste Baum Deutschlands. Der immergrüne Baum gehört zur Familie der Kiefernarten und wächst vor allem in den Mittelgebirgen bis in die hochalpinen Gegenden. Andere Namen für diesen Baum sind *Edeltanne* oder *Silbertanne*.

Die Tanne mag humusreiche Böden, die bereits von anderen Bäumen erschlossen wurden. Ihre tiefen Wurzeln halten das Erdreich, und ihre Nadeln dienen Nachfolgepflanzen als fruchtbarer Humus. Der Baum lässt sich Zeit und blüht erst, wenn er ein Alter von etwa fünfzig Jahren erreicht hat. Nur alle drei bis vier Jahre blüht ein Baum. Die Weißtanne ist monözisch, also getrenntgeschlechtlich: Männliche und weibliche Blüten entwickeln sich am selben Baum.

Blüht ein Baum, so fliegen Millionen der gelben männlichen Pollen durch die Luft, legen sich als Blütenstaub für kurze Zeit wunderschön auf die Landschaft und verwandeln Seen in gelbe Gewässer. Pollen lassen sich in Erdproben noch nach tausenden von Jahren nachweisen. So wissen wir aus Pollenanalysen beispielsweise, dass die Weißtanne schon seit über 5000 Jahren eine echte Schwarzwälderin ist. Die weiblichen Blüten, vorne auf den Zweigen, bilden nach dem Bestäuben Zapfen aus. Die Zapfen der Weißtanne stehen aufrecht nach oben, so kann man sie gut von der Fichte unterscheiden, deren Zapfen hängen. Die Zapfen zerfallen in den meisten Fällen auf dem Baum, und der Wind trägt die Samenschuppen weiter. In seltenen Fällen ernten Eichhörnchen die noch geschlossenen Zapfen: Sie beißen den Stiel ab, lassen die Zapfen fallen, sammeln sie und verstecken sie als Wintervorrat; denn dort, wo Weißtannen stehen, können die Winter kalt und lang werden. Harte Winter sind genau das, was die Samen brauchen, um im Frühjahr gut keimen zu können. Viele dieser Zapfen werden in ihren Verstecken vergessen, und hier wachsen dann kleine Tannen.

Die Weißtanne war immer auch ein heiliger Baum der Fruchtbarkeit. Man glaubte, dass einige besonders imposante Tannen Frauen zu einem Kindersegen verhelfen konnten. Früher waren diese Bäume der großen Göttin geweiht.

Mit der Christianisierung wurde Maria die Schutzpatronin der Weißtannen. Tannenwahlfahrtsorte, wie „Maria im Tann“ oder „Maria in der Tanne (Triberg) wurden besucht, wenn man einen Kinderwunsch hatte.

Mischung für die Duftlampe: Himmel und Erde

1 Tropfen Weißtannenöl

1 Tropfen Himalaya-Kiefernöl

1 Tropfen Rosenöl

Ein wahrer Riese – Größe, Kraft und Standhaftigkeit

„Die hohen Tannen sprechen: Wir sind nicht traurig und nicht fröhlich,
wir sind fest.“
Christian Morgenstern

Früher gab es ausgedehnte Weißtannenwälder, die weit über die Landesgrenzen berühmt waren und über die man sich Geschichten, Legenden und Mythen erzählte. Heute sind sie durch den Fernholzhandel der vergangenen Jahrhunderte fast alle verschwunden. Kleinere zusammenhängende Bestände finden sich nur noch im Schwarzwald, in den Alpen, in den Vogesen, im Bayrischen Wald und im Frankenwald. Die Weißtanne kann bis zu 500 Jahre alt werden. Ihr Holz ist ein fast harzfreies Holz, im Kern nicht gefärbt, sondern von schöner heller Farbe. Sie ist ein ideales Bauholz und wird gerne in der Möbelschreinerei verwendet. Lange Zeit war die Weißtanne der „Brotbaum des Schwarzwaldes“, und es kam zu Kahlschlägen ganzer Wälder. Einzelne „Großvatertannen“, die die Rodungen überlebten, stehen heute unter Schutz. Die freien Flächen eroberte sich die schnell wachsende Fichte.

Die majestätische Weißtanne bleibt der mythische Baum des Schwarzwaldes. Ihr botanischer Name *Abies* bedeutet „hochgewachsen“. Gradlinigkeit, Beständigkeit, Durchhaltevermögen, Widerstandfähigkeit und Festigkeit bei Stürmen sind die Eigenschaften, die man der Weißtanne zuschreibt. Das ätherische Öl kann uns mit diesen Baumkräften auf einfache Art verbinden. Gerade in Lebensphasen, in denen wir uns neue Strukturen aufbauen müssen, ist dieser Baum und seine innewohnende Weisheit uns ein kraftvoller Begleiter. Der würzig-waldige Duft der Weißtanne wirkt belebend und aufrichtend. Wir atmen freier, nehmen uns mehr wahr und fühlen uns gestärkt.

Duftmischung: Klarheit und Wachheit

2 Tropfen Weißtannenöl

2 Tropfen Weißtannenzapfenöl

2 Tropfen Zirbelkiefernöl

2 Tropfen Iris abs.

In 10 ml Mandelöl in einen Roll-On geben. Einen Tag durchziehen lassen. Bei Bedarf auf Handgelenke oder Hals und Nacken geben.

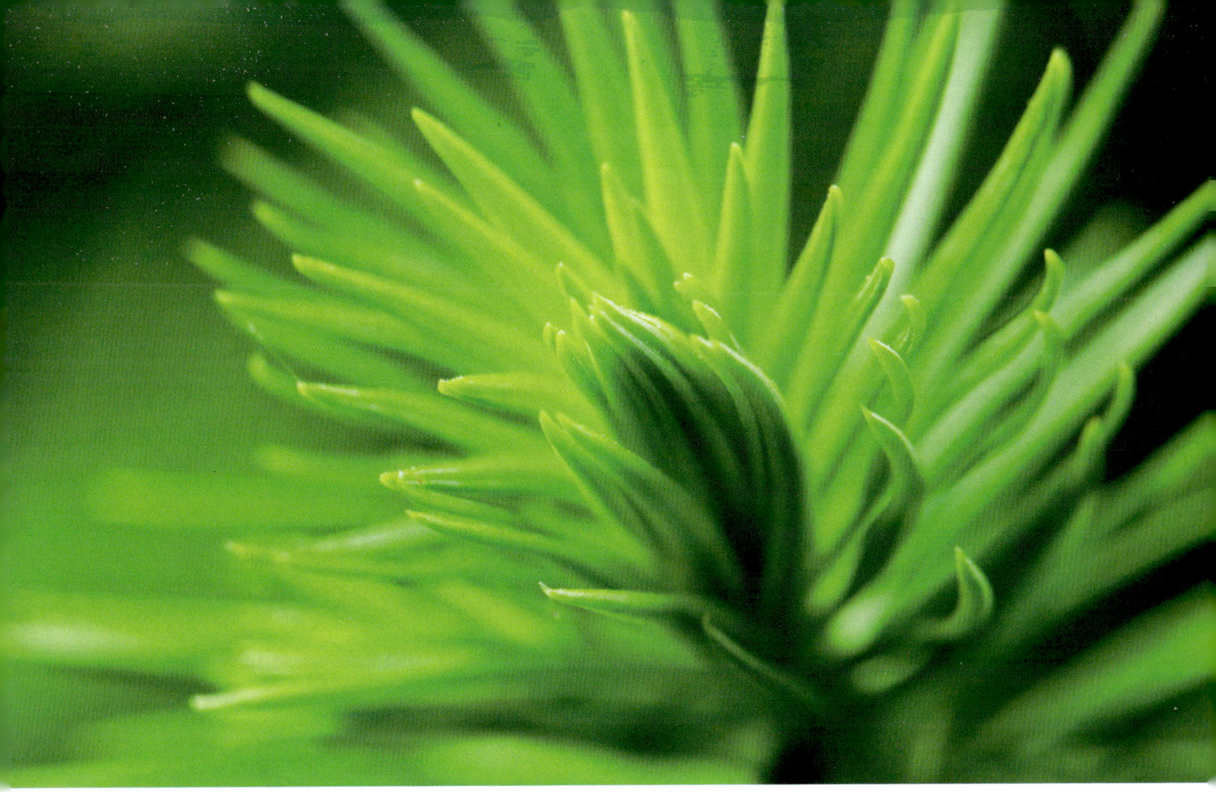

Von Tannen lernen: Die kraftvollen Naturmuster der Einfachheit, Symmetrie und Balance

„Die Tanne ist mehr warm als kalt und enthält viele Kräfte. Sie ist ein Sinnbild der Stärke.“
Hildegard von Bingen

Weißtannen im Wald sind elegante und majestätische Erscheinungen. Die Weißtanne fällt im Fichten- oder Mischwald sofort durch ihre erstaunliche Symmetrie und Klarheit ins Auge. Ihre seitlichen Äste erscheinen symmetrisch angeordnet und stehen horizontal ab. Dabei sind die Äste kreisförmig klar definiert und in Ebenen angeordnet. Die dunkelgrünen, matt glänzenden Nadeln zeigen auf ihrer Unterseite zwei feine weiße Streifen – die ihr auch den Namen „Weißtanne“ gaben. Die Nadeln sind weich, stechen nicht und stehen glatt geordnet nach außen ab.

Die Weißtanne ist ein Lehrmeister der klaren Strukturen. Die Signaturensprache dieses Baumes zeigt uns die Schönheit der Einfachheit und Symmetrie. Wir haben verlernt, Einfachheit zu bewundern. Die klaren Strukturen der Weißtanne, ihre innewohnende Harmonie im Wuchs von Stamm, Ästen und Nadeln können uns wieder mit der Kraft der einfachen Ordnungsmuster der Natur verbinden.

So kann dieser Baum und sein ätherisches Öl ein hilfreicher Begleiter in allen Lebensphasen sein, in denen wir neue Strukturen, neue Ordnungen finden müssen und Klarheit gewinnen wollen. Wenn unser Leben aus der Bahn geraten ist und wir vor einem unübersichtlichen Scherbenhaufen stehen, dann können

ein Mysterienkult, der ursprünglich aus Asien kam. Das Fest des unbesiegten Sonnengottes, des *Sol invictus*, war in Rom ein allgemeiner Staatsfeiertag; und es war üblich, sich gegenseitig süße Kuchen, teure Wachskerzen und Tonfiguren des Lichtgottes zu schenken. Mit den Römern kam der Mithras-Kult bis in die römischen Provinzen, also auch zu uns. Mit der Christianisierung versuchte die Missionare zuerst hartnäckig, die alten Jahreszeitenfeste zu verbieten. Später dachten die Kirchenväter um. Man legte auf die heidnischen Hauptfeiertage christliche Hochfeste. Im Falle des Weihnachtsfestes, der Geburt Jesu, gab es keine präzisen Überlieferungen, und die Kirchenväter legten daher den neuen Festtag auf das alte große Lichtfest des Mithras. Es schien passend, einen Lichtbringer in die Nachfolge eines anderen Lichtgottes zu stellen.

In Deutschland gab es immer wieder zu Weihnachten den Brauch, die gute Stube mit grünen Zweigen zu schmücken. Quellen aus dem Mittelalter berichten von Bäumen, mit denen man die Kirchen zur Weihnachtszeit schmückte. Johann Wolfgang von Goethe beschrieb im Jahr 1765 einen Weihnachtsbaum, den er als Student im Hause der Mutter von Theodor Körner in Leipzig sah und der schon sehr unserer heutigen Vorstellung vom Weihnachtsbaum entspricht: „ .. *mit allerlei Süßigkeiten war er behangen, darunter Lamm und Krippen mit zuckernem Christkind. Davor stand ein Tischchen mit Pfefferkuchen für die Kinder.*“ Der Weihnachtsbaum ist in seiner heutigen Form eine Erfindung des bürgerlichen Deutschlands. Im Biedermeier entwickelte sich der Weihnachtsbrauch, einen geschmückten Baum in die gute Stube zu holen. Den Siegeszug in die Welt trat der Weihnachtsbaum mit der Heirat des Prinzen Albert von Sachsen-Coburg-Gotha (1819-1861) mit der mächtigen Königin Viktoria von England an. Prinz Albert brachte den deutschen Brauch eines Familienfestes mit eher bürgerlichem Charakter mit nach England, der hier begeistert kopiert und dann in die ganze Welt exportiert wurde.

Der Weihnachtsbaum und sein Tannenduft wollen uns daran erinnern, sich an einfachen Dingen richtig zu freuen und die Geschenke des Lebens anzunehmen.

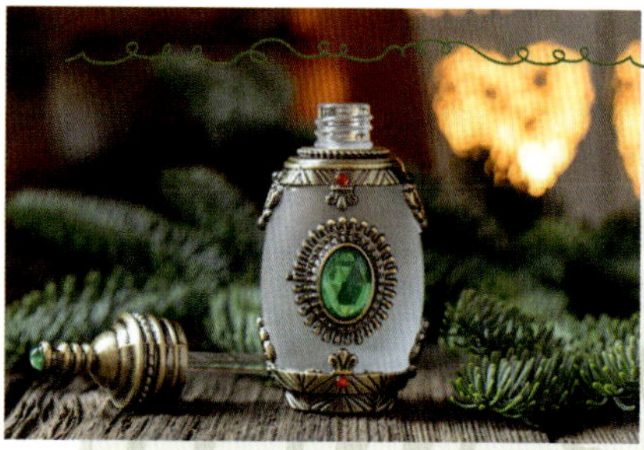

Duftmischung: Winterglück

4 Tropfen Weißtanne

4 Tropfen Latschenkiefer

2 Tropfen Orange

1 Tropfen Zimtöl

In 10 ml Mandelöl in einen Roll-On geben.

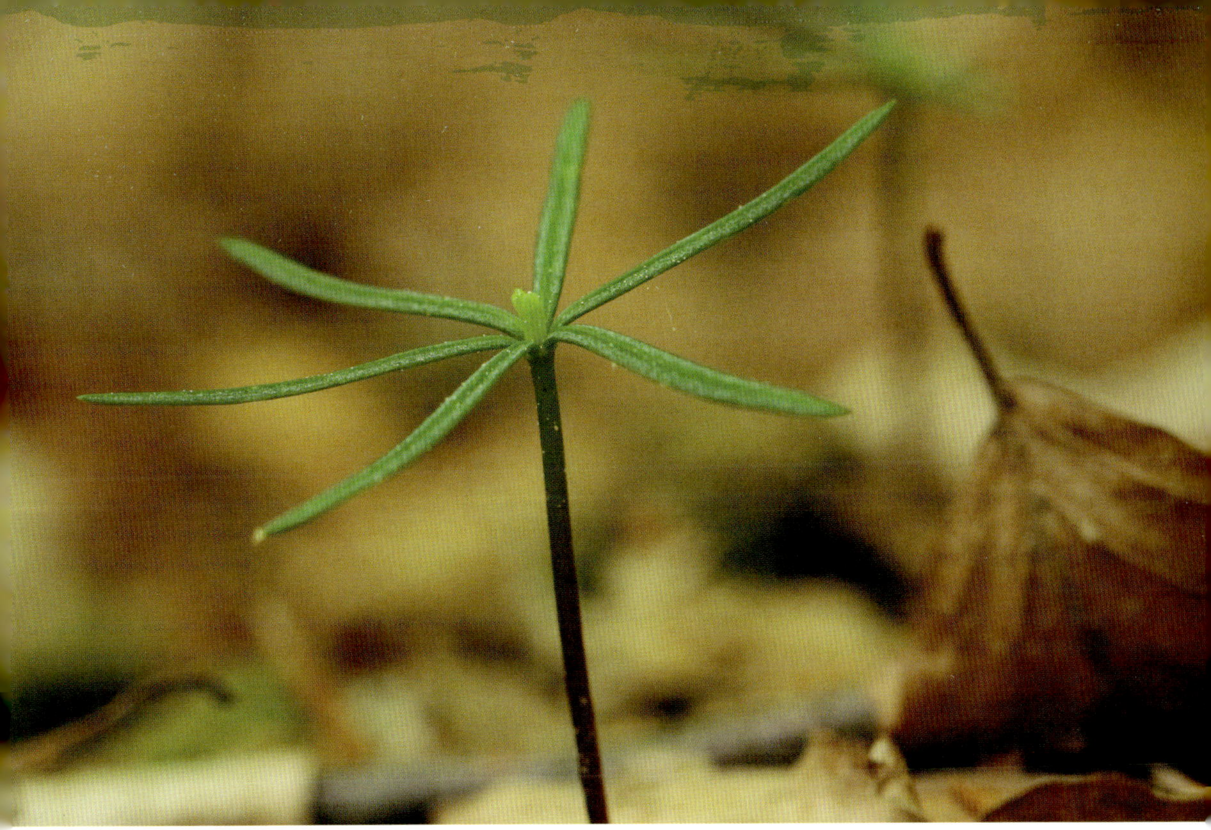

Tannenluft und Tannenlust: Vom Atem der Tannen

„Ein einziger bewusster Atemzug kann der erfüllende Sinn eines ganzen Erdenlebens sein."
Indische Weisheit

Waldluft macht gesund! Alleine ein tiefes Atmen, vor allem in einem Nadelwald, hat, wie wir durch die jüngsten Forschungen wissen, positive Auswirkungen auf unsere Gesundheit und unser allgemeines Wohlbefinden. Die Signaturenlehre der Naturheilkunde ordnet die Nadelbäume den Lungen zu. Der Stamm gleicht unserer Luftröhre, und ihre verzweigten Kronen werden dem Bronchialraum zugeordnet. In Tannen fand man ein Heilmittel für Lungenkrankheiten aller Art – zurecht, wie wir heute wissen. Schon Sebastian Kneipp (1821-1897) hatte dies wohl intuitiv erfasst. Er empfahl Patienten mit Husten und anderen Lungenleiden ausgedehnte Spaziergänge in Nadelwäldern.[123] Außerdem riet er, ein kleines Weißtannenbäumchen in jedes Krankenzimmer zu stellen, um die Heilung der Patienten anzuregen und zu beschleunigen.[124] Ein schönes Bild, denn Bäume können kleine Kameraden werden, die uns Lebensmut schenken und zugleich die Luft reinigen und desinfizieren. Studien zu Zimmerpflanzen lehren: Menschen leben mit Zimmerpflanzen gesünder, sind glücklicher und arbeiten auch effektiver.[125]

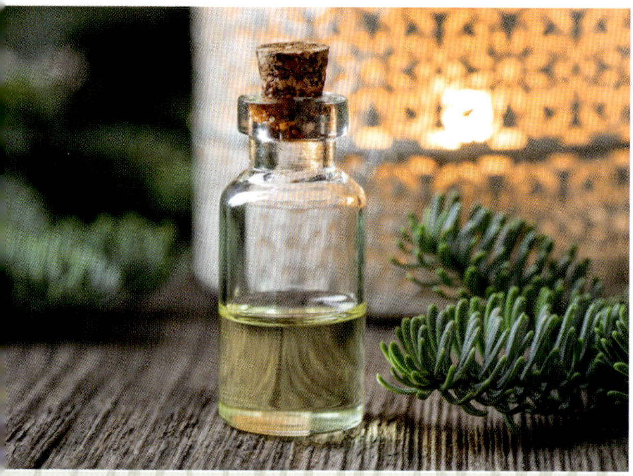

Massageölmischung: Neue Kraft für neue Ideen

6 Tropfen Weißtannenöl
2 Tropfen Weißtannenzapfenöl
2 Tropfen Ho-Holzöl
2 Tropfen Blauer Lotos abs.
auf 50 ml Walnussöl geben.

Anmerkung: Die Weißtannenöle richten uns innerlich auf. Das Öl des Ho-Holzes (Cinnamomum camphora) hilft, fremde und eigene Ängste gehen zu lassen, die oft dann, wenn wir uns auf neue Wege begeben, hochkommen. Der Extrakt des blauen Lotos verbindet uns mit unserer inneren Führung, und das Walnussöl ist Träger der Fülle und Kraft des Neuen.

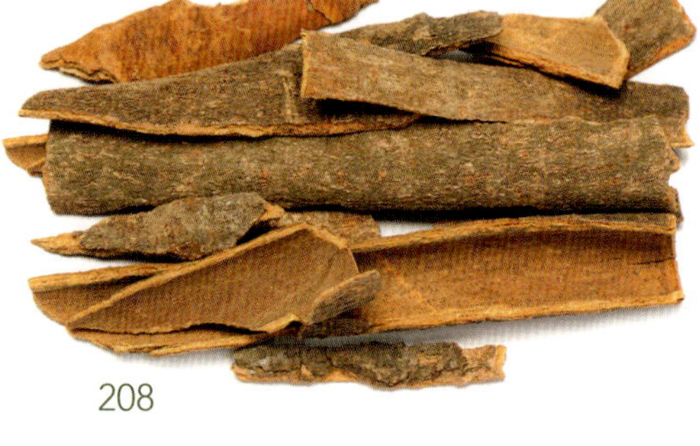

Weißtannenweisheit: Der Atem der Bäume schenkt uns Leben!

„Die Weißtanne macht das Herz auf. Die Atmung kann besser fließen“, verrät mir Gian Furrer, ein alter Weggefährte, Freund und Gründer von Farfalla, als ich ihn nach seinem einheimischen Lieblingsbaum frage.

Bäume und vor allem die immergrünen Baumarten sind die Lunge unserer Erde. Wir stehen miteinander in einem wechselseitigen Atem. Das, was der Baum uns schenkt, ist guter Sauerstoff – dafür nimmt er Kohlendioxid auf, das von uns ausgeatmet wird, und wandelt es wiederum in guten Sauerstoff. Wir dürfen uns unter Bäumen und bei Waldspaziergängen diesem Prozess des Hin- und Herschenkens bewusst werden. Unser Atem ist ein automatischer Vorgang – er geschieht. Von ganz alleine pumpt unsere Umgebung mit einem feinen Überdruck von 2 bar Luft in unsere Lungen. Dieses Ein- und Ausatmen gleicht ein wenig einem großen Tanz. Unsere Lunge kann bis zu fünf Liter Sauerstoff atmen, aber die meisten Menschen nutzen nur 10 % ihres Lungenvolumens. Wer viel unter Stress steht, beginnt flacher zu atmen. Eine flache Zwerchfellatmung wiederum vermittelt unserem Gehirn, wir seien in Gefahr. Dieser Automatismus stammt aus frühester Vorzeit. Wenn ein Raubtier in der Nähe war, haben wir die Luft angehalten und flach geatmet, damit es uns nicht bemerkt. Wer das Glück hat, einen Wald in seiner Nähe zu haben, darf und sollte am Lebensatem der Bäume – so oft es geht – teilnehmen. Jeder Waldspaziergang kann uns mit der Natur synchronisieren – und das geht am effektivsten über unseren Atem.

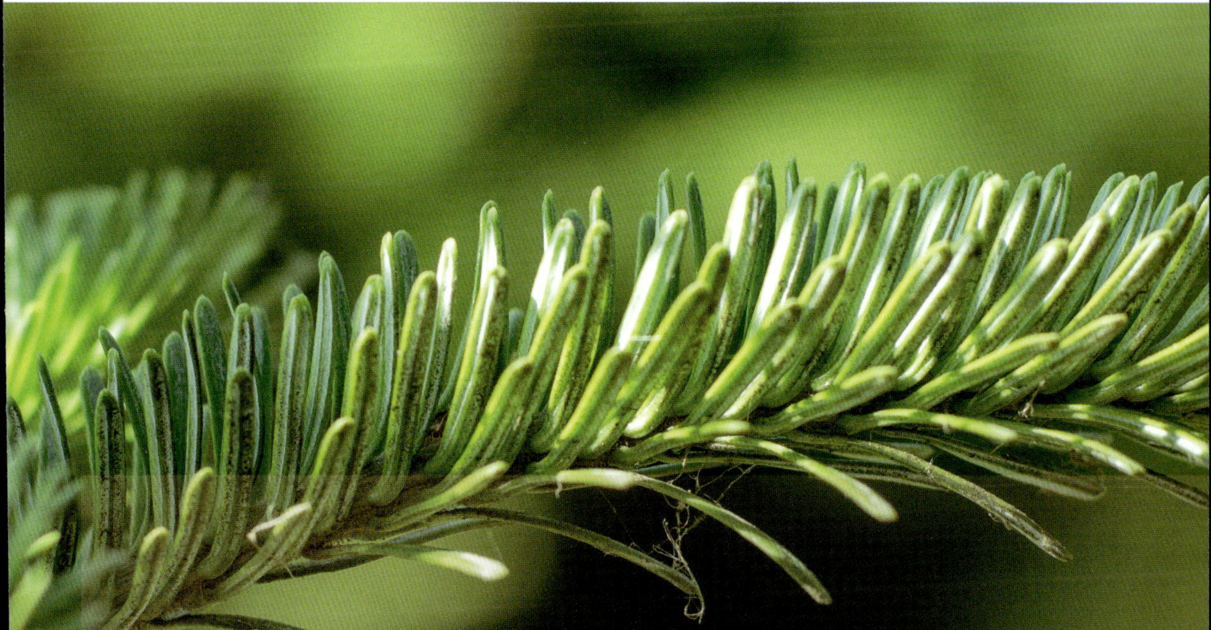

Die Weißtanne schenkt dir die Klarheit zu wissen:

Du hast alle Zeit der Welt.
Alles hat eine natürliche innere Ordnung und Weisheit. Vertraue mit Geduld den Vorgängen.
Du darfst den natürlichen Strukturen in deinem Leben, die sich entwickeln wollen, folgen.
Viele deiner Wünsche haben sich schon erfüllt – betrachte sie, und nimm sie freudig an.
Empfange die Geschenke des Lebens, die jeden Tag kommen wollen.
Deine wahre Größe ist eine dir unbekannte Einheit. Erlaube deinem Herzen, dich dahin zu führen.
Zeige aufrichtig, wer du bist.
Richte dich auf deine Berufung und dein Können aus.
Neue Strukturen für neue Lebensschritte entwickeln sich nach eigenen Gesetzen.
Sie brauchen zuerst dein Vertrauen.
Dein Atem ist Nahrung und Kraftquelle.

Weißtanne

Schlüsselthemen – Seelisch geistige Wirkung

Klarheit als geistige Kraft im Alltag integrieren – die tieferliegende Ordnung im Leben annehmen – sich auf seine Lebensaufgaben ausrichten

Das Öl begleitet, fördert und unterstützt: Einfachheit im Alltag zuzulassen; neue Ordnungssysteme zu entwickeln; Klarheit und Einfachheit als positive Maßstäbe zu integrieren; für alle neuen Aufgaben gut überschaubare Strukturen zu finden; tiefes Lebensvertrauen in die innewohnende Ordnung unserer Natur und unseres Lebens zu entwickeln; einfache Lösungen zu finden.

Überall dort, wo Neues werden will – wo Wachstum, Veränderung und Entwicklung uns fordern und wir das Gefühl haben, im Dunklen zu tappen, nimmt uns dieser würzige Duft an die Hand und verhilft uns zu Klarheit. Ein neuer Lebensabschnitt kann uns viel abverlangen: Wir suchen – oft verzweifelt – nach neuen Strukturen, die sich noch nicht klar abzeichnen. Der Duft der Weißtanne strukturiert nach Lebensphasen, in denen alles durcheinandergeworfen wurde.

Ergebnis: Man lebt konzentriert und ausgerichtet auf seine jeweiligen Aufgaben. Man fühlt sich erfrischt und aktiv. Man folgt seiner inneren Führung, erkennt sich bietende Möglichkeiten und nutzt sie. Man fühlt sich mit seiner Intuition und seinem höheren Selbst verbunden. Man findet Ordnungsstrukturen, die sich der aktuellen Situation gut anpassen.

Wir lernen: Klarheit als Lebensqualität mehr und mehr in unseren Alltag einzubringen; in der Klarheit zu bleiben, wenn wir nervöse, ängstliche oder verwirrte Mitmenschen um uns haben; Geduld in unübersichtlichen Lebensabschnitten zu entwickeln; Gefühle der Leere und Ratlosigkeit als Teil von Veränderungsprozessen zu verstehen; Vertrauen in die uns innewohnende natürliche Ordnung zu entwickeln; die Struktur und Ordnung der Natur der Dinge anzunehmen und anzuwenden; Einfachheit als ordnendes Prinzip der Natur zu sehen; den neuen Lebensabschnitt bewusst zu gestalten.

Wird eingesetzt bei: Konzentrationsschwäche; Niedergeschlagenheit; Gefühlen der Hilflosigkeit; Ängstlichkeit; Stress; einem *„Ich kann nicht mehr!"*; Angst vor Kontrollverlust; Orientierungslosigkeit nach einem Schock; dem Gefühl, in ein Loch gefallen zu sein – oft nach Phasen großer Überanstrengung; quälenden Gefühlen der Unruhe, die tatsächlich Trauer, Angst und Unsicherheit überdecken; dem übereilten Drang, schnelle Veränderungen herbeizuführen.

Die ätherischen Öle der Weißtannen

Ein vielseitiges, kraftvolles Öl, das uns mit den Rhythmen den Natur harmonisiert. Ein Herzöffner, der unserer Seele Raum zur Entfaltung schenkt. Das balsamisch duftende Öl gehört zu den beliebtesten Tannenölen.

Herkunft: Österreich, Schweiz, Frankreich, Russland.

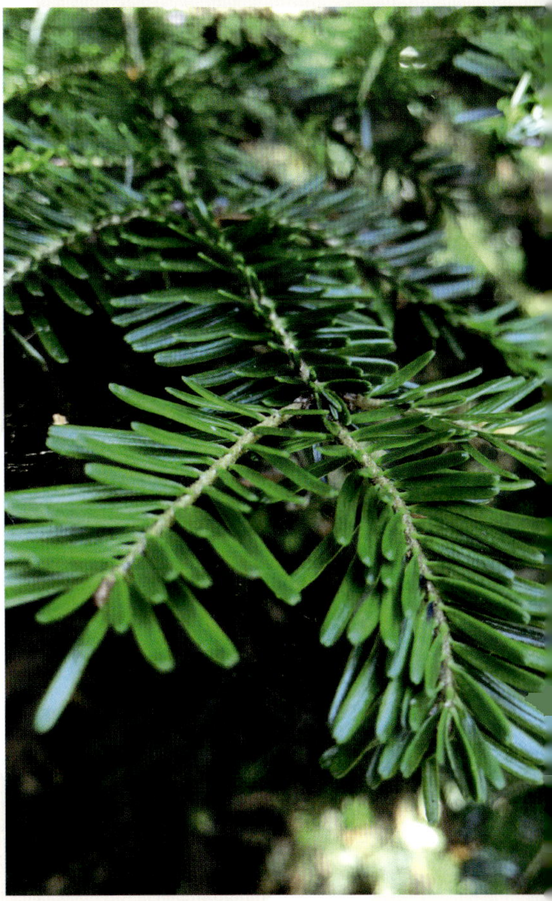

Gewinnung: Wasserdampfdestillation der zerkleinerten Nadeln, Zweige, Rinden und Zapfen.

Duftcharakter: Grün-waldig, frisch, nach Limone duftend; auch mit scharf-würziger Nadelnote. Das reine Zapfenöl hat weiche holzig-balsamische, leicht nach Heu riechende Noten. Es lohnt sich, ein wenig nach feinen Weißtannenölen zu suchen. Einige können etwas streng riechen.[126]

Besonderheit: Es wird auch ein ätherisches Öl angeboten, das nur aus der Rinde der Weißtanne gewonnen wird und ein frisches, würziges Waldöl mit harzigen Noten vorstellt.

Verträglichkeit: Bei normaler Dosierung ist das Öl gut verträglich. Dennoch ist bei diesen Ölen größere Vorsicht geboten, da sie zu Hautreizungen führen können. Deshalb sollten alle Öle der Weißtanne gut verdünnt angewendet werden.

Mischt sich gut mit: Cajeput, Lemongrass, Minze, Rosmarin, Sandelholz, Nelkenknospe, Fragonia und allen Zitrusdüften. Das reine Zapfenöl harmonisiert gut mit Tonka-Extrakt, Rosenholz, Ho-Holz und Vanille. Das reine Rindenöl mischt sich gut mit Ho-Holz, Sandelholz und Muskatellersalbei.

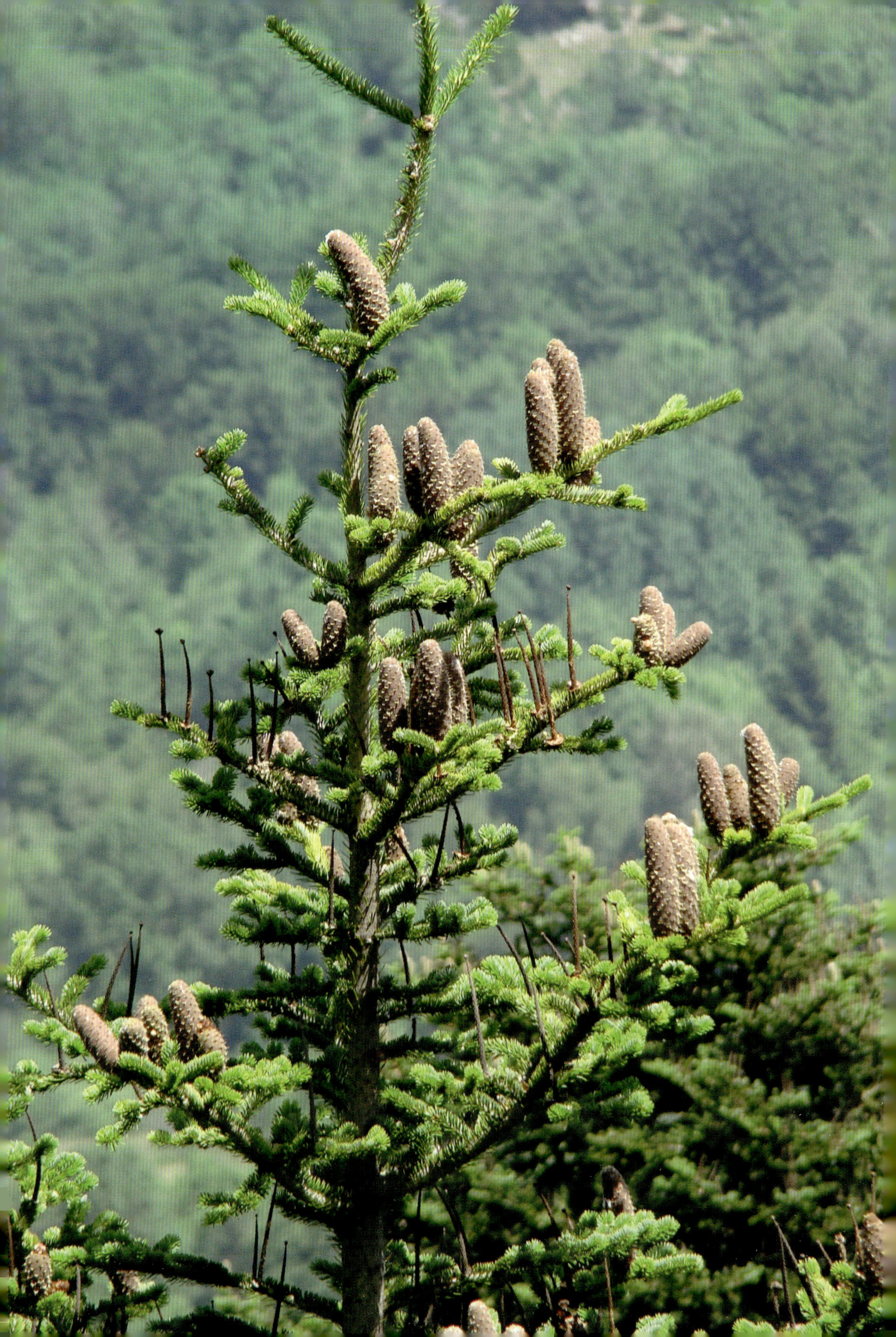

Feinstofflich-ätherische Mischungen: In ihren feinstofflichen Mischungen richtet die Weißtanne auf. Man erinnert sich wieder, wer man ist, und das Herz geht auf. Wer sich wieder zu seiner wahren Größe aufrichtet, der kann seine Berufung finden und leben. Deshalb mischt sich das Tannenöl sehr gut mit anderen starken Seelenbäumen, wie der Zirbe, dem Wacholder und der Linde. Wer es exotischer mag, kann auch die kraftvollen Seelenführer der Himalaya-Kiefer, des Sandelholzes und des Weihrauches als Beimischung verwenden. Das Öl ist eine sehr wirksame Konzentrationshilfe.

Was die Seele braucht – Anwendungsformen im psychischen Bereich:
Als Begleitöl für belastende Therapiegespräche einfach auf einen Duftpad oder einen Duftstein geben. Für die Klopfakupunktur oder als Punktieröl für Akupressurpunkte gut geeinget. Auch als Aura-Spray, Raumspray, Roll-On Duftmischung, im Aroma-Diffuser, in Duftlampen, für Sauna-Aufgüsse und als Badezusatz geeignet.

Traditionelle körperliche Anwendungen: Das Weißtannenöl hat eine antiseptische, schleimlösende und entzündungshemmende Wirkung. Er wird als natürliches Heilmittel bei Erkältungen angewendet. Bei Husten hilft es, das Abhusten zu erleichtern. Dafür gibt man zwei Tropfen Öl in zwei Liter heißes Wasser (z.B. in einen Kochtopf) und inhaliert den Dampf. Die Volksmedizin kennt Hustensirup, der aus den jungen hellgrünen seitlichen Trieben der Weißtanne hergestellt wird.

Weißtannenhydrolat – Wasser der Klarheit: Ein würziger, feiner Waldduft. Das Hydrolat wird meist aus jungen Zweigspitzen gewonnen und ist gut über den Handel zu beziehen. Ein Duft, der Klarheit und Struktur in unsere Räume bringt. Sehr erfrischend auch im Duftbrunnen.

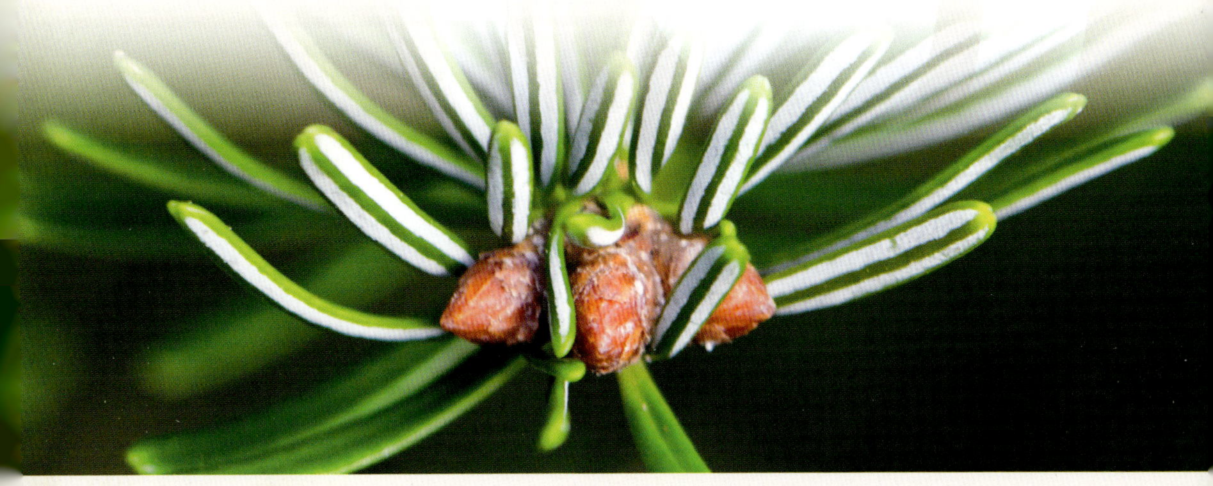

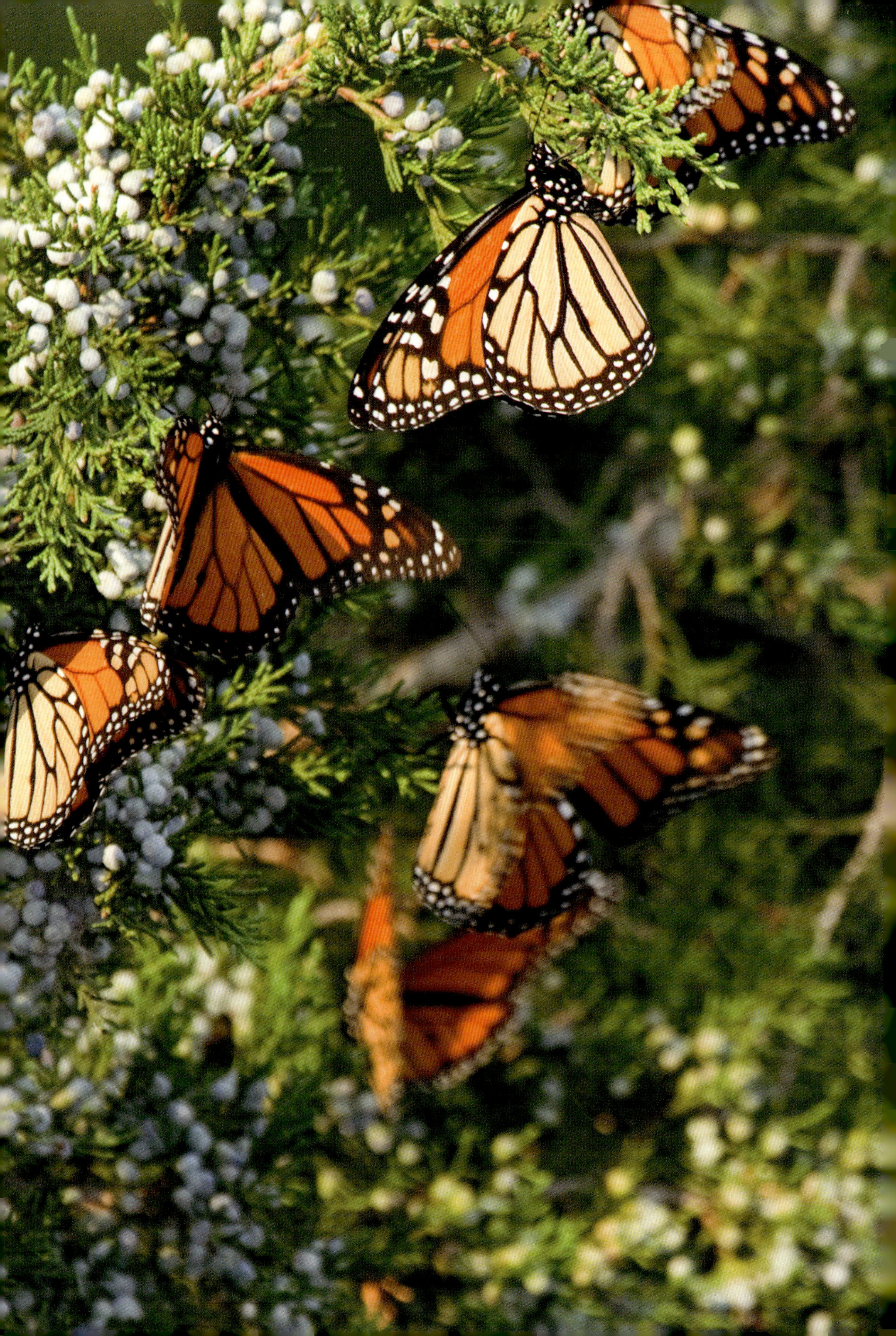

Der Wacholder – Erwachen im Jetzt

Juniperus communis

Wacholder kennen wir vor allem aus der Lüneburger Heide. Hier prägt er neben der lila blühenden Heide als hoher Busch oder Baum das typische Landschaftsbild. Wacholder wächst gut auf nährstoffarmen Böden in sonniger Lage, so auch in Mooren, Karstlandschaften, auf Waldlichtungen und Steilhängen, bis hin ins Hochgebirge. Im Ostseeraum, dem Baltikum, finden sich Wacholderbäume mit Wuchshöhen von bis zu fünfzehn Metern. Wacholder kann ein biblisches Alter von 800 Jahren, in einigen Ausnahmefällen bis zu 2000 Jahren erreichen. Es gibt weltweit rund sechzig Wacholderarten, die über die nördliche Erdhalbkugel verbreitet sind. Im Gebirge findet sich der Zwergwacholder, der als niederliegender, buschig verzweigter Strauch selten höher als 50 cm wächst.

Wacholder hat hartes, leicht rötliches Holz. Es wurde früher gerne von Drechslern für Pfeifen und Spazierstöcke genutzt. Das Holz fand aufgrund seiner schönen Farbe als Schmuckintarsien für wertvolle Möbel Verwendung. Trotz seiner Härte besitzt Wacholderholz Zähigkeit und Biegsamkeit. Der Wacholder hat stachelige, harte, kurze Nadeln. Sie zeigen auf ihrer Oberseite eine weiße, deutlich sichtbare Mittellinie. Der Wacholder blüht Ende April bis Anfang Juni mit getrennt-geschlechtlichen, unauffälligen Blüten. Nach erfolgter Befruchtung der weiblichen Blüten wachsen diese zu kugelförmigen Beeren heran, die den Samen umschließen. Aus botanischer Sicht sind die Wacholderbeeren jedoch keine Beeren, sondern kleine Zapfen – denn alle Nadelgehölze haben Zapfen. Mit der Reife lassen sich die Zapfenbeeren viel Zeit. Erst im Herbst des dritten Jahres reifen diese zu den bekannten blauschwarzen Beeren heran. Sie werden nach den ersten Frösten im Oktober und November gesammelt. Wacholderbeeren sind ein beliebtes Küchengewürz, vor allem für Wild- und Fleischgerichte. Die Beeren fördern eine leichtere Verdauung. Sie finden sich vor allem im Sauerkraut. Bekannt ist der Wacholderschinken, der mit Wacholderholz geräuchert wird. Wacholderschnaps wird überall, wo Wacholder wächst, gebrannt. Wir kennen ihn, je nach Land, unter verschiedenen Namen. Bei uns heißt er Steinhäger, Genever in Holland, Kranewitter in Österreich und Gin in England. Der Wacholder wurde vielerorts durch das Ernten der Zweige so dezimiert, dass er bei uns fast überall unter Naturschutz steht. Deshalb sollte man Wacholder-Produkte im Handel erwerben.

„Gib und Gab" – Schutz in den Unwettern des Lebens

Der Wacholder ist der geheime Alchemist unter den Bäumen. Dort, wo Wandel und Veränderungen in deinem Umfeld fühlbar werden und sich wie das ferne Grollen eines herannahenden Gewitters ankündigen, bietet uns die Kraft dieses Baumes besonderen Schutz. Oft spürt man die Spannungen schon vorher im Leben: Transformation liegt in der Luft – nur weiß man nicht genau, wann das Gewitter herunterkommt, wie stark es ist, ob es erlösenden Regen oder Zerstörung bringt. Hier kann uns das ätherische Öl des Wacholders gut unterstützen, denn es schenkt einem die notwendige Flexibilität und die Anpassungskraft, in wechselnden Situationen bedacht zu handeln.

„Dass ein Hochwetter gekommen ist, das war bei uns „gib und gab". Aber ich hab mich davor immer so gefürchtet", so erzählte die Großtante meiner Wirtin im Dachsteingebirge, als wir über den Wacholder sprachen. Einmal hatte im Hochgebirge in ihrer Nähe ein Blitz eingeschlagen. Mit Gewittern im Gebirge ist nicht zu spaßen! Wer im Gebirge von einem Gewitter überrascht wird, der sollte sich flach auf den Boden legen, erklärte sie mir. Der Wacholder, bei dem sie sich geduckt hatte, war einer ihrer Lieblingsbüsche. Der Wacholder gilt den Alpenbewohnern als ein freundlicher Strauch. Er riecht gut, und jeden Winteranfang gehört die Ernte der mit Beeren behangenen Wacholderzweigen zum Jahreszeitenritual.

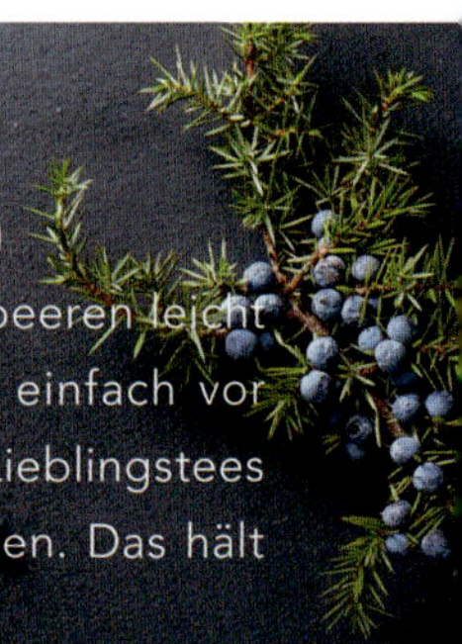

Filzmooser Tee zum inneren Wärmen

Zwei bis drei Wacholderbeeren leicht zerdrücken. Dann diese einfach vor dem Aufbrühen deines Lieblingstees mit in die Teekanne geben. Das hält das innere Feuer warm.

Trau dich! – Mut für deine Lebensreise

„Vor dem Holunder soll man den Hut ziehen, vor dem Wacholder das Knie beugen."
Redensart aus der Schweiz

Der Wacholder gilt seit Menschengedenken in allen Kulturen, wo dieser Baum wächst, als heiliger Baum. Von den Indianern in Nordamerika bis hin zu den Naturreligionen Asiens spielt der Baum eine ähnliche Rolle. Überall räuchert man mit Wacholderholz und seinen Zweigen. Im deutschsprachigen Raum zeugen die vielen Namen, die man dem Wacholder gegeben hat – es sollen über 150 verschiedene sein – von dem hohen Stellenwert, den der Baum im Alltag unserer Vorfahren einnahm. Auf seine Bedeutung als Räucherwerk und Räucherholz weisen die Namen *Reckholder*, *Racholder* und *Räucholder* hin, die sich von den Worten *rauken*, *räuken*, was „räuchern" bedeutet, ableiten.[128] Schon im alten Ägypten wurden die Zweige des Wacholders für Rauchopfer genutzt.

Es waren die großen Reitervölker der Skythen und später der Mongolen, die immer auch geriebenes Wacholderholz, ein streng-würzig duftendes Holzpulver aus ihrer Heimat, als Schutz und Medizin auf ihren Pferden mitführten. Auch für die Steppenreiter war der Wacholder ein heiliger Baum. Mit Fett oder Alkohol vermischt, half das Pulver als eine Art Allheilmittel, sowohl um Wunden zu verarzten als auch um Krankheiten aus dem Darm zu vertreiben.

Als heiliges Räucherwerk wird Wacholderpulver bis heute bei den Bön-Po-Schamanen Tibets, bei schamanischen Heilritualen im Altai und in der Mongolei verwendet. Auch bei den Cheyenne-Indianern ist der Wacholder Teil der Reinigungszeremonie des Medizinmannes, speziell wenn er Kranke behandelt.[129] Heute weiß man, dass der Baum und seine ätherischen Öle, die beim Verbrennen frei werden, eine stark desinfizierende Wirkung haben und diese alten Bräuche durchaus sinnvoll waren.

Der Wacholder wurde als Schutzmittel vor Krankheit, Tod und bösen Geistern verwendet. Das Wacholderholz kam zum Großeinsatz, als die Seuchen, wie Pest und Cholera, die Menschen heimsuchten. Man entzündete in den Straßen Notfeuer aus Wacholderholz. Mit den Holzscheiten und brennenden Zweigen wurden auch die Krankenstuben ausgeräuchert.

Mongolischen Wacholder in Pulverform brachte mir meine Freundin Ordnoo, eine Schamanin aus der Mongolei, mit nach Berlin. Ich hatte Ordnoo gebeten, mir etwas über die Räucherpflanzen aus ihrer Heimat zu erzählen: *„Schon zu Zeiten Dschingis-Khans wurde damit geräuchert. Der heilige Rauch ist für die Ahnen, die uns helfen wollen"*, erklärte sie mir. In diesen Ritualen spielen auch mongolischer Thymian als Räucherwerk und Pferdedung, der zu einer Art kegelförmigen Kerze geformt wird, eine Rolle. Die schnelle Energie des Pferdes, die durch das Entzünden der Flamme der Räucherkerze befreit wird, die Kräfte des Wacholders, der die Wolken öffnet, und der Thymian, der den Schamanen Mut für die Reisen verleiht, sind die Kraftgeber für diese Heilrituale. *„Du bist nicht alleine, deine ganzen Ahnen stehen hinter dir; du rufst sie mit dem Rauch"*, fuhr sie mit ihren Erläuterungen fort. Ich fühlte mich unwohl, denn meine Ahnen kenne ich nicht, und das, was ich über sie weiß, ist wenig vertrauenserweckend. *„Nein, das sind eher die guten Seelenfreunde von dir, die da kommen"*, lachte sie und begann heiter eine Unmenge von Räucher-

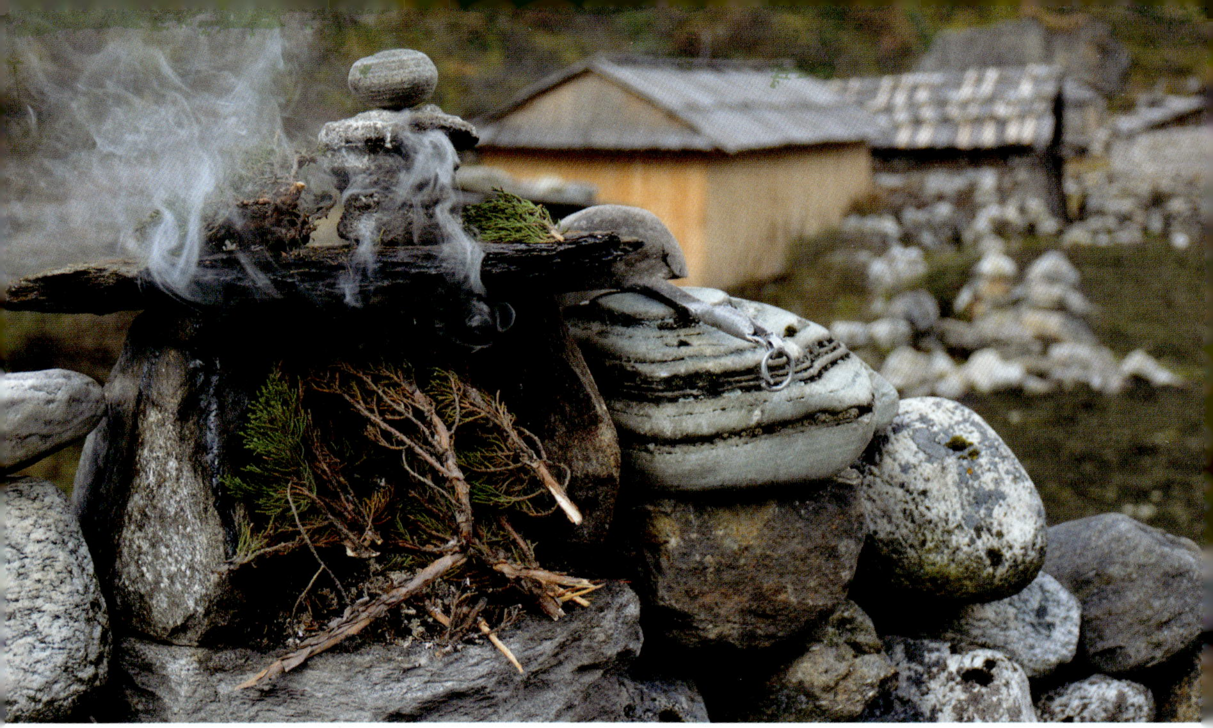

werk zu entzünden, das binnen kurzer Zeit mein Wohnzimmer in eine übelriechende Pferdedungwolke eindampfen sollte.

Wacholder verleiht als Räucherwerk vor allem Mut und Schutz. Es ist der Mut, den wir jeden Tag auf unserer Lebensreise benötigen, wenn wir uns Neuem und Fremdem stellen müssen. Wacholder kann uns einen kraftvollen energetischen Schutzmantel schenken, vor allem dort, wo wir leidende und kranke Menschen mit seelischen oder körperlichen Belastungen begleiten.

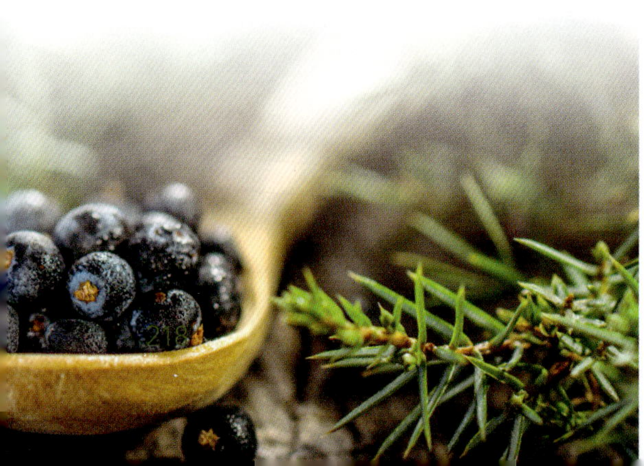

Räuchergeheimnisse – Schutz und Kraft: Wacholder und Thymian

Man kann für diese Räuchermischung zwei Teile Wacholderpulver aus Nadeln und einen Teil gerebelten Thymian verwenden. Wer möchte, kann auch noch Holzspäne vom Wacholder dazugeben, die eine schöne, würzig-frische Holznote besitzen. Man kann über das Internet Wacholderpulver aus der Mongolei beziehen und auch gehäckselte Wacholderholzspäne. Thymian kann man einfach als getrocknetes Gewürz dem Räucherwerk beigeben; oder man trocknet frischen Thymian, den man gut auf dem Wochenmarkt kaufen kann, einfach selber. Dabei kann man gleich kleinere Räuchersträuße binden, die sich jeweils genau für eine Räucherung eignen.

Der Rauch des Wacholderbaumes

schenkt Schutz während Sitzungen oder Ritualen, in denen sich Menschen innerlich Neuem öffnen. Er eignet sich besonders gut für Rituale zur Klärung und Reinigung.

Wacholder: Ein Wächter und Türsteher

„Tritt ein – bring Glück herein."
Alter Türsegen

Der Wacholderstrauch ist den Menschen seit Urzeiten ein hilfreicher Schutzbaum. So gibt es den alten Brauch, Wacholderzweige, die sogenannte „Martinsgerte", über Haustüren und Stalltüren zu stecken. Am 11. November, dem Tag des Heiligen Martin, der auch der Schutzpatron der Haustiere ist, zog der Dorfhirte mit der Martinsgerte, einem Büschel von Wacholderzweigen, von Tür zu Tür. Früher galt St. Martini im Bauernkalender als der offizielle Winteranfang. Da wurde gefeiert und eine Gans geschlachtet. Man ließ Haus und Hof segnen – denn man hoffte, mit diesem Segen den Winter gut zu überstehen. Der Wacholderzweig mit reichlich Beeren galt in einer Zeit, in der man Flüche, böse Geister und Hexen fürchtete, als abwehrender Schutz. Er sollte die Tiere vor Krankheiten bewahren und ihnen Fruchtbarkeit schenken. Man glaubte, der Wacholder verscheuche auch alles andere Hässliche, was von bösen Neidern und anderen übelwollenden Menschen ausgesprochen wurde. Dem Aberglauben nach ließen böse Worte die Milch sauer werden und verdarben den Wein.

Während der Dorfhirte den Zweig aufsteckte, sprach er folgenden Segen dazu:
„Kimmt der Martini mit seiner Gert:
Glück ins Haus, Unglück ausm Haus!
So viel Krametsbia [Wacholderbeeren], so viel Kälberküh!
Nehmts die Martinigert und steckt sies ober d' Tür."[130]

Man darf vermuten, dass dieses Ritual, ähnlich dem heutigen Drei-Königs-Singen, mit Geldspenden, Essen und reichlich Schnaps für den Dorfhirten vergolten wurde.

Die Haustüren mit einem besonderen Segen und Schutz zu versehen, ist ein archaischer Brauch, der in fast allen Kulturen zu finden ist. Oft gab es bestimmte Gottheiten, die hier die Tür bewachten, so bei den Römern der doppelköpfige Janus oder bei den Indern der elefantenköpfige Ganesha. Bei den Germanen waren viele Rechte und Pflichten mit der Haustür verbunden. Wer die Tür berührte, der unterstand automatisch der Rechtsprechung und dem Schutz des Hausherren – ein Brauch, der bis heute im Kirchenrecht und dem damit verbundenem Kirchenasyl erhalten geblieben ist.

Der alte Türschützer Wacholder darf uns auch heute seine besonderen Kräfte überall dort geben, wo wir in unserem Leben unser „Haus und Hof", sprich unser Gedankengut, unsere kreativen Projekte und Pläne, schützen wollen. Wacholder kann helfen, die notwendigen Grenzen leicht und klar zu definieren und öfter einmal ein gesundes *„Nein!“* zu sagen.

Wider Tod und Teufel – Sanftes Geleit

Ein weiterer der vielen Namen des Wacholders ist in Österreich und Bayern „Kranewitt“, auch in der althochdeutschen Mundart *kranewite, kranawitu* oder *chranawita*. Das Wort bedeutet Kranichholz und setzt sich zusammen aus althochdeutsch *krano* = „Kranich“ und *witu* = „Holz“.[131] Kraniche galten den europäischen Ureinwohnern als Seelenvögel und Götterboten. Auf ihnen reisten die Seelen der Verstorbenen zwischen den Welten hin und her. Das heilige Holz des Wacholders, sein würziger Duft, der beim Verbrennen freigesetzt wird, sollte bei der Feuerbestattung die Seele sicher – wie auf den Schwingen eines Kranichs – in die andere Welt geleiten. Auch im Totenkult der alten Ägypter spielten Wacholderholzspäne und die Beeren bei der Einbalsamierung eine Rolle. Lange hielt sich die vorchristliche Tradition, Sterbezimmer mit Wacholderzweigen auszuräuchern. Auch bei den Räucherungen der Raunächte räucherte man Haus und Stall mit Wacholderzweigen aus. Wacholder wird immer wieder als das Holz benannt, das Dämonen und Geister in die Flucht jagen konnte. Mit einem Knüppel aus Wacholderholz könne man selbst den Teufel verjagen, heißt es in Estland.[132] Man sagte früher: *„Eichenlaub und Kranewitt [Wacholder], Dös mag der Teufl nit.“*[133]

Der Machandelboom – Im Wandel das persönliche „Happy-End“ erlauben

„Die Geheimnisse der Welt ergeben sich nur demjenigen, der bereit ist, sich von ihnen verwandeln zu lassen.“
Michael Ende (1929-1995)

Ob Licht- oder Totenbaum – der Wacholder ist ein Kraftbaum des Wandels. Dort, wo wir Schwellen im Leben überschreiten, unsere Grenzen verlassen und uns mutig in unbekannte Welten wagen, kann der Duft des Wacholders uns kraftvoll begleiten. Er schenkt uns die Wachheit und Achtsamkeit, die notwendig sind, um Stolperfallen sicher zu umgehen. Er begleitet unsere Veränderungen und schenkt uns die Leichtigkeit, die wir brauchen, um weiterzugehen. Der Wacholder lehrt: Wir sind anpassungsfähig. Wir haben zu jeder Zeit die Möglichkeit, unser Denken und Fühlen zu ändern – sodass sie auf Klarheit und Mitgefühl ausgerichtet sind.

Der Wacholder macht Mut, nach innen zu lauschen und auf unser Herz zu hören. Er kann die Tür zur absoluten Gegenwart, dem großen JETZT, kurzzeitig für uns öffnen. Mit der Innenschau zentrieren wir unsere Lebenskräfte erneut. Wir dürfen uns erinnern: Wir sind

Wesen des Lichtes und der pulsierenden Freude. Das ist die wahre Alchemie unseres Lebens. Wir dürfen immer lieben, glauben und hoffen.

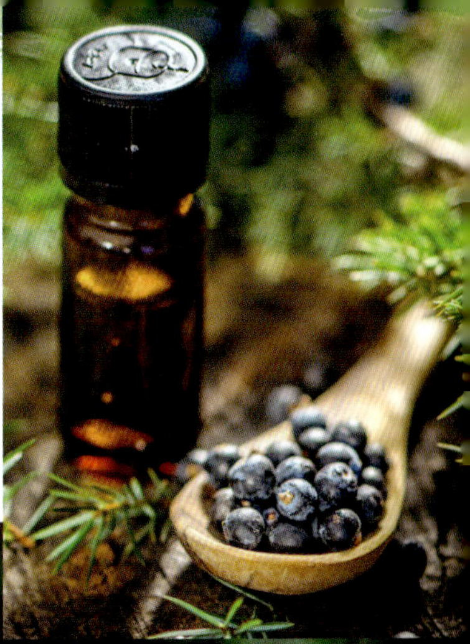

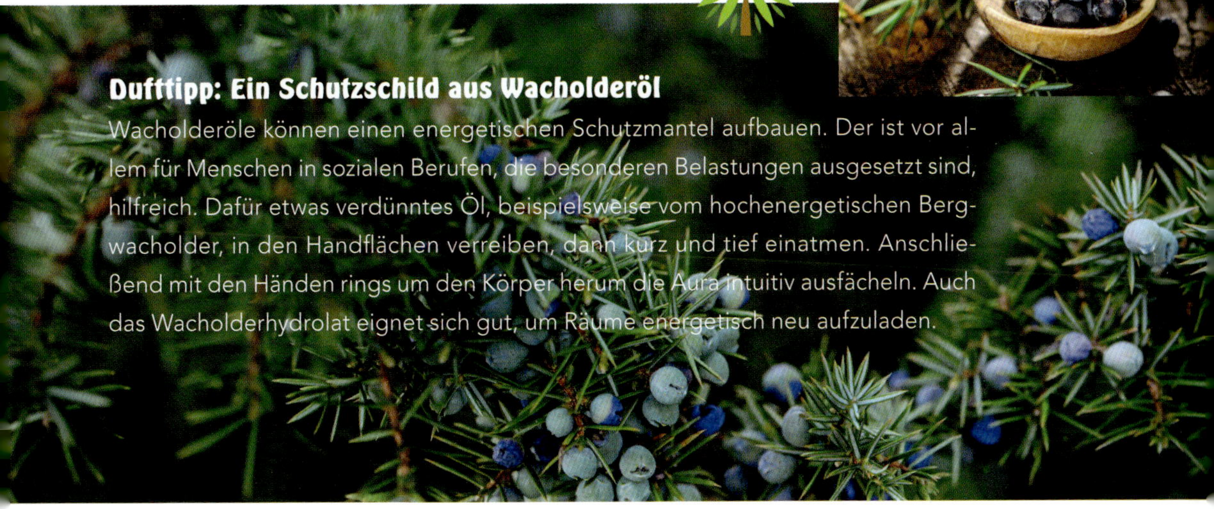

Dufttipp: Ein Schutzschild aus Wacholderöl

Wacholderöle können einen energetischen Schutzmantel aufbauen. Der ist vor allem für Menschen in sozialen Berufen, die besonderen Belastungen ausgesetzt sind, hilfreich. Dafür etwas verdünntes Öl, beispielsweise vom hochenergetischen Bergwacholder, in den Handflächen verreiben, dann kurz und tief einatmen. Anschließend mit den Händen rings um den Körper herum die Aura intuitiv ausfächeln. Auch das Wacholderhydrolat eignet sich gut, um Räume energetisch neu aufzuladen.

Das Geschenk des Lebensbaumes: Erwachen zum „Ich bin"

„Die Berufung offenbart sich wie ein Gesetz Gottes, aus dem es kein Entrinnen gibt."
Carl Gustav Jung

Der immergrüne Wacholder galt bei den alten Germanen als Lebensbaum. Er war Frigga, der Gemahlin des Götterkönigs Odin, geweiht. Sie wachte über Ehe, Mutterschaft und den Haushalt. Die Römer weihten diesen Baum ihrer Göttin Juno, die vergleichsweise eine ähnliche Stellung im himmlischen Olymp einnahm wie Frigga. Auch Juno wacht über Haus, Herdfeuer, Ehe und Familie. Die Römer benannten den Wacholderbuch *Juniperus*, nach Juno. Sie soll besonders die Beeren gerne essen, so dass man ihr, um ihr Wohlwollen zu bekommen, Wacholderbeeren opferte.

Der Wacholder war den Germanen ein *Lebendigmacher*. Er galt als geheimnisvoller Heilbaum, dem man nachsagte, Sterbende zurück ins Leben zu holen. Darauf spielt der Name *Wacholder* = „Wachhalter" an. Wacholder leitet sich vom althochdeutschen *wechalter* ab. Dabei heißt die Silbe *Wech* = „wach" und „frisch"; die Silbe *tar* heißt immergrünes, frischmachendes Gehölz.[134]

Man glaubte, der Wacholderbaum könne die Seelen der Toten so lange bewahren, bis sie neues Leben fänden.[135] Auch sollten verirrte Seelen sich gerne in diesem Baum verbergen. Hier, im Gebüsch, erschreckten sie dann so manchen Wanderer. Eine nicht verwunderliche Vorstellung, denn die hohen Wacholderbüsche, die auf den Heideflächen stehen, können durchaus in ihrer eigenartigen, oft bizarren Gestalt an Menschen erinnern. Auch über Zwerge gibt es die Mär, dass diese gerne Wacholderbäume aufsuchen. Hier vergraben sie an deren Wurzeln kostbare Schätze.

Dem Wacholder wurde im Volksglauben nicht nur nachgesagt, Tote zum Leben zu erwecken, sondern auch ganz praktisch im Alltag fit und munter zu machen. So gibt es in bayrisch-österreichischen Gegenden den alten Brauch, sich bei einer Wanderung einen Wacholderzweig an den Hut zu stecken, der einem vor Müdigkeit und dem „Wolf", dem Wundlaufen, bewahren soll.

Der Wacholder darf uns heute als Baumkraft in den Bereichen unseres Lebens aufwecken und begleiten, in denen wir geschlafen haben. Das können Bereiche sein, die verdrängt werden mussten, weil sie zu schmerzhaft waren. Verdrängungen, die beispielweise nach einem sehr belastenden Todesfall oder bei schweren Traumata vorkommen. Wenn wir beginnen, wach zu werden, kann sich die Trauer in gesunde Erinnerungen umwandeln und uns erlauben, uns auch wieder an Schönes zu erinnern. So erschließt sich uns eine große Kraft, um unsere Berufungen zu leben.

Duftmischung: Ein Massageöl, um tiefe Müdigkeiten loszulassen

3 Tropfen Bergwacholderöl
2 Tropfen Wacholderbeerenöl
2 Tropfen Latschenkiefernöl
2 Tropfen Zitronenöl
In 20 ml Walnussöl

Wacholderbeerenöl gibt es in sehr unterschiedlichen Qualitäten. Einen kraftvollen Helfer mit würzigen Duftnoten fand ich bei der Chrüter-Drogerie Egger in Schaffhausen. Das Walnussöl ist ein wunderschönes Trägeröl für alle, die längere Phasen des „Durchhaltens" im Leben hinter sich haben. Es hilft, loszulassen, die Situation zu akzeptieren und sich Neuem zu öffnen.

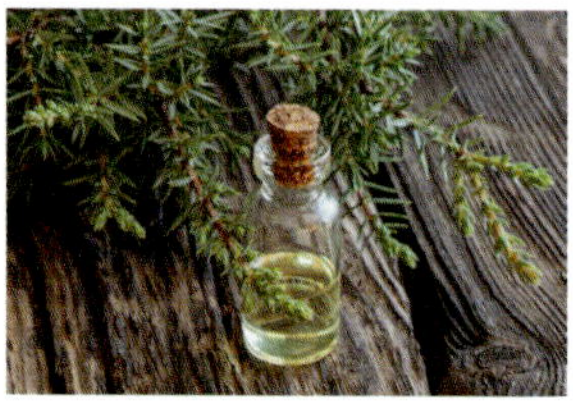

Duftmischung: Alte Trauer in schöne Erinnerungen wandeln

8 Tropfen Bergwacholderöl
3 Tropfen grünes Weihrauchöl
2 Tropfen Latschenkiefernöl
2 Tropfen Blauer Lotos abs.
In 20 ml Wacholderspitzenwasser und 5 ml Alkohol (96%)

Der Wacholder ermuntert dich, wach durch das Leben zu gehen:

„Mein Öl möchte dir sicheres Geleit in unruhigen Zeiten schenken!“
Bleibe flexibel. Es gibt immer mehrere Lösungen.
Erlaube dir, heiter über Lebensschwellen zu treten.
Es gibt ein Urvertrauen in dir. Erschließe dir diese natürliche Kraftquelle.
Vertraue und Glaube! Immer.
Du hast Zeit! Du darfst langsam gehen.
Du darfst Entscheidungen treffen. Du darfst Fehler machen.
Du darfst dich immer wieder neu und klüger entscheiden.
„Mein Öl, Wasser und Rauch wollen dich mit einem schützenden Mantel umgeben.“
Setze klare Grenzen, dort, wo du sie brauchst.
Wache auf! Jeden Tag, jede Stunde, jeden Moment neu!
Sieh all die Schönheit um dich, die sich jetzt in deinem Leben manifestieren möchte!
Werde ein Liebender!

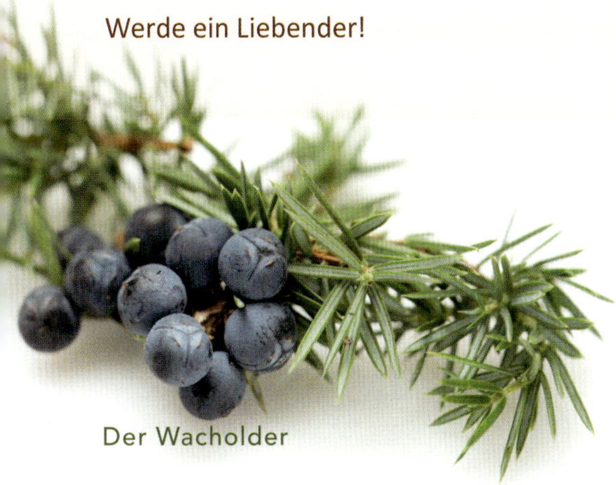

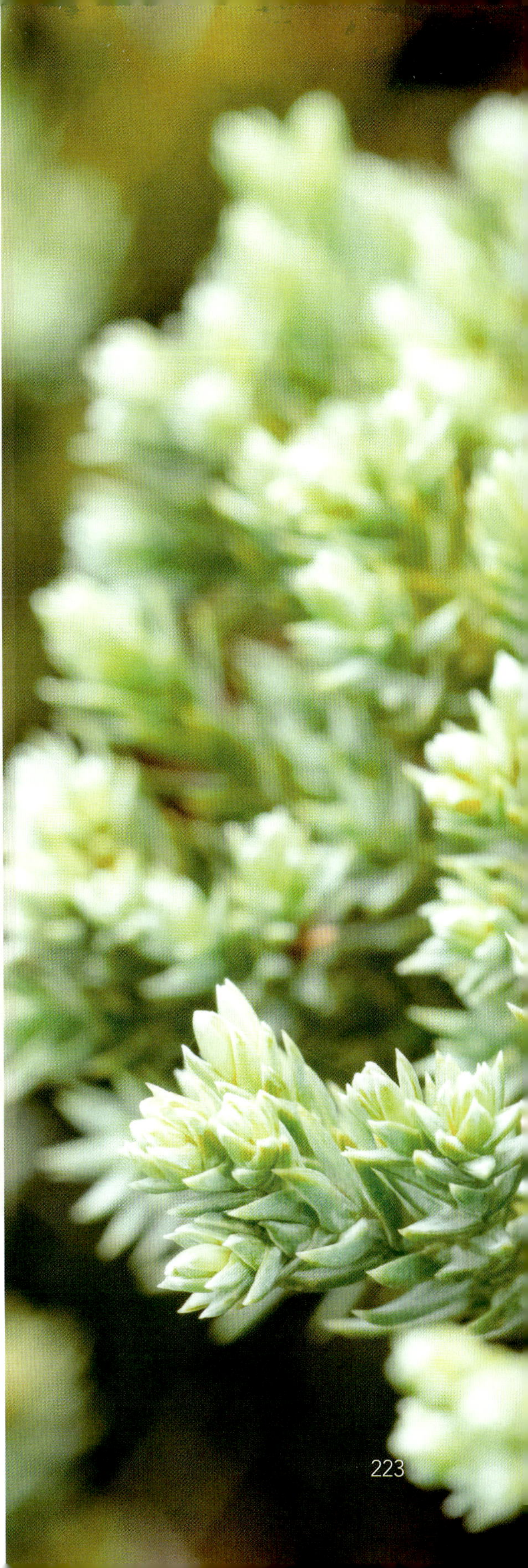

Wacholder – Erwachen im Jetzt

Schlüsselthemen – Seelisch-geistige Wirkung

Übergänge meistern – Flexibilität und Anpassungsfähigkeit entwickeln – die Kräfte des Urvertrauens aufschließen – mutig handeln; gesunde Abschiede nehmen – Loslassen lernen – vergessene Fähigkeiten wieder erinnern und integrieren – sich geliebt und angenommen fühlen – lieben.

Das Öl begleitet, fördert und unterstützt: Wacholderöl ist eine wunderbare Gehhilfe, um dir symbolisch über Schwellen zu helfen. Es bringt die Klarheit und das Grundvertrauen, wenn Entscheidungen anstehen. Es hilft, ein Lebensgrundvertrauen zu entwickeln; man wird allgemein mutiger; man traut sich mehr zu; man findet den Herzensmut, mehr zu fühlen und zu lieben; man lernt, klare Grenzen zu setzen; man entwickelt Freude an seiner Arbeit und seinen Ideen.

Ergebnis: Wir können wieder tiefer Luft holen; wir erwachen im JETZT; wir können den Augenblick, den nächsten Atemzug, ganz annehmen und genießen; wir können Liebe erleben, annehmen und geben; wir schenken uns und anderen Menschen tiefes Mitgefühl.

Wir lernen: Mehr zu lieben und gleichzeitig loszulassen; unsere festen Vorstellungen flexibel den Veränderungen anzupassen; mit dem Fluss des Lebens mitzugehen; Perfektionismus loslassen zu können; uns selbst Fehler zuzugestehen; uns leichter zu entscheiden und zu verstehen, dass man sich auch mal falsch entscheiden darf; den Mut zu haben, Vorhaben wieder und wieder zu planen und anzugehen; uns von den Wünschen unserer Eltern zu befreien; uns selbst absolut geliebt zu fühlen; mutig immer wieder unbekanntes Neuland zu betreten.

Wird eingesetzt bei: Den Gefühlen von vorenthaltener Liebe; Liebesentzug; plötzlichen Todesfällen, um den ersten Schreck zu überwinden; nach schweren Schocksituationen, um Unfassbares zu fassen; alter und frischer Trauer; sowie nach schweren Verlusten, die einen Schock hinterlassen; Schwindelgefühlen, die von verdrängter Trauer und Angst vor schmerzhaften Gefühlen herrühren; Krämpfen und Verkrampfungen, die durch hohe Stressbelastungen entstanden sind; Gefühlen der Verwirrung, die durch einen Schock ausgelöst wurden; Herzkummer durch traurige Vorkommnisse; dem Gefühl, ausgegrenzt zu sein und nicht dazuzugehören, und schwerem Mobbing.

Mögliche Anwendung: Wenn man in Therapien über alte Traumata spricht, beispielsweise unverarbeitete Todesfälle, Fehlgeburten, Unfälle und Operationen, können der Körper und die gespeicherten Erinnerungen bis in die Zellebene Altes aktivieren. Um hier Retraumatisierungen zu vermeiden, kann man sanft begleitend das Wacholderöl als Duftlotsen einsetzen. Sobald der Klient oder Patient beim Erzählen einer sehr belastenden Situation anfängt, seine Energie zu verlieren, greife ich zum „Riechfläschchen": Ich gebe einen Tropfen Wacholderöl auf ein Taschentuch und lege es einfach auf den Tisch. Der feine Duft des kraftvollen Schwellenöls hilft, im Gespräch gut geerdet zu sein. So kann die Geschichte, die erneut erzählt wird, schneller eine andere emotionale Färbung bekommen. Zum Abschluss des Gespräches über die belastende Situation wähle ich dann noch ein leichtes, helles, meist gelbes Öl, so beispielsweise Mimose oder Lindenblüte.

Die ätherischen Öle des Wacholders

Ein magisches Öl für alle, die Kraft tanken wollen. Es schenkt uns tiefen Herzensmut, wenn wir unbekanntes Neuland betreten.

Herkunft:
Frankreich, Spanien, Kroatien, Deutschland, Korsika.

Gewinnung:
Ätherisches Öl aus Zweigspitzen, Holz und Beeren; es gibt auch reines Wacholderbeerenöl, das ein Nebenprodukt der Wacholderschnaps-Herstellung sein kann.

Duftcharakter:
Erdig, waldig, auch frisch-würziger Duft mit teilweise fruchtigen Noten. Unter den Ölen des Wacholders sticht der Bergwacholder (*Juniperus communis alpina*) durch seine feinen Duftnoten hervor. Ein ähnlich feines Wacholdernadelöl kommt aus dem Himalaya und dem Altai-Gebirge. In Spanien wird der Phönizische Wacholder destilliert.

Verträglichkeit:
Das Wacholderöl kann die Haut reizen. Deshalb ist das Öl unbedingt auf der Haut verdünnt anzuwenden. Schwangere sollten Wacholderprodukte meiden. Vielfach gibt es Warnhinweise, dass Wacholderöl für die Nieren schädlich sei, die inzwischen überholt sind.[136]

Mischt sich gut mit:
Zitrusölen, Lavendel, Geranie, Thymian, Benzoe, Rosmarin, Tannen, Muskatellersalbei, Cistrose, Vetiver, Sandelholz, Zedernholz, Mastix, Zypresse und Kiefer.

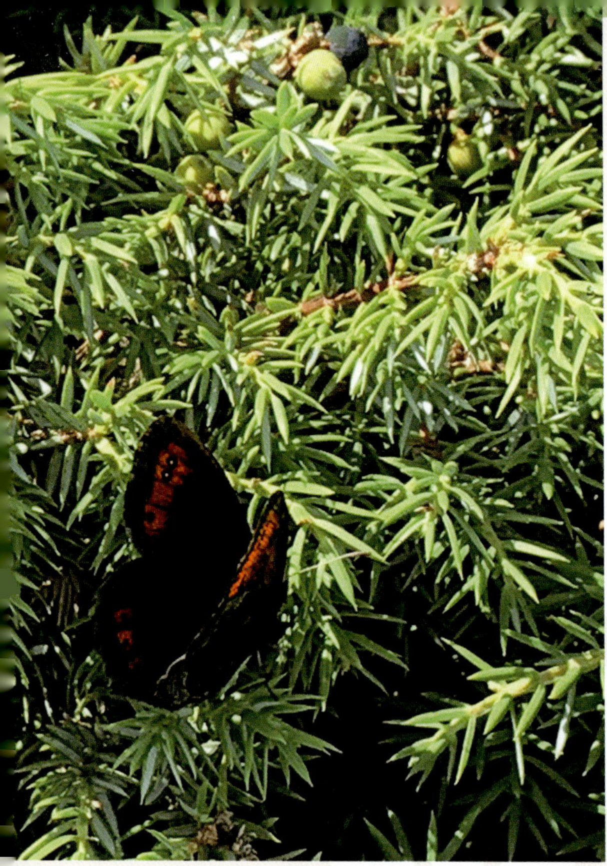

Feinstofflich-ätherische Mischungen: Das Wacholderöl ist ein Wach- und Schutzöl und darf uns überall auf unserer Arbeit und im öffentlichen Raum begleiten, also dort, wo wir einen klaren Kopf und ein mitfühlendes Herz benötigen. Es mischt sich deshalb gut mit anderen Schutzölen, etwa der Zirbelkiefer oder dem Weihrauch. Als hochschwingendes Schwellenöl harmonisiert es mit anderen „Türöffner-Ölen" wie allen Lotos-, Rosenölen, Holunder abs. und Akazien abs.

Was die Seele braucht – Anwendungsformen im psychischen Bereich: Als „Begleitschutz" in schwierigen Zeiten in Form von Roll-On, Duftschmuck und als Duftpad zu empfehlen. Das Öl bringt Klarheit und Schutz in Verhandlungen und Besprechungen. Ein wirksames Punktieröl für Akupressurpunkte. Außerdem ein schöner würziger Duft in Duftlampen, im Vernebler, in Raum- und Körpersprays.

Traditionelle körperliche Anwendungen: In der Heilkunde wird das Wacholderöl für Massagen, Einreibungen und für Bäder verwendet.[137] Es regt die Verdauung an, wirkt leicht harntreibend und aktiviert den Stoffwechsel. Es hat krampflösende Eigenschaften. Es kann das Bindegewebe straffen. Einreibungen und Bäder können bei Muskelverhärtungen, Muskelkater, Gelenkschmerzen, rheumatischen Schmerzen oder Sehnenerkrankungen helfen. Dafür kann man das ätherische Öl mit etwas Wacholderhydrolat mischen und beides mit medizinischem Alkohol verschütteln und sanft einreiben.

Wacholderspitzen-Hydrolat – Wasser der heiteren Transformation: Ein feines Duftholzwasser, dessen Waldduft ein guter Reisebegleiter für energetische Reinigung ist. Auch als feines erfrischendes Gesichtswasser gut geeignet. Wunderbar im Duftbrunnen und Vernebler für große Räume anwendbar.

Bei Rückenschmerzen, die aufgrund energetischer Probleme im Aura-Feld des Rückens ausgelöst werden, hat sich dieser milde Duft sehr bewährt. Er kann gut einige Tage auf den Rücken aufgesprüht werden und so zur Entspannung und zum Lösen von druckmachenden seelischen Lasten beitragen.

Zur Autorin:

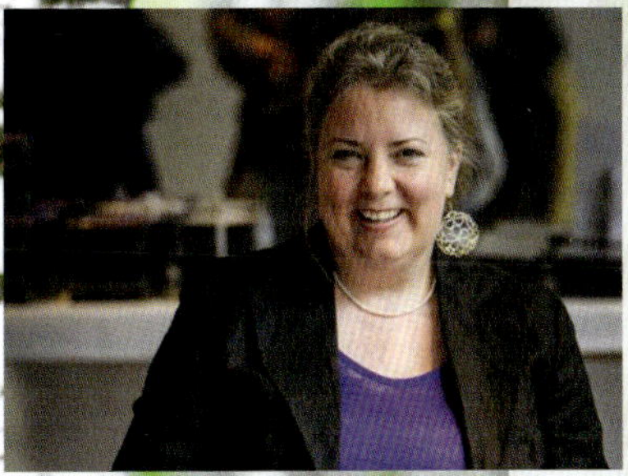

Dr. phil. Isabel Arends entwickelte neue Anwendungsformen, um ätherische Waldöle im Bereich der positiven Psychologie einzusetzen. Als Heilpraktikerin für Psychotherapie und Kinesiologin initiierte sie eine eigene Form der Traumatherapie und Depressionsprävention. Dabei werden das Wissen der energetischen Psychologie und der asiatischen Waldmedizin von ihr auf eine effektive Weise neu zusammengeflochten. Die heimischen Baumöle sind hier wertvolle Helfer, um Krisen stabil zu durchlaufen, die eigene Lebensfreude zu entwickeln und sein kreatives Potenzial zu entfalten.

Baumöle sind außerdem effektive Kreativkatalysatoren, die uns sozialer agieren lassen. Isabel Arends entwickelte ein speziell auf Künstler, Entscheidungsträger und Kulturschaffende abgestimmtes Programm, um ihre Kreativität wirksam, erfolgreich und glücklich zu leben. Sie begleitet Start-ups, ist Mitakteurin in Think-Tanks und berät zukunftsorientierte Projekte in den Bereichen der Nachhaltigkeit, der ganzheitlichen Medizin und des ökologischen Bauens. Als promovierte Kunst- und Kulturhistorikerin entwickelte sie eine eigene Baumsymbolarbeit, die alte Mythen, Märchen und Legenden der Bäume in die Heilarbeit mit einfließen lässt. Sie lebt und arbeitet in Berlin und gibt ihr Wissen in Seminaren und Vorträgen weiter.

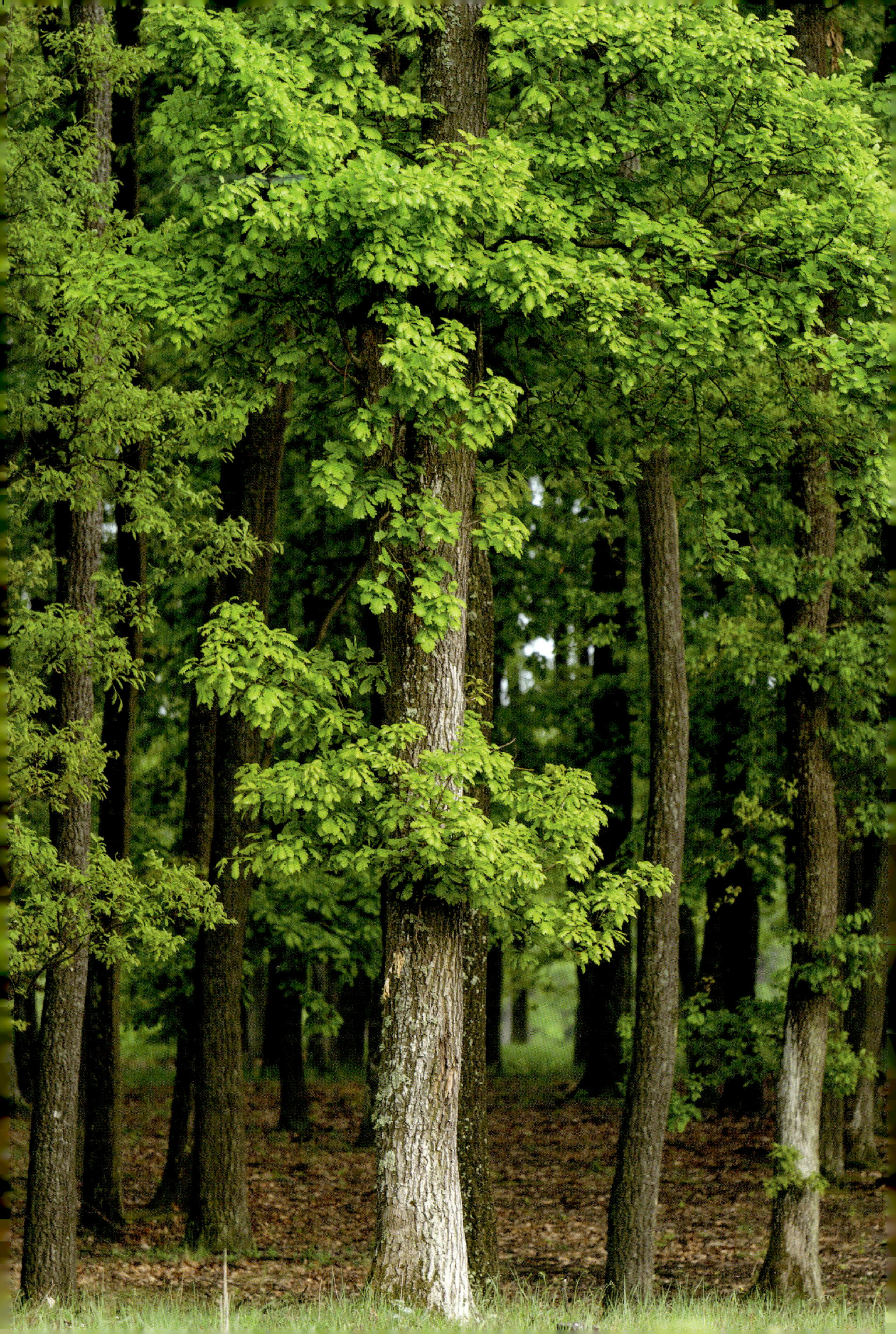

Danksagung

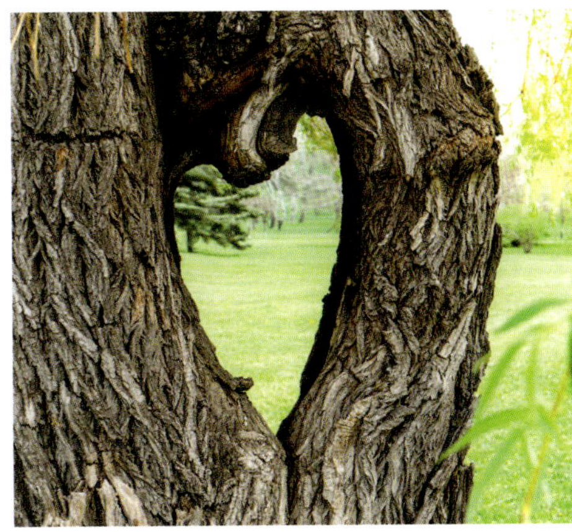

Ich danke all den schönen Bäumen, die mit ihrer Lebenskraft und Weisheit dieses Buch inspirierten. Baumöle sind Kommunikationskatalysatoren. Wer sich in die Weiten des World-Wide-Baumnetzwerkes begibt, der darf mit Überraschungen und Hilfen rechnen. Ich habe viele Baumfreunde und Baumexperten kennenlernen dürfen, die mir ihre Geschichte erzählten und von denen einige wirkliche Freunde wurden.

Einigen möchte ich besonders danken: Meinem dendrophilen Verleger Peter Michel für seine stärkende Herzlichkeit, die mir wärmende Sonne beim Schreiben war. Meiner Verlegerin Annette Wagner danke ich für ihre Weitsicht und ihre Klarheit. Annette Wagner hat mich gut begleitet, motiviert und immer wieder Wege gefunden, die das Arbeiten leicht und produktiv gemacht haben. Mit ihrem untrüglichen Sinn für Schönheit verstand sie es, auf wunderbare Weise Bild und Text harmonisch zu verbinden.

Dr. Erwin Thoma erfüllte mir den Herzenswunsch und stellte mir Text aus seinem Bestseller *„Die geheime Sprache der Bäume“* für das Vorwort zur Verfügung.

Ich danke herzlich den Aromaexperten Janina Sloman und Friederike Fleischhauer: Sie waren immer für mich da, wenn etwas geschüttelt, gerührt, gemischt oder verdünnt werden wollte. Janina trug mit ihrem fundierten Wissen viel zur Entstehung dieses Buch bei. Friederike Fleischhauer ist ein kreatives Wunder an Baumölkreationen. Sie hat mit unglaublicher Geduld die Mischungen nachgetestet und die Texte mit mir gelesen.

In Filzmoos in Österreich geht ein herzliches „Dankeschön!“ an Katharina Warter vom Mandlberggut. Sie erläuterte mir die Prozesse der Destillation, teilte ihr reiches Wissen über die eigenwilligen Charakteristika der Bäume der Alpenregion und stellte einige Fotos zur

Verfügung. Ein herzlicher Dank geht in Filzmoos auch an den Pferdezüchter Schorsch vom Mandlinghof.

Dr. phil. Wolf-Dieter Storl danke ich für die Reise zum „*Alten vom Berge*.“ Viele Händler beantworteten mir geduldig immer wieder Fragen: Ein großer Herzensdank geht an Gian Furrer (*farfalla*). Hans-Peter Lindenmann (*Maienfelser Manufaktur*) erläuterte mir unermüdlich meine vielen Fragen zu seltenen Baumölen. Regine und Ralf Nissen (*Mekkanische Rose*) haben dieses Buch mit informationsreichen Hinweisen aus der Welt der Aromaöle unterstützt. Frau Claudia Kasparides (*essence pur*) trug wichtige Informationen über die blauen Lotosöle bei.

Besonderer Dank geht an Vinja Bauer für die gemeinsamen Studien zur Wirkung ätherischer Öle in der Traumatherapie. Christiane Wolfes und Ulrike Sawert verdanke ich wichtige Hinweise zum ätherischen Körper. Felicitas von Waldeck möchte ich für die Informationen zum Mondholz danken. Für alle Fragen rund um chemische Zusammensetzungen, Produktionsprozesse, über Holzwirkstoffe und -gifte bin ich Dr. Heinrich Piening zu Dank verpflichtet. Prof. Andrea Sunder-Plassmann (*Alanus Hochschule*) verdanke ich wegweisende Hinweise über den Geruchssinn und die synästhetische Wahrnehmung in der Kunst. Ein großer Dank geht auch an die Architektin Inka Drohn. Sie unterstützte dieses Buch mit ihrem Wissen um Bäume und ihren gesundheitlichen Nutzen für unsere Lebensqualität im städtebaulichen Kontext. Wernfried Hübschmann schenkte mir seinen literarischen Beistand. Stella Lindemann stellte Bildmaterial für dieses Buch zur Verfügung. Für die botanischen Hinweise zur Vegetation Chiles und über die Baumrituale der Mapuche-Indianer danke ich Cristián Mackenna-Radefeld.

Gemeinsam geht es besser, das haben mich die Bäume gelehrt. Für herzliche und inspirierende Gemeinsamkeit und Unterstützung danke ich meinen Freunden: Karola Holowaty, Beate Escher, Sven Heldt, Relindis Busse, Stefanie Jensen, Inga Ohlsen, Volker Thies, Petra und Ulrich Fleischhauer, Dr. Volker Rössner, Gisela Lauschner, Susan Werth, Gabriele Winter, Tina Schütze und Martina Meyer.

Ich danke meiner Mutter, dass sie mir als Kind die Bäume ans Herz legte. Meinem Bruder Dr. med. Wolfram Arends danke ich für die Erläuterung zu medizinischen Fragen und die zahlreichen Hinweise auf Studien rund um die neueste Waldmedizin. Meiner Schwester Eva Griesinger und meiner Nichte Verena Griesinger verdanke ich wichtige Baumstudien in der Steiermark, dem Odenwald und dem Münsterland.

Dr. Isabel Arends
(www.fitforflow.de)

Anmerkungen

1 Joel E. Dimsdale: Geleitwort in: Christian Schubert (Hrsg.) Psychoneuroimmunologie und Psychotherapie. S.V. Schattauer Verlag, Stuttgart 2011.
2 Zum Immunsystem als Sinnesorgan, siehe Arvay 2018, S. 27 ff.
3 Arvay 2018, S. 17.
4 Demandt 2014, S. 239.
5 *Die Pflanzenflüsterer*, Der Spiegel 26/2006. Hamburg 2006.
6 *Ökologie und Landbau* 4/2012, S. 37, Stiftung Ökologie und Landbau, Bad Dürkheim 2012.
7 Zu weiteren Informationen der Terpene siehe auch Zimmermann 2019.
8 Moser/Thoma 2018, S. 118.
9 Li Qing, Nakadai A, Matsushima H, Miyazaki Y, Krensky AM, Kawada T, et al. *Phytoncides (wood essential oils) induce human natural killer cell activity.* Immunopharmacol Immunotoxicol. 2006; 28:319–33.
10 Siehe hierzu Qing Li 2018, S. 184.
11 Moser/Thoma 2018, S. 59. Miyazaki 2018, S. 172f.
12 Zitiert nach Qing Li, 2018, S. 189f.
13 Gefunden bei *Essence Pur* in Utting am Ammersee.
14 Arends, Kreativität 2016, S. 72 ff.
15 Zur Haltbarkeit: Siehe Lindenmann 2010, S. 432.
16 Wabener/Beier (Hrsg.) 2012, S. 20.
17 Werner/von Braunschweig 2016, S. 38.
18 Fischer-Rizzi 2014, S. 9.
19 Siehe: *Das große Buch der Pflanzenwässer.* Pflegen, heilen, gesund bleiben mit Hydrolaten. AT-Verlag 2014.
20 Allen, die selber in die Welt der Herstellung von Hydrolaten einsteigen wollen, sei das fundierte Buch *Das große Buch der Pflanzenwässer* der Duftwasserexpertin Susanne Fischer-Rizzi ans Herz gelegt. Hier findet man alles rund um die vielseitigen Helfer im Alltag sowie viele wunderbare Rezepte für die eigene Herstellung der Pflanzen- und Blütenwässer.
21 Siehe Lindenmann 2010, S. 111 ff.
22 Zum Haselnussöl siehe von Braunschweig 2016, S. 72ff.
23 Lindenmann 2010, S. 258.
24 Für weiterführende Informationen siehe: Zimmermann 2019.
25 Maria Kettenring: Aromaküche im Rhythmus der Jahreszeiten. Gesund und kreativ kochen mit ätherischen Ölen. Aarau, AT-Verlag 1997.
26 Mehr Informationen zu Pflanzenölen: Ruth von Braunschweig: Pflanzenöle. Qualität, Anwendung und Wirkung. Stadelmann Verlag 2007.
27 Zu den Römern und ihrer besonderen Baumverehrung siehe Demandt 2014, S. 171.
28 Qing Li 2018, S. 24.
29 Ortner 2015, S. 29.
30 Kurt Tucholsky: *Mir fehlt ein Wort.* Zitiert nach Ekkehard Militz: Birken in Lyrik und Prosa. Heiner Labonde Verlag, Grevenbroich 2012, S. 87.
31 Siehe Ortner 2015, S. 215.
32 Jean Paul: Die unsichtbare Loge. In: Jean Paul: Werke. Band 1. Hrsg. Von Norbert Miller: Hanser, München 1970, S. 310
33 Wohlleben 2016, S. 14f.
34 Ebd. S. 234.
35 Storl 2017/I. S. 148.
36 Ortner 2015, S. 224f.
37 Ortner 2015, S. 226.
38 Mehr zur weißen Rose siehe Lindenmann 2010, S. 601.
39 Eine detaillierte Zusammenstellung der Heilanwendungen der Birke siehe: www.smgp.ch/smgp/homeindex/faehigkeitsprogf/zertifikatsarbeiten/RuoffMarianne.pdf
40 Siehe zu Namensbedeutungen Birgid: Stumpf/Zingsem/ Hase 2017, S. 46.
41 Siehe Elena A. Rybina: Bildung im mittelalterlichen Norvgorod anhand archäologischer Zeugnisse. In: Hübner, Eckhard/Klug, Ekkehard/Kusber, Jahn (Hrsg.): Zwischen Christianisierung und Europäisierung. Beiträge zur Geschichte Osteuropas im Mittelalter und der frühen Neuzeit: Steiner, Stuttgart 1998, S. 70 ff.
42 Ortner 2015, S. 197.
43 Kohlhoff, Carolin: Kaugummi und alte Hüte. Das Leben am Bodensee vor 6000 Jahren. In: Monumente online. Magazin

der Deutschen Stiftung Denkmalschutz. URL: http://www.monumente-online.de/06/06/streiflicht/06_ [10] Bodensee.php (10.12.2012)

44 Frohn/Uber/Xokonoschtletl (2002), S. 151.

45 Callahan, Roger/Callahan, Joanne: Das Trauma heilen: Klopfakupressur bei posttraumatischem Stress (Energy Psychology) VAK-Verlag, Freiburg 2008.

46 Lindenmann 2010, S. 462.

47 Ein feines Birkenöl (*Betula lenta*) kann man über die Firma Oshadhi beziehen. Die Firma Essence Pur bietet gleich mehrere Birkenöle, etwa Gelb- und Schwarzbirke, an.

48 Siehe hierzu die entsprechende Fachliteratur. Eine detaillierte Zusammenstellung der Heilanwendungen der Birke siehe: www.smgp.ch/smgp/homeindex/faehigkeitsprogf/zertifikatsarbeiten/RuoffMarianne.pdf

49 Weitere Angaben zur Verträglichkeit der Birkenöle: Siehe Zimmermann 2019, S. 318f.

50 Siehe zu den körperlichen Anwendungen des Birkenöls: Zimmermann 2018.

51 Gefunden bei der Maienfelser Manufaktur.

52 Zur Fichte siehe Gruber/Thoma 2017 S. 50f.

53 Siehe hierzu: *Die Fichte kann es auch*. In: Moser/Thoma 2018, S. 137f.

54 Zitiert nach Küchli 1987, S. 25.

55 Siehe Fischer-Rizzi 2017, S. 70f.

56 Ebd., S. 72.

57 Zu dem positiven Einfluss von Naturfotos auf unser Wohlbefinden siehe: Florence Williams: Wildnis braucht das Hirn, in: National Geographic. Januar 2016, S. 56 ff.

58 Stumpf/Zingsen/Hase 2017, S. 128.

59 Zur körperlichen Anwendung siehe Wabner/Beier S.166.

60 Ein feines Fichtenhydrolat stammt aus Sachsen. Gefunden bei YIN&TONIC.

61 Gruber/ Thoma 2017, S. 64.

62 Ebd.

63 Siehe Fischer-Rizzi 2017, S. 114f.

64 Küchli 1987, S. 55f.

65 Küchli 1987, S. 59f.

66 Mechthild Scheffer: Bach-Blütentherapie – Theorie und Praxis. Hugendubel, München 1990, S. 147f.

67 Siehe hierzu Demandt 2014. Es war beispielsweise in der Antike üblich, bestimmten Bäumen eine Kusshand im Vorbeigehen zu schicken.

68 Siehe hierzu Paul Dennison: *Brain-Gym – mein Weg. Lernen mit Lust und Leichtigkeit*. VAK, 1.Aufl. 2006

69 Die Übung entstammt dem Bewegungsprogramm *Brain-gym®*, das Dr. Paul Dennison entwickelt hat. Siehe Dennison 2006.

70 Zur Symbolik siehe: Irmgard Zacharias: Die Sprache der Blumen. Rosenheim 1982, S. 165.

71 Simone Ritter, Creativity. Understanding and enhancing creative thinking. Dissertation an der Radboud-Universität Nimwegen, 2012. Siehe auch: http://www.spiegel.de/wissenschaft/mensch/wie-werde-ich-kreativer-neue-erfahrungen-machen-flexibler-a-1024252.html

72 Thoma 2017, S. 181.

73 Siehe Storl 2018, S. 286ff.

74 Zur Kulturgeschichte des Baumes siehe Demandt 2014.

75 Storl 2018, S. 286 ff.

76 Berühmt sind die Tanzlinden in Peesten und Effeltrich. Siehe zu den Tanzlinden Schneebeli-Graf 2008, S. 130 ff.

77 Von Kaiser Caligula (37-41 n. Chr.) wird berichtet, dass er auf seinem Landgut auf einem Gerüst in der Krone einer Platane zu feiern pflegte. Siehe Demandt 2014, S. 164.

78 Storl 2017/I S. 164

79 Zitiert nach: Lawless 1996, S. 220

80 Siehe Storl 2009, S. 161f.

81 Warwood 1987, S. 187.

82 Schneebeli-Graf 2008, S. 94.

83 Fischer-Rizzi 2017, S. 120

84 Premium Lindenblütenwasser gefunden bei der Maienfelser Manufaktur.

85 Mir mischt diesen besonderen Baumtee die Chrüter Drogerie Egger in Schaffhausen.

86 Wohlleben 2016, S. 10.

87 Zitiert nach Demandt 2014, S. 103.

88 Für diese Informationen Dank an Hans-Peter Lindenmann.

89 Demandt 2014, S. 149.

90 Storl 2018, S. 156.

91 Storl 2018, S. 239f.

92 Demandt 2014, S. 179.
93 Küchli 1987, S. 16.
94 Zitiert nach: Fischer-Rizzi 2017, S. 53.
95 Siehe hierzu: Florence Williams: Wildness braucht das Hirn, in: National Geographic. Januar 2016, S. 56 ff.
96 Eichenrinde enthält bis zu 78% Kalziumoxid in der Asche. Angaben nach Scheffer/Storl 1992, S. 116.
97 Zitiert nach: Die persönliche Magie der Pflanzen. Traditionelle Grundlagen der Aromatherapie. Natürliche Heilung und Kosmetik. Edition Tramontane, Bad Münstereifel 1990, S. 17.
98 Ein feines Eichenabsolue hat die Maienfelser Manufaktur im Angebot.
99 Siehe hierzu: Fischer-Rizzi 2017, S. 54ff.
100 Storl 2018, S. 285.
101 Bae, Bien-U: Sacred Wood. Hatje Cantz 2009.
102 Zitiert nach Demandt 2014, S. 357f.
103 Dank an Katharina und ihre Familie, die mit Liebe und Herzblut dieses Öl auf dem Mandlberggut bei Filzmoos destillieren.
104 Milde Zirbenöle, die dennoch eine hohe Lichtkraft haben, fand ich bei Neumond, der Mekkanischen Rose und wieder beim Mandlberggut.
105 Für die Hinweise zur Destillation des Latschenkiefernöles danke ich Katharina vom Mandlberggut.
106 Zum Tatzelwurm siehe Kettenring/ A 2018, S. 59.
107 Siehe hierzu Childre/Martin 2000, S. 178f.
108 Thaler-Rizzolli/Gasteiger 2017, S. 37 ff.
109 Siehe hierzu: Zirbe-Genussrezepte von Heinrich Gasteiger. In: Thaler-Rizzolli 2017, S. 146 -208.
110 Ein Rezept meines Holzexpertenfreundes Heinrich Pienning ist: Zwei Kugeln Vanilleeis mit Pinienkernen, wer sie bekommt auch Zirbenkernen, in ein Servierglas geben. Dann reichlich mit Zirbenlikör übergießen. Mit Sahne dekorieren und oben mit einigen karamellisierten Zirbenkernen dekorieren.
111 Qing Li 2018, S. 109-111
112 Siehe hierzu: Braden 2009, S. 170f.
113 Soyoung Q. Park u.a., *A neural link between generosity and happiness.* In: natural communications 8. Article number: 15964 (2017) doi: 10.1038/ncomms1564
114 Prof. Dr. Dr. Manfred Spitzer: Geben ist seliger denn Nehmen. Ehrenamt und Gesundheit. In: Nervenheilkunde 12/2015. S. 994-996.
115 Moser/Thoma 2018, S. 146ff.
116 Diese Übung entstammt dem hilfreichen Trainingsprogramm Brain-Gym® (Gehirngymnastik), das Paul Dennison entwickelte. Die Elefantenohren-Übung unterstützt das integrative Denken und das analoge, kreative Arbeiten: Freies Assoziieren und neue Verknüpfungen von Worten und Bildern werden schneller möglich. Siehe zu dieser Übung „Die Denkmütze", Dennison 2016, S. 286.
117 Herzensdank an Katharina Warter für diesen Tipp.
118 Nübling 2012, S. 97.
119 Siehe Kettenring/Thumm 2018, S. 66f.
120 Zum Haselnussöl siehe von Braunschweig 2016, S. 72f.
121 Kettenring/Thumm 2018, S. 109f.
122 Siehe hierzu: Moser/Thoma 2018, S. 137ff.
123 Zitiert nach Stumpf/Zingsem/Hase 2017, S. 130.
124 Zitiert nach Fischer-Rizzi 2017, S. 2017, S. 210.
125 Zu den Zimmerpflanzen siehe: *The Relative Benefits of Green Versus Lean Office Space: Three Field Experiments.* Marlon Nieuwenhuis, Craig Knight, Tom Postmes, and S. Alexander Haslam; Online First Publication, July 28, 2014. http://dx.doi-org/10.1037/xap0000024.
126 Ich schätze das reine Zapfenöl von den Maienfelsern. Ein schönes Weißtannenöl fand ich auch bei Farfalla.
127 Gruber/Thoma 2017, S. 87.
128 Fischer-Rizzi 2017, S. 148.
129 Storl 2014, S. 145f.
130 Zitiert nach Fischer-Rizzi 2017, S. 149.
131 Storl 2014, S. 145f.
132 Siehe Storl 2017/I, S. 142.
133 Zitiert nach Storl 2017/I, S. 42.
134 ebd.
135 Fischer-Rizzi 2014, S. 363.
136 Siehe hierzu Zimmermann 2019, S. 411ff.
137 Mehr zur körperlichen Anwendung siehe Wabner/Beier (Hrsg.) 2016

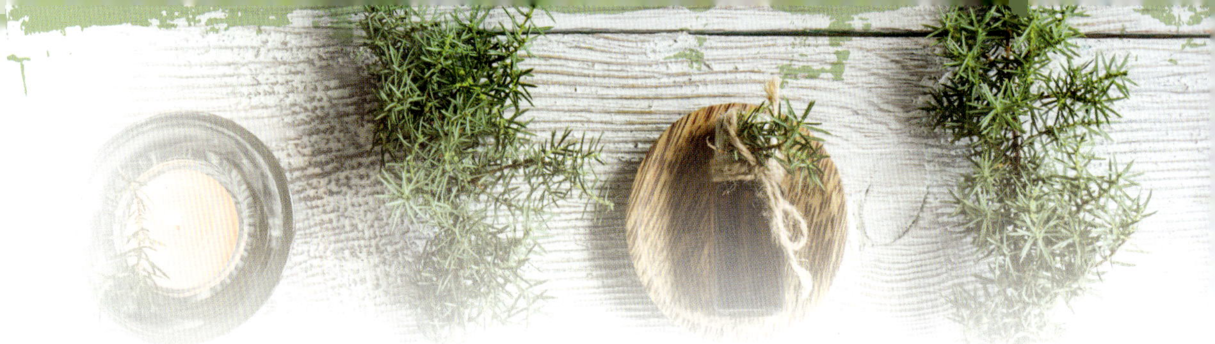

Bezugsquellen:

Ich arbeite als unabhängige Autorin. Ich möchte hier die für dieses Buch relevanten Adressen für Aromaöle, insbesondere Baumöle, in guter, biologischer Qualität weitergeben:

Deutschland:

Essence pur
Hechelwiesenweg 39
D-86919 Utting am Ammersee

Maienfelser-Naturkosmetik
Brettacher Str. 5
D-71543 Wüstenrot

Mekkanische Rose Berlin
Leibnizstraße 47
D-10629 Berlin

Neumond-Düfte der Natur
Gewerbegebiet 2
D-82399 Raisting

Oshadhi
Schwanenstr. 15
D-77815 Brühl

Primavera Life
Naturparadies 1
D-87466 Oy-Mittelberg

Taoasis Natur Duft Manufaktur
Dahlbrede 3
D-32758 Detmold

Schweiz:

Chrüter-Drogerie Egger
Unterstadt 28
CH-8201 Schaffhausen

Farfalla Essentials AG
Florastraße 18b
CH-8610 Uster

Österreich:

Dachstein-Destillerie
Mandlbergweg 11
A-5550 Radstadt

Tiroler Kräuterhof Naturkosmetik
Dorfstraße 13
A-6212 Eben am Achensee

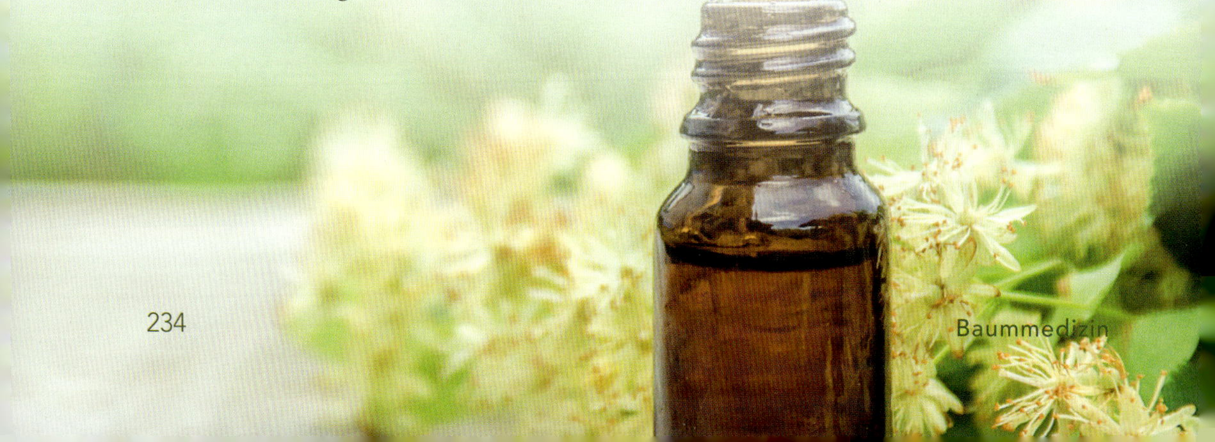

Literaturverzeichnis

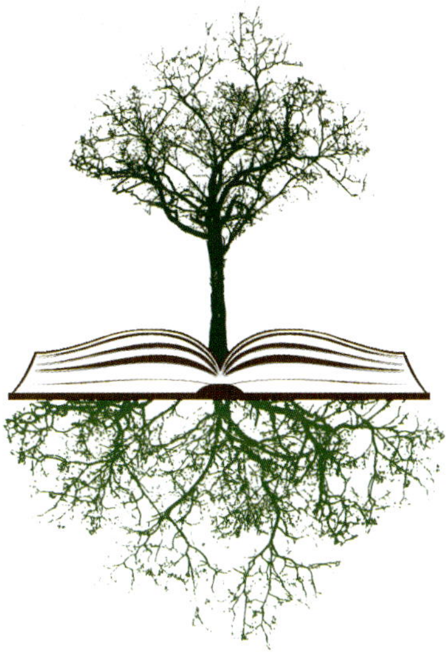

Arends, Isabel: Fit für flow. Entdecke deine Kreativität! Die 10 Geheimnisse schöpferischer Kraft. Leo-Verlag 2016

Arés, Isabel: Das Orakel der indischen Götter. Bewusstseinskarten für deinen Weg der Freude. Allegria-Verlag 2013

Arés, Isabel: Die Schutzheiligen. Helfer aus dem Licht. Aquamarin Verlag 2019

Beckmann, Dieter und Beckmann, Barbara: Das geheime Wissen der Kräuterhexen. Alltagswissen vergangener Zeiten. dtv-Verlag 1990

Braden, Gregg: Im Einklang mit der göttlichen Matrix. Wie wir mit Allem verbunden sind. Koha-Verlag, 5. Aufl. 2009

Braunschweig, Ruth von: Pflanzenöle – Qualität, Anwendung und Wirkung. Stadelmann-Verlag 2016

Butler, Daniel: Einen Baum pflanzen. Dem Fest des Lebens Wurzeln geben. Bäume für alle Lebenslagen. Aurum-Verlag 1. Aufl. 2012

Callahan, Roger/Callahan, Joanne: Das Trauma heilen: Klopfakupressur bei posttraumatischem Stress (Energy Psychology). VAK-Verlag 2008

Campbell, Joseph: Die Kraft der Mythen. Patmos-Verlag 2007

Canacakis, Jorgos: Ich sehe deine Tränen. Lebendigkeit in der Trauer. Kreuz-Verlag, Neuausg. 2006

Childre, Doc/Martin, Howard: Die Herz-Intelligenz Methode. Grundlagen, Anwendung, Perspektiven. VAK-Verlag 2000

Demandt, Alexander: Der Baum. Eine Kulturgeschichte. Böhlau-Verlag, 2. Aufl. 2014

Dennison, Paul: Brain-Gym – Mein Weg. Lernen mit Lust und Leichtigkeit. VAK-Verlag, 1.Aufl. 2006

Diamond, John: Die heilende Kraft der Emotionen. VAK-Verlag, 18.Aufl. 2014

Fischer-Rizzi, Susanne: Blätter von Bäumen. Heilkraft und Mythos einheimischer Bäume. AT-Verlag 5. Aufl. 2017

Dies.: Das große Buch der Pflanzenwässer. Pflegen, heilen, gesund bleiben mit Hydrolaten. AT -Verlag, 2014

Dies.: Botschaft an den Himmel. Anwendung, Wirkung und Geschichten von duftendem Räucherwerk. AT-Verlag 1. Aufl. 2001

Dies.: Aromamassage. Gesundheit und Wohlgefühl für Körper und Seele. Irisiana-Verlag 1995

Dies.: Himmlische Düfte. Aromatherapie. Anwendung wohlriechender Pflanzenessenzen und ihre Wirkung auf Körper und Seele. Hugendubel Verlag, 3. Aufl. 1990

Frohne, Birgit/Uber, Heiner/Xokonoschtletl: Medizin der Mutter Erde: Die alten Heilweisen der Indianer. Obris-Verlag 2002

Gruber, Julia/Thoma, Erwin: Bäume für die Seele. Welches Holz stärkt mich? Carl Ueberreuter-Verlag 2017

Gruber, Karin/Marcus Franz: Gerüche. Der sechste Sinn. Verlagshaus der Ärzte 2010

Hausen, Björn M.: Holzarten mit gesundheitsschädigenden Inhaltsstoffen. DRW-Verlags-GmbH 1973

Hesse, Hermann: Bäume. (Hrsg. von Volker Michels) Insel-Bücherei Nr. 1393. Insel-Verlag 2014

Keller, Erich: Das Handbuch der ätherischen Öle. Helfen, Heilen, Pflegen. Goldmann-Verlag 1989

Jung, Carl Gustav: Der Mensch und seine Symbole. Walter-Verlag 1968

Kettenring, Maria/Thumm, Anusati: Waldmedizin. Die Heilkraft der ätherischen Baumöle. Joy-Verlag 2018

Kettenring, M. Maria: Ätherische Öle ganzheitlich anwenden mit zahlreichen Rezepturen. Irisiana-Verlag 2013

Dies.: Aromaküche im Rhythmus der Jahreszeiten. Gesund und kreativ kochen mit ätherischen Ölen. AT-Verlag 1997

Kraus, Michael: Einführung in die Aromatherapie. Simon&Wahl-Verlag, 3. Aufl. 1991

Krähmer, Barbara: Ätherische Öle. Kompakt. Die 50 wichtigsten Öle für die praktische Anwendung. Irisiana-Verlag 2015

Küchli, Christian: Auf den Eichen wachsen die besten Schinken. Im Waldgut-Verlag 1987

Lawless, Julia: Die illustrierte Enzyklopädie der Aromaöle. Das umfassende Standardwerk der heilenden Öle und Pflanzen. Scherz-Verlag 1996

Lindenmann, Hans-Peter: Katalog der Maienfelser Naturkosmetik Manufaktur. Maienfels-Eigenverlag 2010

Nübling, Kurt Ludwig: Aromatherapie für Einsteiger. Die gebräuchlichsten ätherischen Öle auf einen Blick. Koha-Verlag 2012

Mitscherlich, Gerhard: Wald. Zauber und Wirklichkeit. Karl Schillinger-Verlag 1982

Miyazaki, Yoshifumi: Shinrin Yoku. Die japanische Therapie für innere Ruhe, erholsamen Schlaf und ein starkes Immunsystem. Irisiana-Verlag 2018

Moser, Maximilian/Thoma, Erwin: Die sanfte Medizin der Bäume. Gesund leben mit altem und neuem Wissen. Servus-Verlag, 6. Aufl. 2018

Moser, Maximilian: Das Geheimnis der Zirbe. Gesund im Schlaf. Servus-Verlag 2018

Ortner, Herbert Adrian: Die Birke. Ihre Bedeutung aus interdisziplinärer Sicht. Ott-der sachbuchverlag 2015

Roloff, Andreas: Bäume: Lexikon der praktischen Baumbiologie. Wiley-VCH, 2. völlig neu überarbeitete Auflage 2010

Rüegg, Johann Caspar: Die Herz-Hirn-Connection. Wie Emotionen, Denken und Stress unser Herz beeinflussen. Schattenhauer-Verlag 2013

Ders.: Gehirn, Psyche und Körper. Neurobiologie von Psychosomatik und Psychotherapie. Schattenhauer-Verlag, 5. Aufl. 2011

Samel, Gerti/Krähmer, Barbara: Heilende Energie der ätherischen Öle. Die 100 wirksamsten Aromaöle für Körper und Seele. Irisiana-Verlag, 3. Auflage 2017

Schalk, Gustav: Walhalla. Germanische Götter und Heldensagen für Schule und Haus. Neufeld& Henius-Verlag 1917

Schasteen, Maria L.: Duftmedizin. Ätherische Öle und ihre Therapeutische Anwendung. Crotona Verlag, 3. Aufl. 2018

Dies.: Duftmedizin für Kinder. Ätherische Öle und ihre therapeutische Anwendung bei Babys, Kindern und Jugendlichen. Crotona Verlag 2018

Scheffer, Mechthild/Storl, Wolf-Dieter: Die Seelenpflanzen des Edward Bach. Neue Einsichten in die Bach-Blütentherapie. Hugendubel Verlag, 2. Aufl. 1992

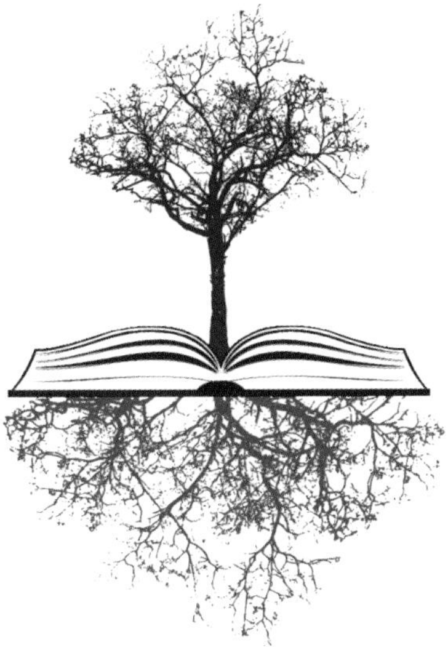

Scheffer, Mechthild: Bach Blütentherapie – Theorie und Praxis. Hugendubel Verlag, 14. Aufl. 1990

Schneebeli-Graf, Ruth: Die Linde. Ihre Geschichte und Geschichte. Ein botanisch-kulturhistorischer Essay. Ott-der Sachbuchverlag 2008

Storl, Wolf-Dieter: Pflanzen der Kelten. Heilkunde – Pflanzenzauber – Baumkalender. AT-Verlag, 9. Aufl. 2018

Ders.: Ur-Medizin. Die wahren Ursprünge unserer Volksheilkunde. AT-Verlag, 5. Aufl. 2017

Ders.: Pflanzendevas. Die geistig-seelischen Dimensionen der Pflanzen. AT-Verlag, 7. Aufl. 2017

Ders.: Die alte Göttin und ihre Pflanzen. Wie wir durch Märchen zu unserer Urspiritualität finden. Kailash-Verlag, 3. Aufl. 2014

Ders.: Das Herz und seine heilenden Pflanzen. AT-Verlag 2009

Ders.: Erkenne dich selbst in der Natur. Gespräche unter dem Regenbogen, aufgezeichnet von Rébecca Kurz. AT-Verlag 2. Aufl. 2009

Stumpf, Ursula/Zingsem, Vera/Hase, Andreas: Mythische Bäume. Kulte und Sagen – Traditionelles Heilwissen – Überliefertes Handwerk. Franckh-Kosmos-Verlag 2017

Tisserand, Robert B.: Aroma-Therapie. Heilung durch Duftstoffe. Hermann Bauer-Verlag, 2.Aufl. 1979

Thaler-Rizzolli, Sigrid und Gasteiger, Heinrich: Die Zirbe. Heilkraft – Gesundes Wohnen. 99 Rezepte für Wohlbefinden, Schönheit und Küche. Athesia-Verlag, 2. Aufl. 2017

Thoma, Erwin: Die geheime Sprache der Bäume. Die Wunder des Waldes für uns entschlüsselt. Servus-Verlag, 9. Aufl. 2017

Ders.: Holz Wunder. Die Rückkehr der Bäume in unser Leben. Servus-Verlag, 3. Aufl. 2017

Wabner, Dietrich/Beier, Christiane (Hrsg.): Aromatherapie. Grundlagen – Wirkprinzipien – Praxis. Elsevier-Verlag, 2. Auf. 2011

Wabner, Dietrich: Taschenlexikon der Aromatherapie: Die ätherischen Öle, Hydrolate und Trägeröle. Verlag Systemische Medizin, 2013

Werner, Monika: Mind-Maps Aromatherapie. Haug-Verlag, 3. Aufl. 2013

Werner, Monika/von Braunschweig, Ruth: Praxis Aromatherapie. Grundlagen – Steckbriefe – Indikationen. Karl F. Haug-Verlag, 5. Aufl. 2016

Williams, Florence: Wildness braucht das Hirn, in: National Geographic. Januar 2016, S. 56 ff.

Wohlleben, Peter: Das Geheime Netzwerk der Natur. Wie Bäume Wolken machen und Regenwürmer Wildschweine steuern. Ludwig-Verlag 2017

Ders.: Gebrauchsanweisung für den Wald. Piper-Verlag 2017

Ders.: Bäume verstehen. Was uns Bäume erzählen, wie wir sie naturgemäß pflegen. Pala-Verlag, 7. Aufl. 2016

Worwood, Valerie Ann: Liebesdüfte. Die Sinnlichkeit ätherischer Öle. Goldmann Verlag 1987

Yogananda, Paramahansa: Autobiographie eines Yogi. Self-Realization-Fellowship-Verlag 1998

Ders.: Die ewige Suche des Menschen. Gesammelte Vorträge und Essays – Gott im täglichen Leben verwirklichen. Self-Realization-Fellowship Verlag 1995

Zeh, Katharina: Handbuch ätherischer Öle. 65 Duftöle für Hausapotheke, Schönheit und Genuss. Joy-Verlag, 9. Aufl. 2017

Zimmermann, Eliane: Aromatherapie für Pflege- und Heilberufe. Kursbuch für Ausbildung und Praxis. Haug-Verlag, 6. Aufl. 2019

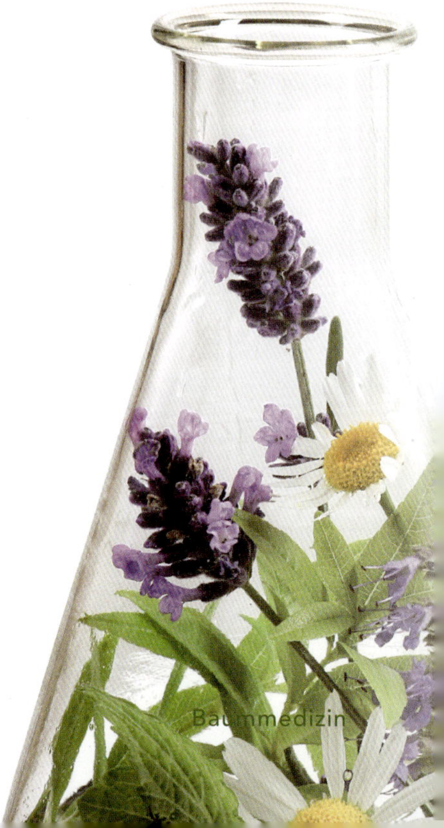

Maria L. Schasteen
Duftmedizin

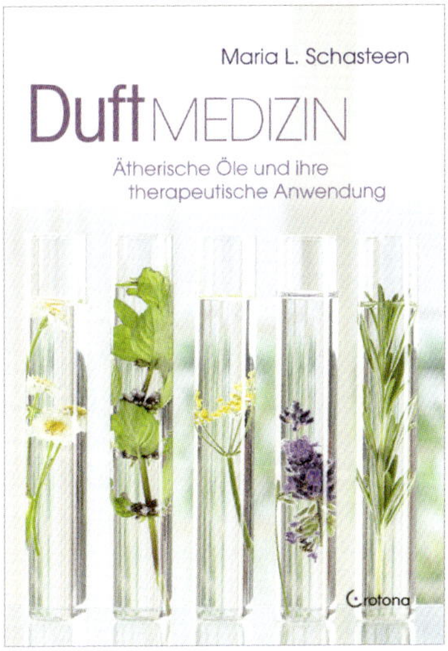

Dieses Buch entwickelt die uralte Aromatherapie weiter zu einem neuen Ansatz des energetischen Heilens. Pflanzendüfte wirken nicht nur angenehm oder beruhigend, sie verbessern nicht nur die Raumatmosphäre, sondern sie können, wissend eingesetzt, eine nachhaltig heilsame Wirkung ausüben.
Maria Schasteen, aufbauend auf einer jahrzehntelangen Erfahrung als Aromatherapeutin, weist den Weg in einen neuen Heilungskosmos, der bisher ungekannte Möglichkeiten für eine alternative Energiemedizin aufzeigt. Die „Duft-Medizin" öffnet ein Tor in seelische Innenwelten, in denen auf eine wunderbare, bisher noch nicht erschlossene Weise Heilung erfolgen kann!
ISBN 978-3-86191-074-9, Flexibroschur, 224 Seiten

Maria L. Schasteen
Duft-Medizin für Kinder Ätherische Öle und ihre therapeutische Anwendung bei Babys, Kindern und Jugendlichen

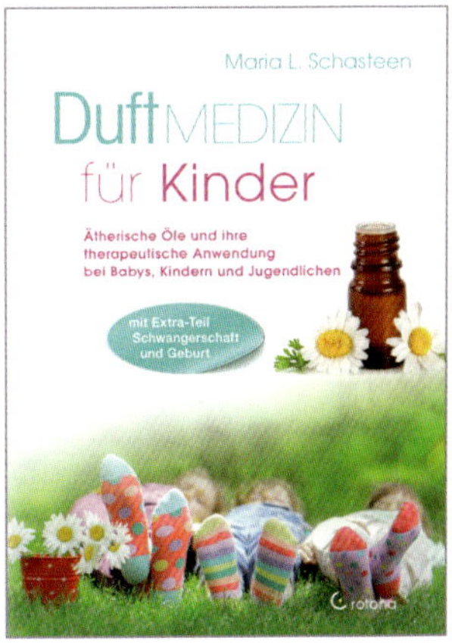

Ein praktisches Handbuch mit zahlreichen Anwendungsmöglichkeiten von ätherischen Ölen und Aroma-Essenzen zur Behandlung von Kindern und Jugendlichen. Die Weiterentwicklung der Aromatherapie hin zur Duftmedizin.
Flexibroschur, ISBN 978-3-86191-085-5, 224 Seiten

Maria L. Schasteen
Duftmedizin für Tiere

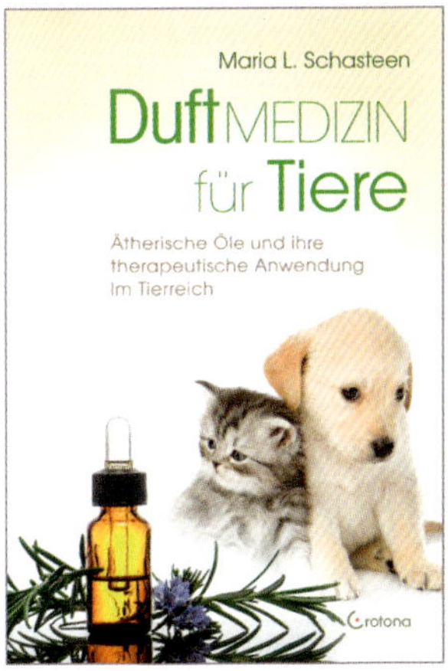

Ätherische Öle und ihre Anwendung im Tierreich
Die Heilkraft der Aromatherapie bewährt sich auch im Einsatz für erkrankte Tiere. Die ätherischen Pflanzendüfte wirken nicht nur angenehm oder beruhigend auf das Tierreich, sondern sie können, achtsam eingesetzt, eine nachhaltig heilsame Kraft ausüben.
Da die Tiere häufig ihre Menschen spiegeln, stellen die reinen ätherischen Öle ein wunderbares Mittel dar, um innere Prozesse zu verstehen und auf der äußeren Ebene eine heilende Wirkung zu entfalten.
Maria Schasteen weist mit diesem liebevollen Handbuch den Weg in einen neuen Heilungskosmos, der Menschen und Tiere gleichermaßen umschließt.
Die „Duftmedizin" öffnet ein Tor zu den Innenwelten unserer Haustiere, wodurch auf eine liebevolle Weise Heilung erfolgen kann!
Flexibroschur, ISBN 978-3-86191-079-4, 224 Seiten